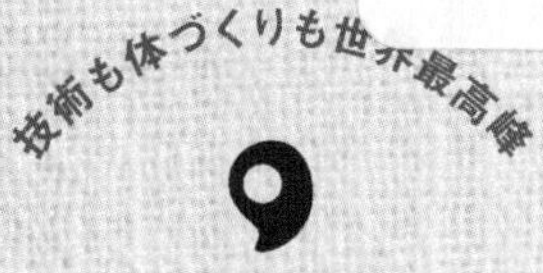

HORAC
グランフロント大阪クリニック
認定

これが
最新！

ふたりで授かる体をつくる

妊活レシピ

身近な食材で
カンタン♪
150品

HORAC
グランフロント大阪クリニック院長
森本義晴
監修

主婦の友社

不可能を可能にする、世界最先端のクリニック

HOLISTIC … ホリスティックな、全人的な

REPRODUCTIVE … 生殖医療の

ANTI-AGING … アンチエイジング

CENTER … センター

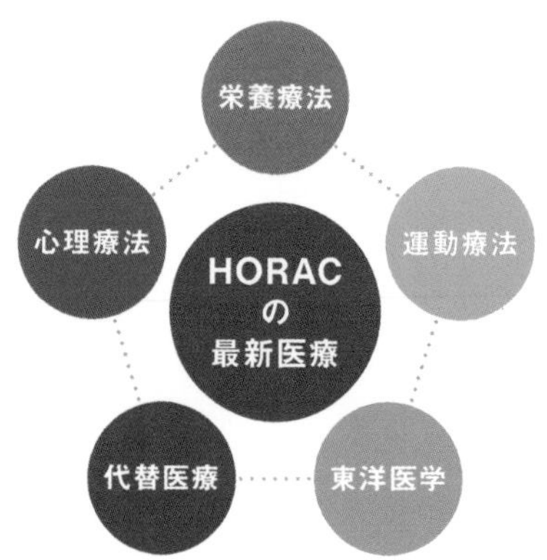

技術も体づくりも世界最高峰

HORAC
グランフロント大阪クリニック
認定

これが
最新！

ふたりで授かる体をつくる
妊活レシピ

身近な食材で
カンタン♪
150品

HORAC
グランフロント大阪クリニック院長
森本義晴
監修

主婦の友社

毎日の「食」を妊活モードにすることで赤ちゃんはやってきます

赤ちゃんを待つみなさんは、さまざまな努力をしていらっしゃると思います。病院に通って治療を受けたり、高いサプリメントや漢方薬を飲んだり……。でも、もっと効果のある妊娠体質づくりがあります。それは、毎日の「食」を見直すことです。

「そんな簡単なことで？」と思われるかもしれません。でも考えてみてください。人間の細胞は、２週間でほぼすべて入れかわるといわれます。その原料は、みなさんの毎日の「食」です。妊娠体質になるのに必要な「ミトコンドリアを活性化する」「活性酸素から身を守る」には、食事が大きなカギとなります（詳しくはp.6～7）。

HORAC（ホーラック）グランフロント大阪クリニックには、卵子や精子の質が悪く、なかなか妊娠に至らないカップルが数多く訪れます。私たちはそういった患者さんの活性酸素の量を血液検査で測定し、活性酸素を除去するレシピを提供して成果を上げています。実際、食生活を見直しただけで妊娠されたカップルも多くいらっしゃいます。

この本では、卵子や精子のもとになる重要な栄養素を含み、活性酸素を減らし、ミトコンドリアを元気にするために、私たちがいままでに作成したレシピを公開しています。すべて、身近な食材で簡単に作れるものばかりなので、気軽に試してみてください。知らず知らずのうちに妊娠体質に変わっていくのを実感されると思います。

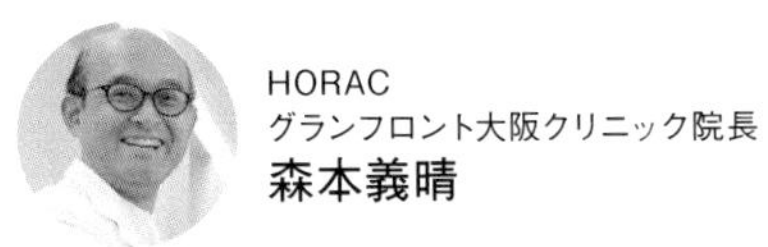

HORAC
グランフロント大阪クリニック院長
森本義晴

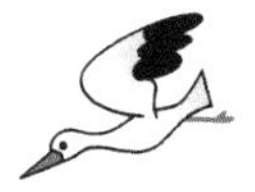

Contents

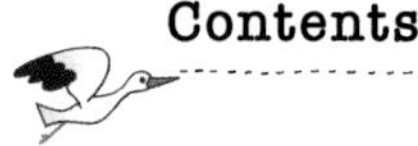

Part 1
卵子・精子を元気にする
人気の妊活レシピ Best 18

Part2
体質改善
気がかり解消レシピ

お悩み1 冷えを解消するレシピ

お悩み2 ストレス解消レシピ

お悩み3 疲れ解消レシピ

＼まず、知っておきたい／

「妊娠しやすい体をつくる」

授かりやすい体になるためには、卵子や精子をはじめ、体の細胞を元気にすることが必要不可欠です。

卵子・精子や細胞を元気にするカギ

ミトコンドリアを活性化する

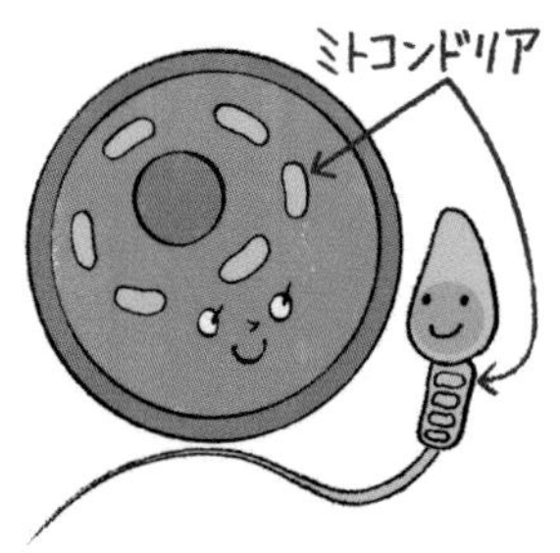

ミトコンドリアとは、ほぼすべての生物の細胞にある小器官。最も大きな役割は生きるためのエネルギーをつくることで、ミトコンドリアがうまく働かなくなると脳神経やあらゆる臓器に支障をきたすほど、人間の健康に深くかかわっています。卵子にも10万～20万ほどのミトコンドリアがあり、その働きによって成熟します。精子が卵子にたどり着くのにもミトコンドリアが必要で、受精したり子宮内膜に着床するためにも欠かせません。ミトコンドリアのエネルギーの材料は、日々の食事。栄養を届けるため、血流をよくすることも必要です。

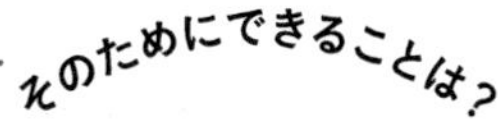

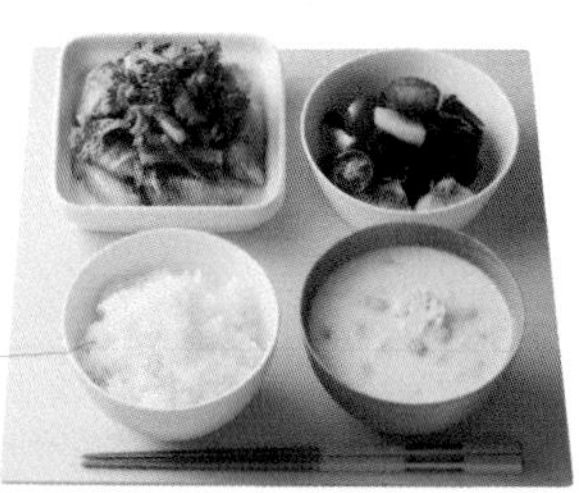

バランスのよい食事

昔ながらの和食は日本人の体質に合った食事であり、良質なたんぱく質、脂質、抗酸化ビタミン、ミネラルといった栄養バランスもとりやすいもの。１日３食決まった時間に食べることもミトコンドリア活性化につながります。

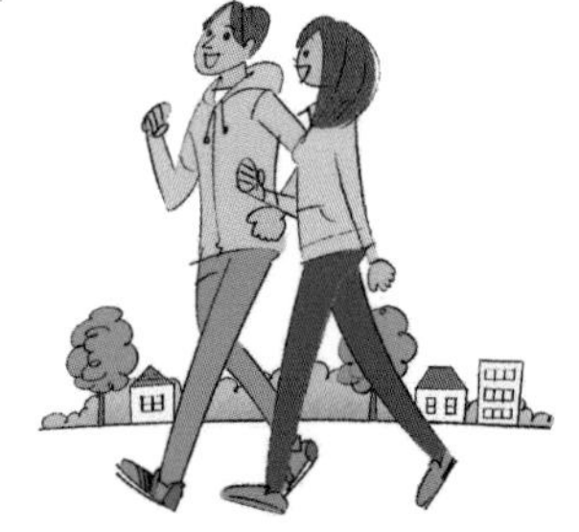

血流をよくする

ミトコンドリアのエネルギーになる栄養を全身の細胞に届けるには、血流をよくすることも重要。運動、リラックス、鍼灸、リフレクソロジー、レーザーなどさまざまな方法がありますが、ミトコンウォーク（p.141）が手軽です。

基本はこの2つです!!

そのための方法の、大原則は2つ。さっそくきょうから心がけていきましょう！

ミトコンドリアの敵

活性酸素から身を守る

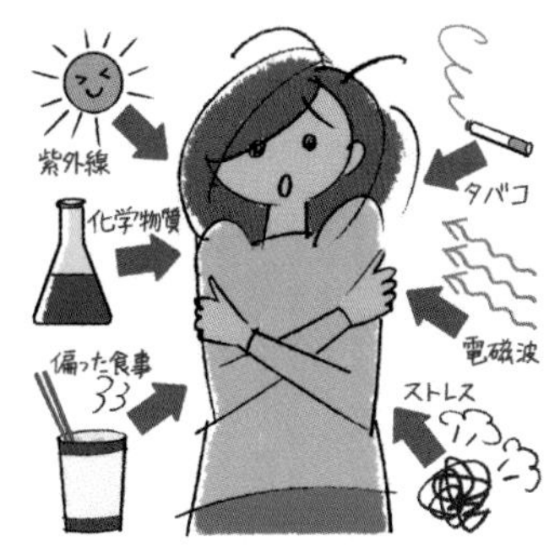

妊娠に深くかかわるミトコンドリアの弱点は活性酸素。ストレスや喫煙・飲酒などの生活習慣や食習慣によって発生し、老化の原因になったり、生活習慣病を引き起こすとされています。活性酸素は生きるために少量は必要ですが、大量発生するとミトコンドリアの機能は低下します。するとエネルギーが生み出せなくなり、卵子や精子の質が低下して妊娠しづらい状態になってしまうのです。

活性酸素から身を守るには、活性酸素を除去する食材をとる、インスタント食品や加工食品の摂取頻度を減らすなど、一食一食を見直すことから始めましょう。

そのためにできることは？

抗酸化食材をとる

活性酸素を直接除去するポリフェノール、活性酸素を撃退する力を高めるビタミンA・C・Eを含む食材がおすすめです。ミトコンドリアに栄養素や酸素をスムーズに届けるために、血液サラサラ食材をいっしょにとりましょう。

ポリフェノール
鮭、玉ねぎ、なす、いちご、トマトなど

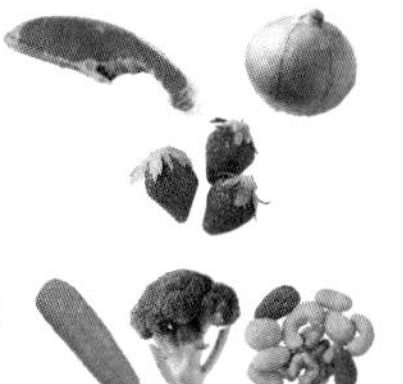

ビタミンA・C・E
緑黄色野菜、ナッツ

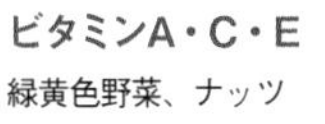

サプリメント

ミトコンドリアを活性化させるL-カルニチンや活性酸素を除去するメラトニンのサプリをとり入れても。即効性があるものではないので、１～３カ月間飲みつづけることが必要。ただし体質に合わない場合は服用を中止して。

NG!

- ×農薬、食品添加物
- ×多量のアルコール
- ×タバコ
- ×ストレス
- ×電磁波

タバコや飲酒のほか、ストレスや電磁波でも活性酸素は発生します。パソコンやスマホの見すぎには要注意。活性酸素を除去する抗酸化食材をとりつつ、インスタント食品や加工食品の摂取頻度を減らすようにしましょう。

献立ってどう作ればいいの？

昼食はついついインスタント

朝は忙しくて
時間がない…

「バランスよく食べる」って どういうこと？

「何をどれくらい食べればいいのかわからない」という場合も、ここを見れば一目瞭然。
毎日の献立作りがグッとラクになる、基本の考え方を覚えましょう。

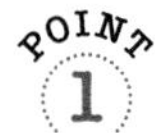

食事ごとに6つのグループから まんべんなくとり入れる

❶ たんぱく質源

血液や筋肉をつくる食材。動物性（肉、魚、卵）と植物性（大豆製品）を1：1で摂取するのが理想です。

肉類、魚介類、卵・大豆製品（とうふ、納豆など）

❷ カルシウム源

不足しやすいので意識してとりましょう。乳製品は脂肪分が多いため、とりすぎには注意です。

ちりめんじゃこ、煮干し、わかめ、ひじき、のり、チーズ、ヨーグルトなど

❸ β-カロテン

β-カロテンを含み、抗酸化作用が強い食材。体を中から老化させる「活性酸素」をとり除き、卵子や精子を元気にしてくれます。

かぼちゃ、にんじん、ブロッコリー、ほうれんそう、小松菜、ピーマン、トマトなど

❹ ビタミン ミネラル

ビタミン、ミネラルを多く含み、解毒作用があります。緑黄色野菜：淡色野菜は1：2くらいが理想。合わせて1日に350g以上食べましょう。

キャベツ、大根、白菜、玉ねぎ、ごぼう、きゅうりなど

❺ 炭水化物

体のエネルギー源になる食材。ごはんは雑穀や玄米をプラスすると、ビタミンやミネラルのほか食物繊維もたっぷり摂取できて◎。

ごはん、食パン、スパゲッティ、そば、うどん、じゃがいも、さつまいもなど

❻ 油脂

炭水化物の次にエネルギー源になる食材。性ホルモンの材料にもなるので、質のよい油脂を選ぶようにしましょう。

オリーブ油、えごま油、アマニ油、バター、マヨネーズ、ごま、アーモンド、くるみなど

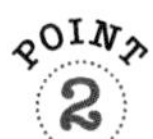

1回の食事は「主食+主菜+副菜」で組み立てる

食材に含まれる栄養素は、それぞれが体の中で異なる役割を果たしています。糖質、たんぱく質、脂質は1回の食事に必ず必要な栄養素なので、これをもとにほかの食材をいろいろとり入れて。主食：主菜：副菜のボリュームを3:1:2にすると、バランスよく栄養素をとりやすくなります。

食事の例

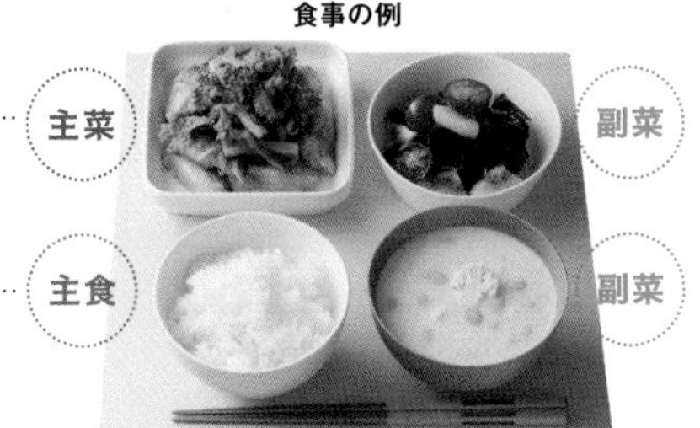

量のボリュームの目安は

主食　主菜　副菜

3:1:2

質のよいたんぱく質や脂質を使う

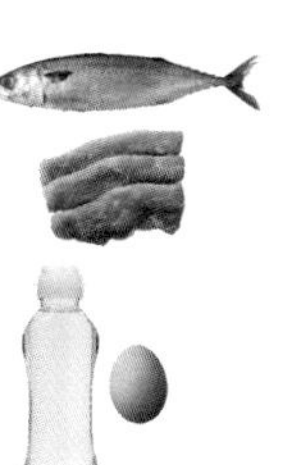

たんぱく質は体をつくる基本材料。脂質は性ホルモンの構成成分になるので、どちらもきちんととりたいもの。体の中で有効に働くよう、質のよいものをとりましょう。

主食には玄米をとり入れる

玄米や発芽玄米は白米よりも鉄分などのミネラルや食物繊維がとれて、授かりやすい体づくりに最適。白米と半分ずつまぜるだけでも、1日の栄養摂取量がグンとアップします。

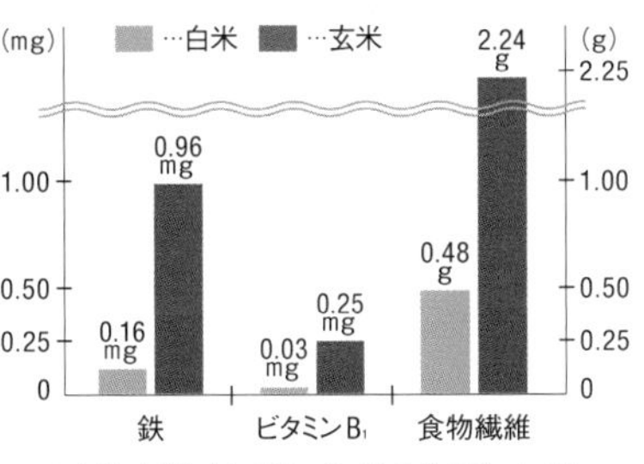

※白米、玄米ともに160ｇ食べたときのデータです。

1日の始まり・朝食で生活リズムをととのえましょう

脳のエネルギー源「糖質」をとる

朝食をとることで、睡眠中に下がった体温を上げて、体と脳を目覚めさせてくれます。食事を抜くと代謝がうまくできず体が冷える原因になるので、しっかりとって。

熱をつくり出す「たんぱく質」をとる

たんぱく質は消化するときに熱を生むので、体温を上げる効果が大きい栄養素。糖質同様に1日の生活リズムをととのえる働きもあります。

果物や野菜で「ビタミン」をとる

果物や野菜に含まれるビタミンは、糖質やたんぱく質といっしょにとることで体にとり込まれます。単体で食べても本来の力が発揮されないので、バランスよく食べて。

毎日の食事で＼体が変わった！／＼授かった！／

妊活中の リアル 食生活レポート

妊活を卒業して、赤ちゃんを授かったママたちは、どんなものを食べていたの？
何に気をつけていたの？　気になる食生活をおふたりに伺いました。

CASE 1

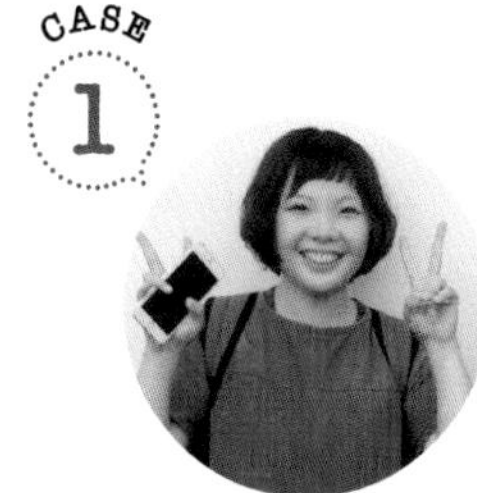

Maruさん
（30歳／妊娠4カ月）
妊活歴３年６カ月。妊娠の可能性がほとんどないと言われながらも、結婚後すぐに妊活を開始。２回の体外受精と２回の顕微授精をへて奇跡の妊娠。２人目も体外受精からスタートし、現在妊娠中。

あたたかいものや葉酸をとることを心がけました

原発性無月経で「子どもを生むのはむずかしい」と言われていましたが、やっぱり赤ちゃんが欲しいと思い、妊活をスタート。可能性がゼロに近かったので、タイミング法や人工授精からではなく、体外受精からのトライでしたが、少しの可能性を信じて進みました。

少しでも妊娠に近づくことをしようと、毎日の食事は、雑誌『赤ちゃんが欲しい』に連載されていた、森本義晴先生監修の「子宝レシピ」を見て作っていました。メインのおかずはもちろん、野菜がたくさんとれる副菜のレシピがたくさんあったので、参考になりました。妊活中に特に気をつけていたのは、「あたたかいものを食べる」ということ。ねぎなど体をあたためる効果のある野菜を入れたおかゆは、作るのが簡単で消化もよいので、スープジャーを買ってお弁当として持っていくほどお気に入りのメニューでした。「妊娠前から葉酸をとることもたいせつ」という記事もあったので、葉酸をとり入れることも心がけ、どうしても野菜が足りないときはサプリで補いました。

ただ、妊活にはストレスも多いので、好きなものを思いっきり食べたり飲んだりする日も必要！　そうすると、「また妊活をがんばろう！」という気持ちになれたので、栄養だけではなく、気持ちのうえでもバランスをとることがたいせつだなと感じました。

生殖栄養カウンセラーからAdvice

あたたかい料理や体をあたためる食材をとることは、血行をよくして体をあたためるので、授かりやすい体づくりの基本といえます。おかゆに野菜だけでなく、鶏ささ身などたんぱく質も入れると、栄養バランスがよくなり、代謝も上げられるのでさらにいいですね。

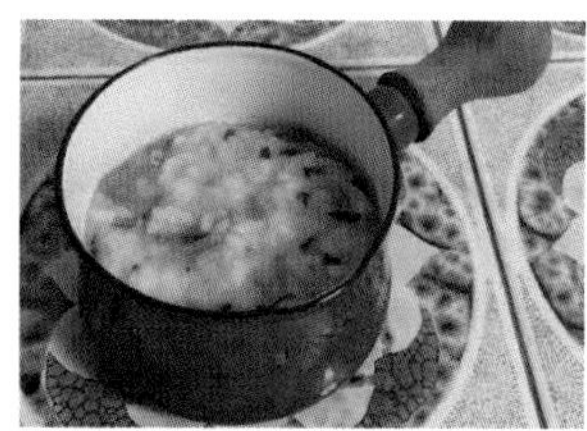

おかゆに葉酸や抗酸化力の高い食材も入れて

『赤ちゃんが欲しい』記事の「子宝食材memo」を見て、どんな食材にどんな効果があるのかを確認。このおかゆは、葉酸が豊富なほうれんそうや抗酸化力の高いパプリカを加えたオリジナルレシピです。

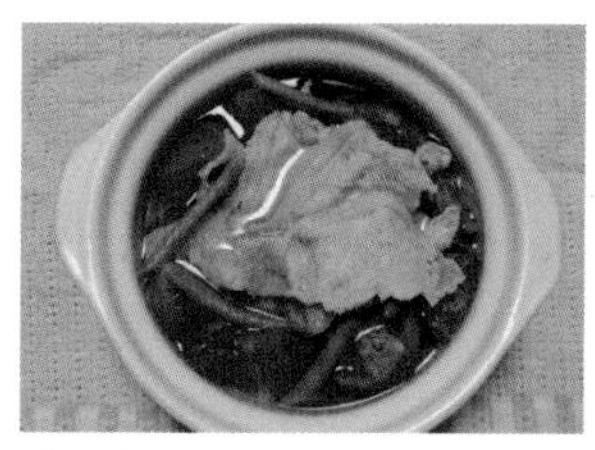

体があたたまるなべ物は夏でもよく作りました

なべ物は冬のイメージですが、わが家の夕食には夏でもよく登場。暑い時期はどうしても冷たいものが欲しくなりますが、ドリンクもなるべくあたたかいものをチョイスしました。

クリニックに相談して葉酸サプリも活用

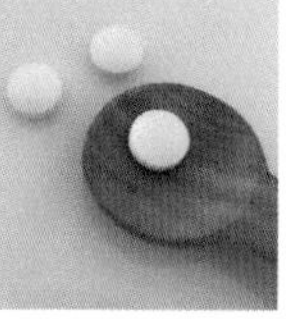

ほうれんそうやブロッコリーなど葉酸が多い野菜をとるようにしていましたが、必要量がとれているのか不安でした。そこで、通院しているクリニックに相談のうえ、市販のサプリを服用しました。

CASE 2

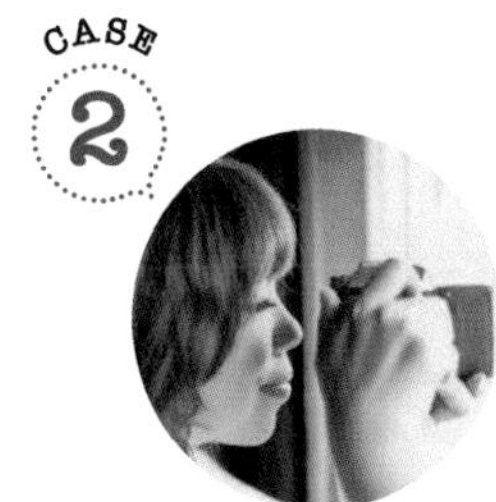

山中まゆみさん
(36歳／妊娠7カ月)
妊活歴1年。20歳のときに多嚢胞性卵巣症候群の疑いありと診断され、婚約中から栄養カウンセリングに通院。2回の顕微授精で2回とも妊娠するも、1回目は9週で流産。2回目で念願のママに。

栄養カウンセリングを受け食生活を大きくチェンジ

30歳で夫と出会い、すぐに多嚢胞性卵巣症候群であることをカミングアウトしました。すると夫が積極的に不妊クリニックについて調べてくれ、デートのついでという感覚でIVFなんばクリニックに通院し始めました。

それまでは、ごはんが大好きで夕飯にお茶わん2杯食べたり、とんカツやハンバーグなど肉中心で野菜は少なめの生活。昼食も菓子パンにカフェオレなどですませていました。

カウンセリングを受けてからは、お米を白米から五分づき米に、白砂糖をてんさい糖やきび砂糖にチェンジ。だしも粉末ではなくきちんととるように。献立も一汁三菜で、「たんぱく質80g、ごはん200g、野菜は両手にこんもり」を原則に作るようにしました。

よく食べるようにしたのは、ブロッコリー、アーモンド、じゃこ、豆乳など。それぞれ、葉酸、ビタミンE、カルシウム、マグネシウム＆鉄分をとることを意識したものです。

共働きで夕食が21～22時と遅くなったり、就寝時間が遅くなることでお弁当がなかなか作れなかったりと悩みもありましたが、そのつどカウンセリングで質問し、アドバイスをいただけたので、とても心強かったです。

生殖栄養カウンセラーからAdvice

夕食が遅くなるのは、共働きのかた共通の悩みです。夕方6時ごろ職場にいるなら小さなおにぎりや栄養補助食品を食べて、空腹のまま帰宅しないように。家での夕食は、いままで食べていた量を少し抑え、残りを翌朝食べれば、朝食を抜くこともなくなり、1日のリズムがととのいます。

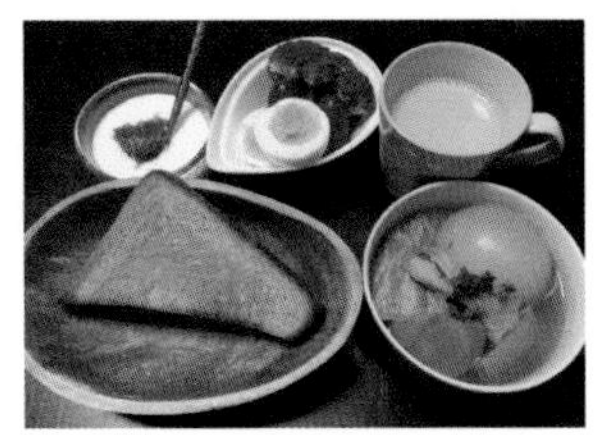

ごはんとパンの2パターンを決めてローテーション

玄米食パン＋コンソメスープ＋ゆで卵＋生野菜＋ヨーグルトの朝食。パンを雑穀米にしたら、スープは野菜たっぷりのみそ汁にします。忙しい朝でもさっと用意できるものを中心に考えました。

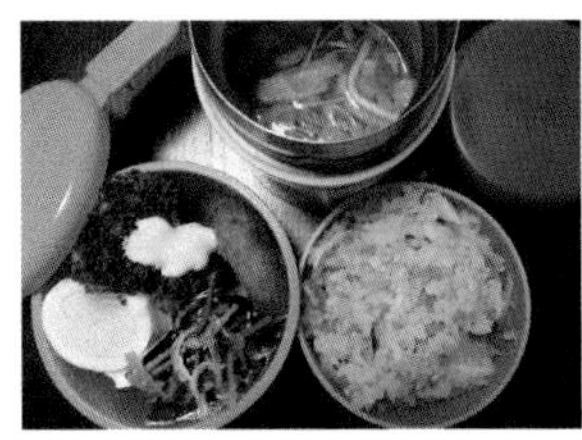

お弁当＋スープを基本形に

栄養カウンセリングを受けてからは、ランチをお弁当に。スープジャーも買い、野菜やわかめを入れて持参。結婚後もお弁当が基本でしたが、外食の場合はスープやサラダをプラスしました。

ビタミンやミネラルをとれるものを常備

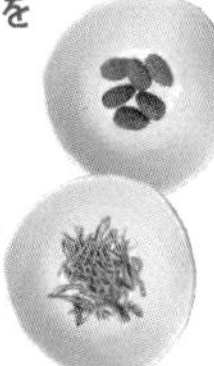

仕事の合間にグミやキャンディを食べていましたが、家には一年中、小魚やアーモンドを常備。季節によっては果物や焼きいもなども。

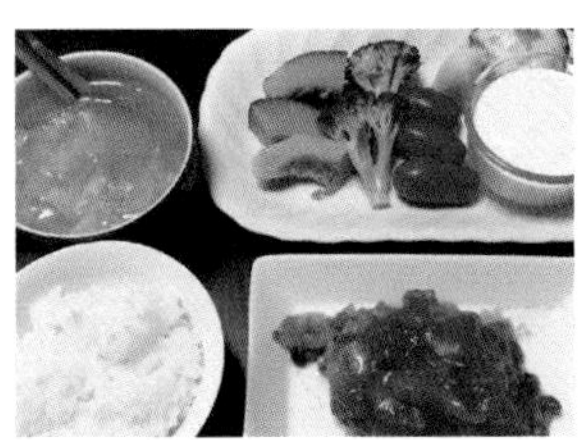

夕食も体によいものを選んで自炊

メインが肉の場合は豚もも肉の野菜巻きや豆いっぱいの鶏肉トマト煮など、魚の場合は塩焼きや照り焼きなどをよく作りました。副菜には筑前煮、野菜のマリネ、青菜のおひたしなど野菜を多めに。

＼生殖栄養カウンセラーがお答えします！／

授かりやすい食べ方 Q&A

「これは食べても大丈夫？ それともNG？」妊活中のみなさんから寄せられる声の中から特に多い疑問についてくわしく聞いてみました。

Q 忙しくてなかなかきちんと食事がとれません。サプリで補えばOK?

A 葉酸は1日に640μg摂取することが推奨されているので、食事で足りていない分をサプリメントで補うのがおすすめです(p.82参照)。ただし、栄養は食事からとるのが基本で、サプリはあくまでその補助。サプリに頼りすぎるのは禁物です。さまざまな栄養素が互いに影響し合って吸収が促進されるので、食後にとるようにすることもたいせつです。

Q コーヒーやお酒を飲むと妊娠しにくくなるのでしょうか？

A カフェインやアルコールは、とりすぎると妊娠を妨げる原因になります。コーヒーやお茶は1日に1～2杯、アルコールは週に1～2回で、ビールやワインをグラス1杯程度にしましょう。お茶ならカフェインが含まれていない麦茶や比較的カフェインが少ない番茶や玄米茶を選んで。抗酸化力のあるルイボスティーもおすすめです。

Q 妊娠によいといわれるざくろやマカなどの栄養補助食品は効果があるの？

A ざくろには大豆製品と同じようにエストロゲンに似た作用があるといわれますが、それを加工した飲料や錠剤に効果があるかどうかは不明です。ただし、ポリフェノールなどが豊富で抗酸化作用があり、アンチエイジングに効果的。マカは卵子の質が落ちるというデータもあり、人によっては合わないことも。栄養補助食品はとりすぎに注意が必要です。

Q 体を冷やすといわれる果物やとうふなどは避けるべき？

A 生ものは「冷える」といわれますが、まったく食べないと、熱に弱い栄養素もあるため、必要な栄養が不足してしまう原因になります。果物は夜より朝や昼に。とうふはなべ物や汁物にしたり、しょうがなど体をあたためる食材と組み合わせたりするとよいでしょう。

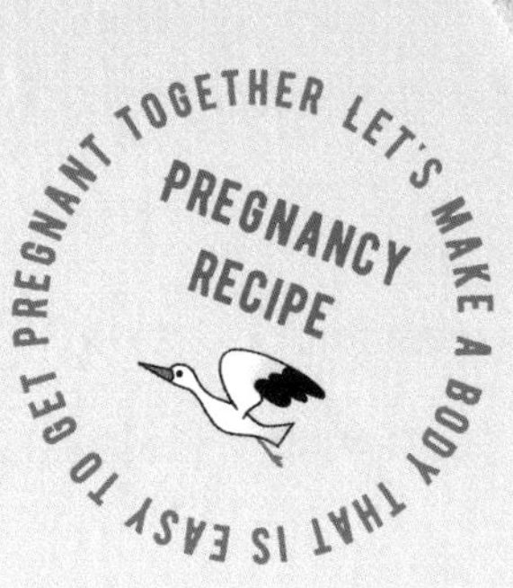
LET'S MAKE A BODY THAT IS EASY TO GET PREGNANT TOGETHER
PREGNANCY
RECIPE

Q お菓子が大好き！妊活中は食べちゃダメ？

A マーガリンやショートニングを原料とするスナック菓子やファストフードなどはできるだけ避けましょう。こうした食品には、トランス脂肪酸や過酸化脂質が含まれているため、ホルモンや子宮内膜をつくる脂質の働きを妨げる可能性があるのです。たくさん食べる人には亜鉛が不足する傾向もあるので、男女とも控えめを心がけて。

Q 豆乳やネバネバ食品など授かりやすいといわれる食べ物は毎日とるほうがよいですか？

A 豆乳にはエストロゲンのような作用があり、納豆やオクラなどのネバネバ食材もビタミンやミネラルが豊富なので、この本でもよくレシピに使っています。ただし、同じものばかり食べていると栄養が偏ります。授かりやすい体づくりには、バランスよく栄養をとることがたいせつ。いろいろな食材をとり入れるようにしてください。

Q 和食より洋食派です。妊活中は和食のほうがよいのでしょうか？

A 妊活中にとりたい魚や大豆製品、根菜類、海藻、ごまなどは、洋食より和食のほうがとり入れやすいです。動物性脂肪も和食のほうが少なめ。ごはんは玄米や胚芽米、五分づき米、雑穀米などにすれば、ビタミンやミネラルが補給でき、血糖値もゆっくり上がるというメリットがあります。パンの場合は、脂質や砂糖の多い菓子パンは控えるのが◎。

この本の使い方

○○○○○

＊特に表記がない場合、材料は２人分、エネルギー量は１人分。
＊小さじ１は５㎖、大さじ１は15㎖、１合は180㎖、１カップは200㎖。
＊だしは、かつお節とこぶでとった和風だし。市販の即席だしを使う場合は、パッケージの表示よりやや少なめに。
＊砂糖はきび砂糖を使用。てんさい糖などでも可。
＊A、Bなどでまとめてある調味料は、あらかじめ合わせておく。
＊特に表記がない場合、野菜は中くらいの大きさのものを使用。
＊電子レンジの加熱時間は、600Wを目安にしたもの。機種により多少の差があるので、様子を見ながら加熱時間を調節してください。

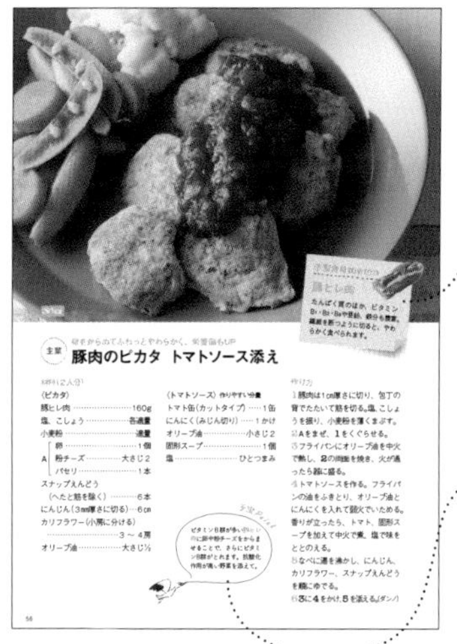

豚ヒレ肉
たんぱく質のほか、ビタミンB1・B2・B6や亜鉛、鉄分も豊富。繊維を断つように切ると、やわらかく食べられます。

主菜 卵をからめてふわっとやわらかく、栄養価もUP
豚肉のピカタ　トマトソース添え

材料（2人分）
（ピカタ）
豚ヒレ肉……160g
塩、こしょう……各適量
小麦粉……適量
A 卵……1個／粉チーズ……大さじ2／パセリ……1本
スナップえんどう（へたと筋を除く）……6本
にんじん（3㎜厚さに切る）……6㎝
カリフラワー（小房に分ける）……3～4房
オリーブ油……大さじ½

（トマトソース）作りやすい分量
トマト缶（カットタイプ）……1缶
にんにく（みじん切り）……1かけ
オリーブ油……小さじ2
固形スープ……1個
塩……ひとつまみ

作り方
1 豚肉は1㎝厚さに切り、包丁の背でたたいて筋を切る。塩、こしょうを振り、小麦粉を薄くまぶす。
2 Aをまぜ、1をくぐらせる。
3 フライパンにオリーブ油を中火で熱し、2の両面を焼き、火が通ったら器に盛る。
4 トマトソースを作る。フライパンの油をふきとり、オリーブ油とにんにくを入れて弱火でいためる。香りが立ったら、トマト、固形スープを加えて中火で煮、塩で味をととのえる。
5 なべに湯を沸かし、にんじん、カリフラワー、スナップえんどうを順にゆでる。
6 3に4をかけ、5を添える。

ビタミンB群が多いヒレ肉に卵や粉チーズをからませることで、さらにビタミンB群がとれます。抗酸化作用が高い野菜を添えて。

56

子宝食材memo
レシピの要となる食材に含まれる栄養や効果的な食べ合わせなどについての解説。

子宝Point
レシピを作る際のポイントや料理を食べて得られる効果などについての解説。

妊活中におすすめ
「ごはん」の作り方

○○○○○

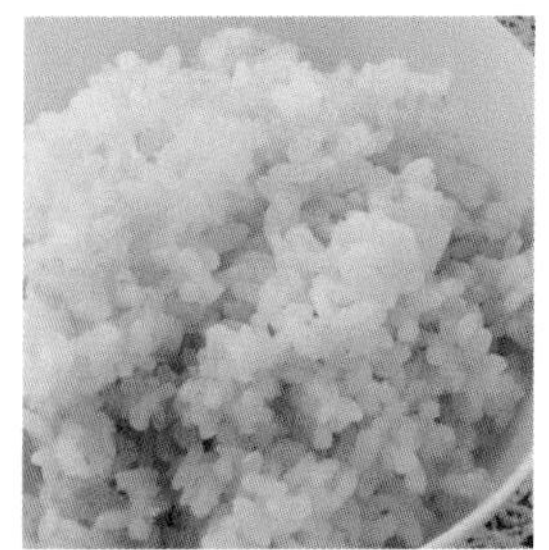

発芽玄米入りごはん（発芽玄米ごはん）

材料
白米、発芽玄米……………各１合

作り方
白米と発芽玄米は同時に洗って水に30分～１時間つけ、炊飯器で炊く。

※発芽玄米ごはんの場合は、発芽玄米２合を同様に炊く。

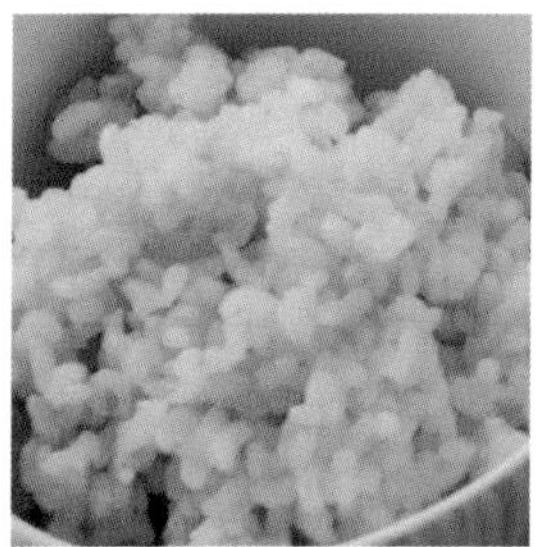

玄米ごはん

材料
玄米……………………………２合

作り方
米は洗って２～３時間（冬は６～７時間）水につける。炊飯器に入れ、白米より２～３割多めの水かげんで炊く。

※炊飯器に「玄米モード」があれば、水の量はそれに従ってください。
※貧血の人は、白米をまぜて炊く発芽玄米入りごはんがおすすめです。

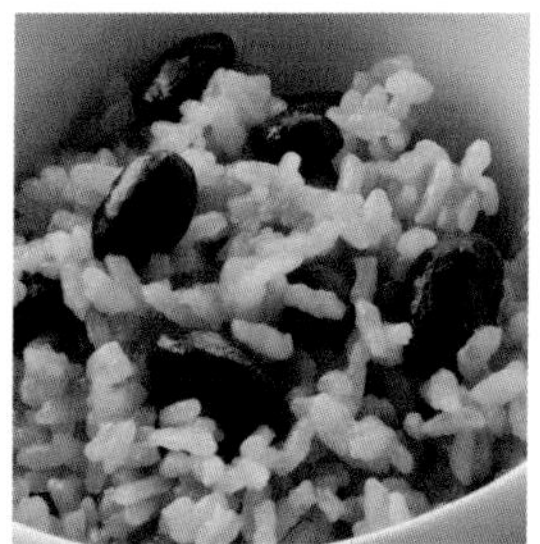

黒豆ごはん

材料
白米……………………………２合
黒豆（乾燥）…………………30g

作り方
1 米は洗ってざるに上げる。黒豆はよく洗い、熱湯200㎖に30分ひたしてもどす。
2 炊飯器に米、黒豆をもどし汁ごと入れる。水を2合の目盛りまで入れて炊く。

LET'S GET PREGNANT WITH IMPROVING YOUR CONDITION

PREGNANCY RECIPE BEST 18

Part1

卵子・精子を元気にする
人気の妊活レシピ
Best 18

「簡単で栄養満点！」「男子も喜ぶ！」と、
クリニックで人気のレシピを厳選しました。
栄養カウンセラーからのおすすめコメントもぜひ参考に。
ふたりでおいしく食べて、体の中から元気になりましょう。

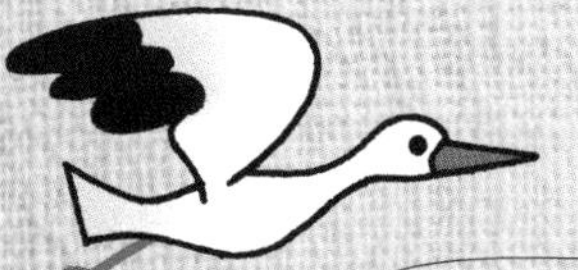

生殖栄養カウンセラー太鼓判！
p.16~21の3品は動画でもCheck

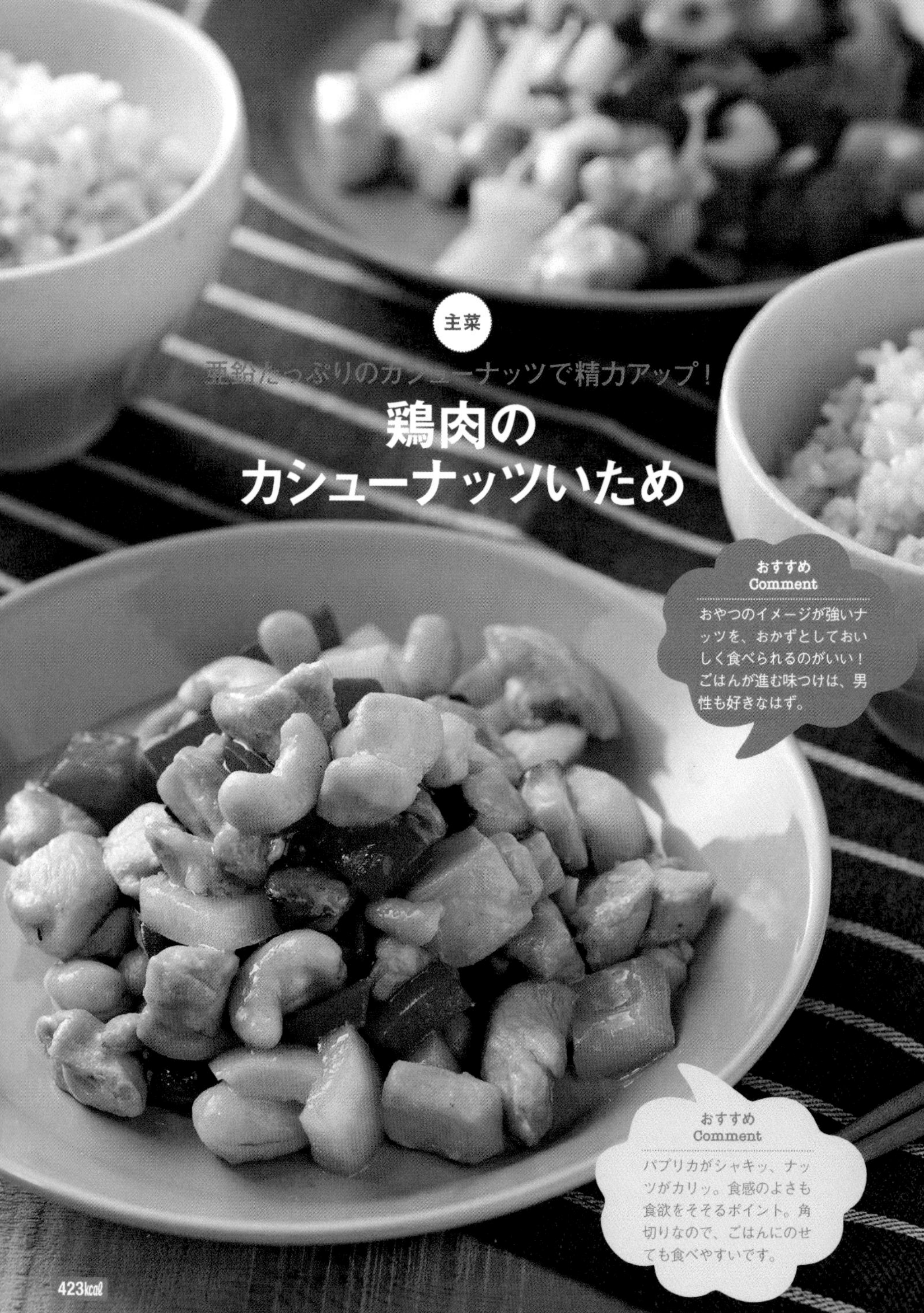

主菜

亜鉛たっぷりのカシューナッツで精力アップ！

鶏肉のカシューナッツいため

おすすめ
Comment

おやつのイメージが強いナッツを、おかずとしておいしく食べられるのがいい！ごはんが進む味つけは、男性も好きなはず。

おすすめ
Comment

パプリカがシャキッ、ナッツがカリッ。食感のよさも食欲をそそるポイント。角切りなので、ごはんにのせても食べやすいです。

423kcal

材料（2人分）

鶏もも肉……200g
酒、しょうゆ……各小さじ2
長ねぎ……15cm
赤・黄パプリカ……各½個
しいたけ……2個
カシューナッツ……50g
オリーブ油……大さじ1½
A
- 酒……小さじ2
- しょうゆ……小さじ2
- きび砂糖……小さじ½
- 鶏ガラスープのもと……小さじ½

水どきかたくり粉
（かたくり粉、水各小さじ1）

子宝Point

カシューナッツはナッツの中では精子を作るのに必要な亜鉛を多く含みます。ナッツの食感も楽しめます。

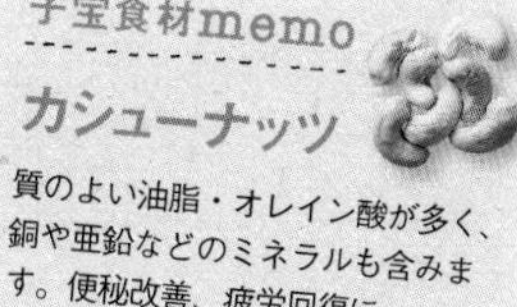

子宝食材memo
カシューナッツ
質のよい油脂・オレイン酸が多く、銅や亜鉛などのミネラルも含みます。便秘改善、疲労回復に。

作り方

1 鶏肉は小さめの一口大に切り、ポリ袋に酒、しょうゆとともに入れて10分ほどおく。

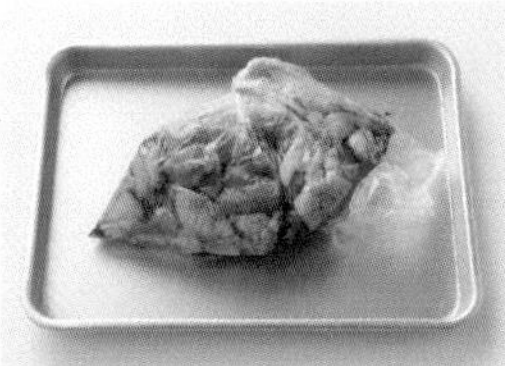

ポリ袋で下味ラクラク
袋の空気を抜くことで、下味が全体に行き渡ります。ボウルを洗う手間もなし！

2 長ねぎは1cm長さに切り、パプリカと石づきを切り落としたしいたけは1.5cm角に切る。

3 フライパンにオリーブ油を入れて中火で熱し、長ねぎとしいたけをいため、しんなりしたらカシューナッツを加えていためる。

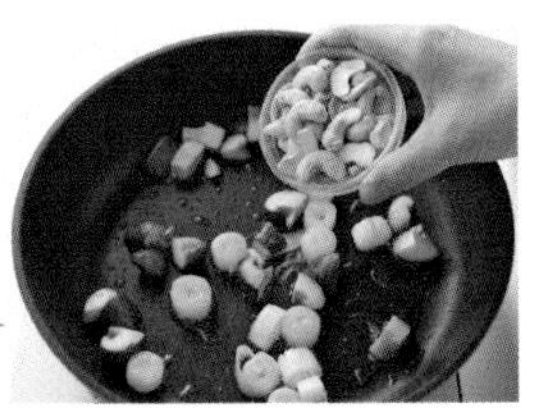

ナッツをいためる
ナッツは油でいためると香ばしさがアップ。焦げやすいので、さっといためるだけでOK。

4 鶏肉を加えていため、色が変わったらパプリカを加えてさらにいためる。

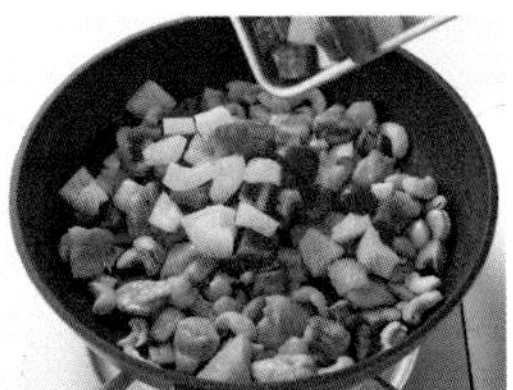

パプリカは仕上げに！
パプリカはきれいな色、みずみずしい食感を残すため、仕上げにさっといためます。

5 Aを加えていため合わせ、水どきかたくり粉を回し入れて全体をまぜる。

（ダンノ）

QRコードから動画にアクセス！

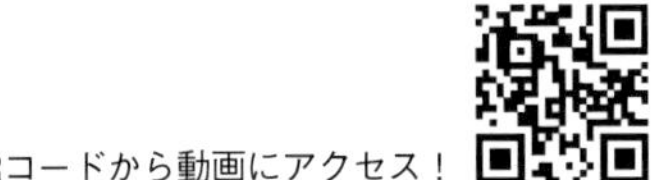

主菜

疲れやストレスに効果的！　赤身の魚を薬味でさっぱりと

かつおの南蛮漬け

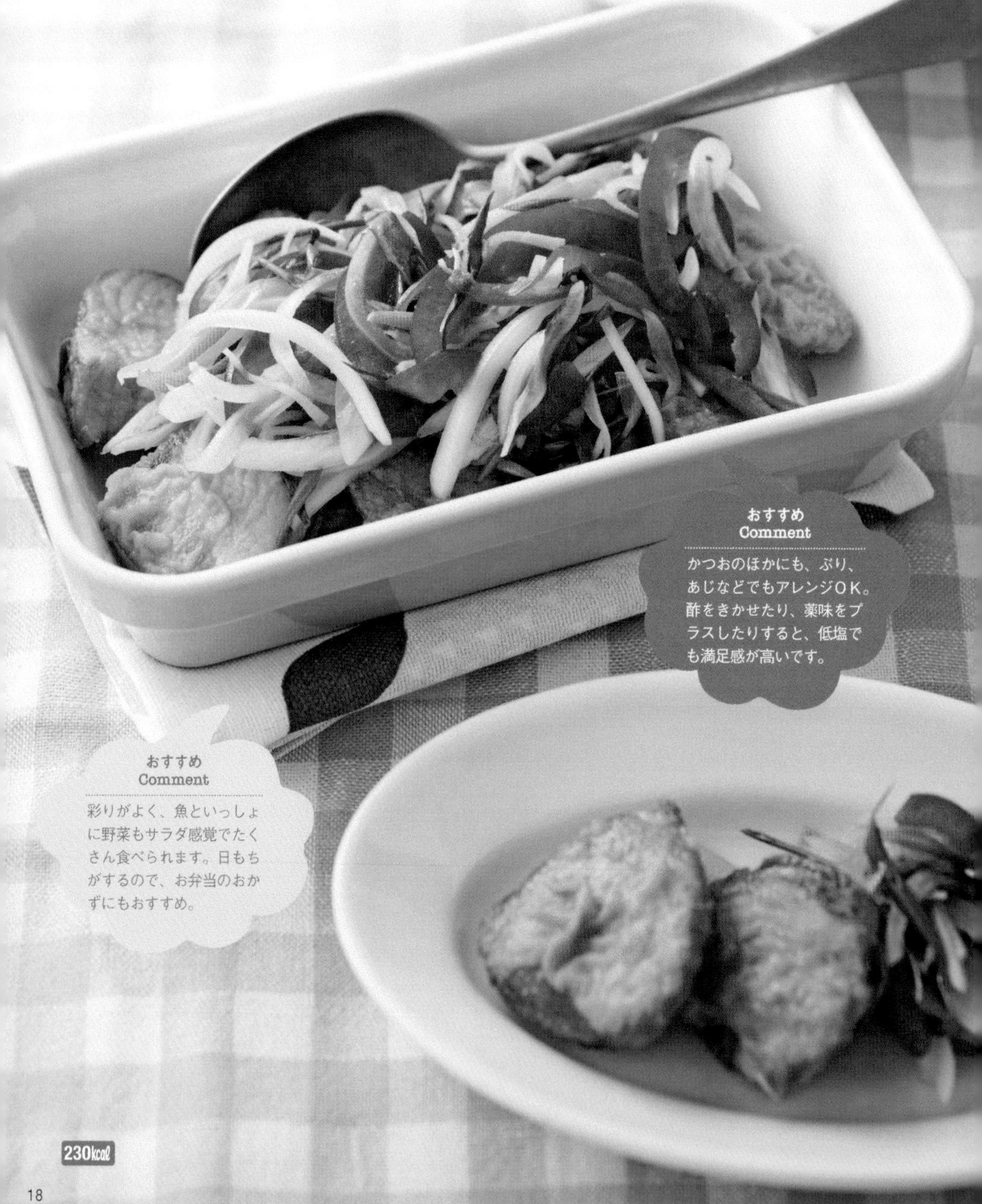

おすすめ
Comment

かつおのほかにも、ぶり、あじなどでもアレンジＯＫ。酢をきかせたり、薬味をプラスしたりすると、低塩でも満足感が高いです。

おすすめ
Comment

彩りがよく、魚といっしょに野菜もサラダ感覚でたくさん食べられます。日もちがするので、お弁当のおかずにもおすすめ。

230kcal

材料（２人分）

かつお（生またはたたき用）……200ｇ
酒……大さじ１〜２
玉ねぎ（薄切り）……¼個
赤パプリカ（薄切り）……¼個
万能ねぎ（斜め切り）……３本
しょうが（せん切り）……１かけ
A
きび砂糖……大さじ１
酢……大さじ１
しょうゆ……小さじ１
塩……少々
小麦粉……大さじ２
オリーブ油……適量

子宝食材memo

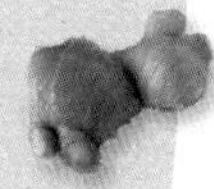

しょうが

数種類の辛み成分のうち、ジンゲロールは加熱するとショウガオールに変わり、体をあたためる働きがアップします。

子宝Point

かつおには良質なたんぱく質と、良質な脂質（ＤＨＡ・ＥＰＡ）が豊富。ビタミンB群も各種豊富にそろっていて、代謝を活発にして疲労やストレスの解消にも効果が期待できます。

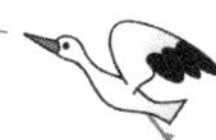

作り方

1 かつおは１㎝厚さに切り、酒をまぶして10分ほどおき、キッチンペーパーで水けをふく。

2 ボウルにA、玉ねぎ、パプリカ、万能ねぎ、しょうがを入れてまぜる。

3 かつおは揚げ焼きにする直前に、ポリ袋に小麦粉とともに入れ、袋を振って粉をまぶす。

4 フライパンにオリーブ油を深さ５㎜ほど入れて中火で熱し、かつおを入れ、揚げ焼きにする。

5 容器に4のかつおを入れ、2をかけてあら熱がとれるまでおく。（ダンノ）

※多めに作って常備菜にしても。冷蔵庫で２〜３日保存可。

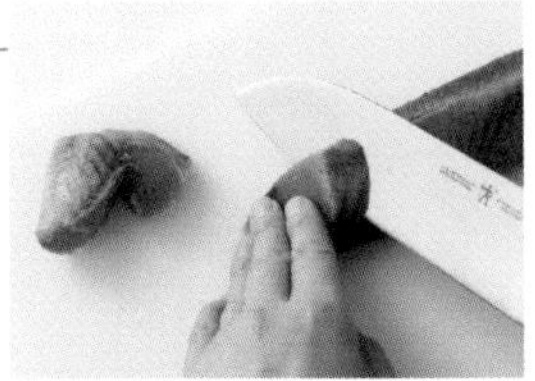

お手ごろな“さく”で！

旬の時期には、かつおのさくがお手ごろ価格で手に入るので、ぜひ活用して。

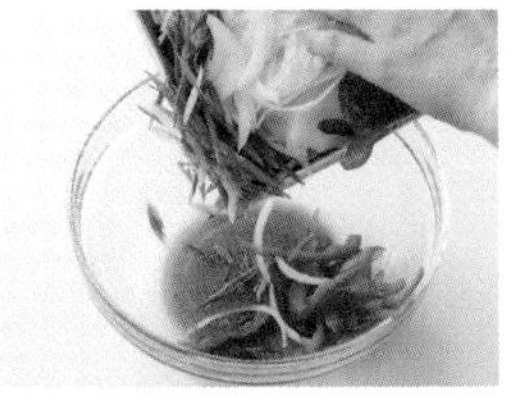

野菜は先につける

野菜をつけ汁にからめておき、揚げ焼きにしたかつおにたっぷりかけましょう。

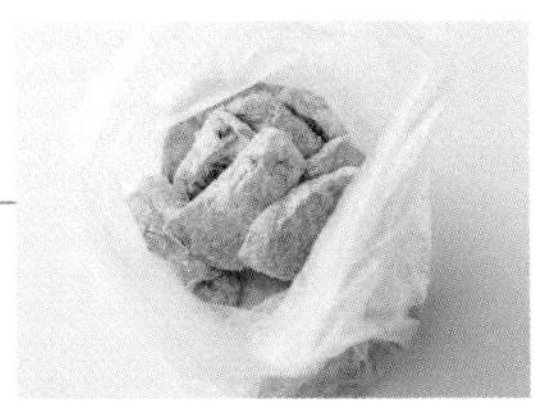

粉つけは袋で均一に

ポリ袋に空気を入れ、かつおを転がすように振ると、小麦粉が均一にまぶせます。

QRコードから動画にアクセス！

主菜

たっぷり野菜の抗酸化パワーで
活性酸素を撃退！

レタトマ豚なべ

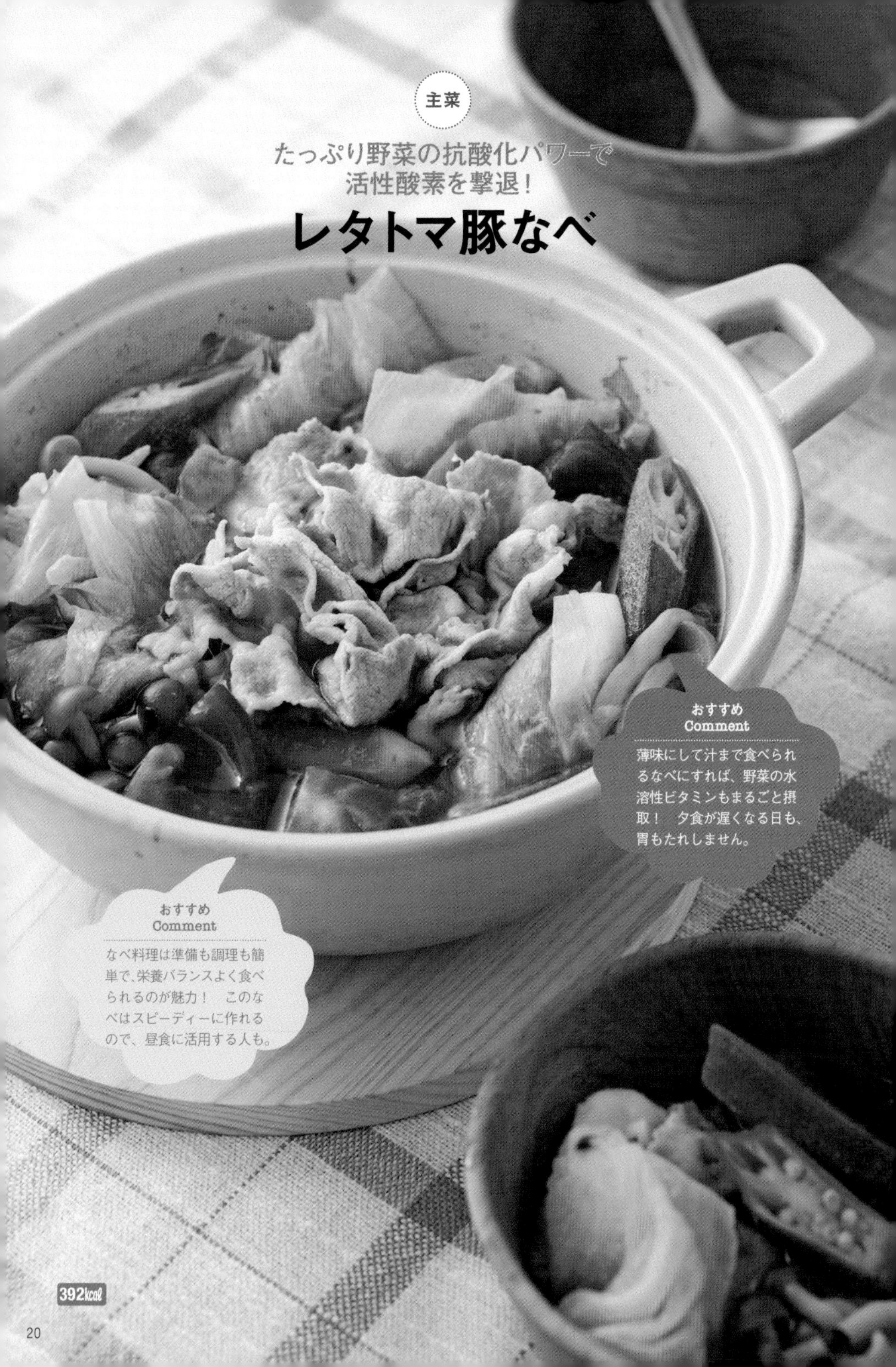

おすすめ
Comment

薄味にして汁まで食べられるなべにすれば、野菜の水溶性ビタミンもまるごと摂取！　夕食が遅くなる日も、胃もたれしません。

おすすめ
Comment

なべ料理は準備も調理も簡単で、栄養バランスよく食べられるのが魅力！　このなべはスピーディーに作れるので、昼食に活用する人も。

392kcal

材料（２人分）

豚ロース薄切り肉……200ｇ
しめじ……１パック
レタス（ざく切り）
……大½個または小１個
オクラ……４本
トマト……３個
A［酒……大さじ２
鶏ガラスープのもと……大さじ½
塩……ひとつまみ］

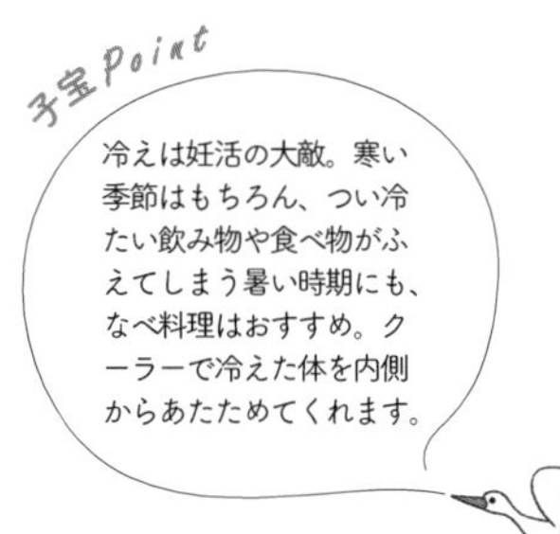

子宝Point
冷えは妊活の大敵。寒い季節はもちろん、つい冷たい飲み物や食べ物がふえてしまう暑い時期にも、なべ料理はおすすめ。クーラーで冷えた体を内側からあたためてくれます。

作り方

１しめじは石づきを切り落とし、ほぐす。オクラはへたとがくを除き、斜め半分に切る。トマトは横半分に切って種が気になる場合は除き、さらに４等分に切る。

２なべに水500㎖とＡを入れて中火で煮立たせる。

３しめじを加え、しんなりしたら豚肉を１枚ずつ加え、色が変わり始めたらオクラを加える。

４トマト、レタスを加え、ふたをして火を止め、３分ほど蒸らす。（ダンノ）

※野菜が一度に入らなければ、２回に分けて。

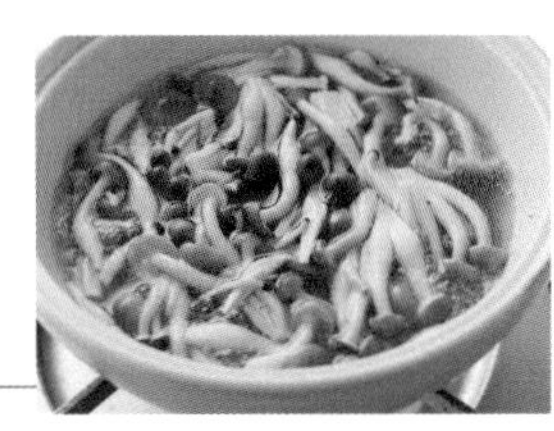

きのこでだしをとる

最初にしめじを入れて煮て、だしをとります。減塩でもうまみはしっかり！

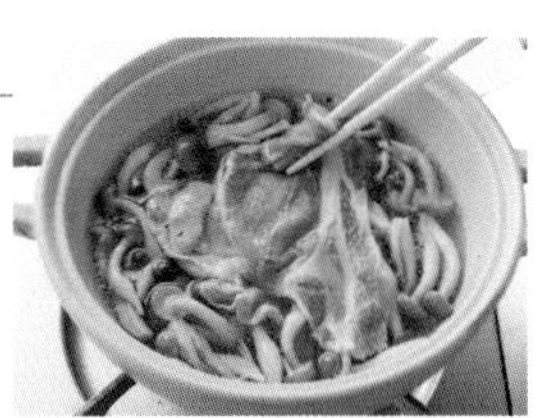

豚肉は１枚ずつ汁へ

豚肉はまとめて入れるとくっつくので、１枚ずつ汁の中でしゃぶしゃぶします。

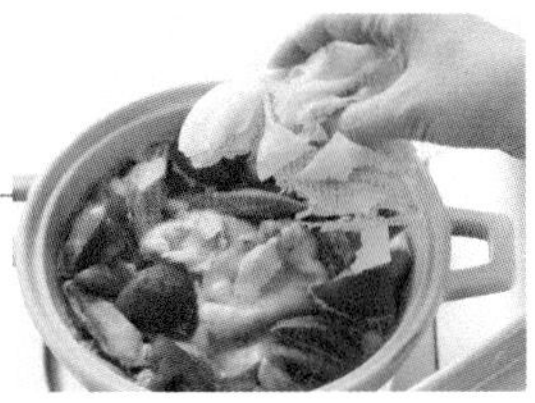

野菜をたっぷり入れて

レタスはなべで煮るとかさが減って、生のサラダよりもたくさん食べられます。

QRコードから動画にアクセス！

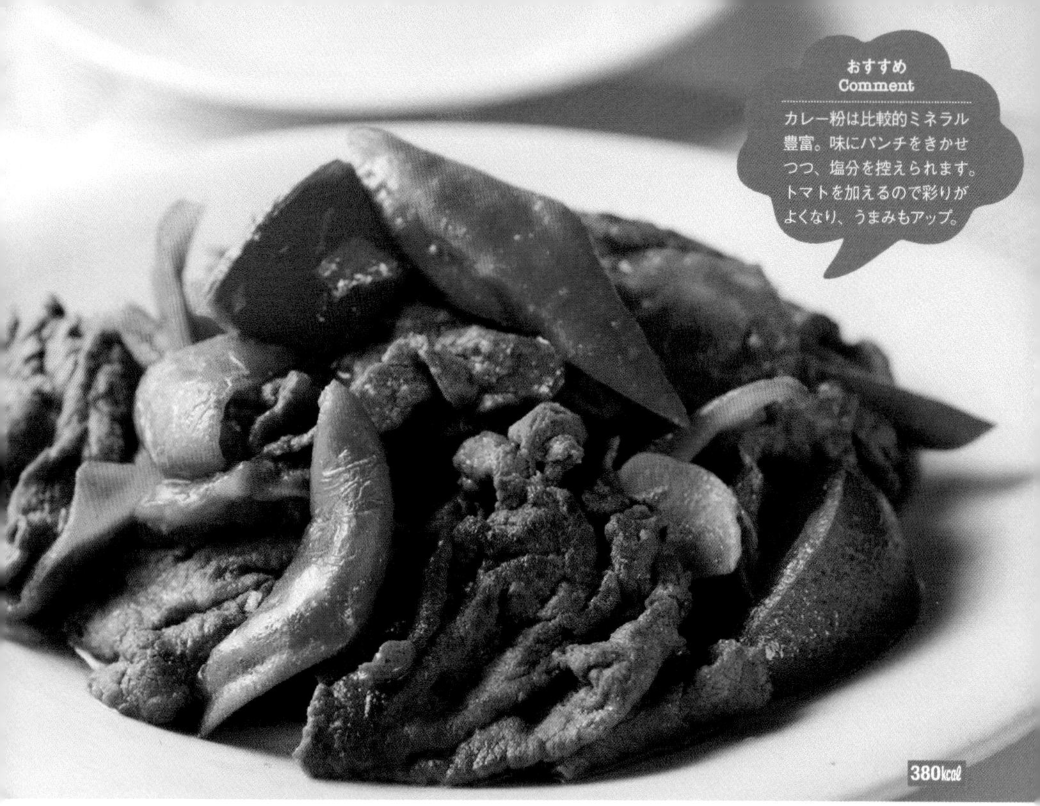

おすすめ
Comment

カレー粉は比較的ミネラル豊富。味にパンチをきかせつつ、塩分を控えられます。トマトを加えるので彩りがよくなり、うまみもアップ。

380kcal

ほんのりカレーの香りで、ごはんがすすみます

主菜

牛肉と野菜のカレーいため

材料（2人分）

牛切り落とし肉……………200g
トマト……………………………1個
ピーマン…………………………2個
にんにく（薄切り）…………1かけ

A
- カレー粉（好みで調節）…………………小さじ1
- きび砂糖…………小さじ1
- 塩………………………少々
- しょうゆ…………大さじ1
- 酒…………………大さじ1

オリーブ油………………大さじ1

作り方

1 牛肉はAとまぜ合わせる。

2 トマトは横半分に切り、種を除いてくし形に切る。ピーマンはへたと種を除き、乱切りにする。

3 フライパンにオリーブ油とにんにくを入れ、弱火でいためる。

4 1を加え、肉に火が通り始めたらピーマンを加えていためる。火を止める直前にトマトを加えてまぜ合わせる。　（ダンノ）

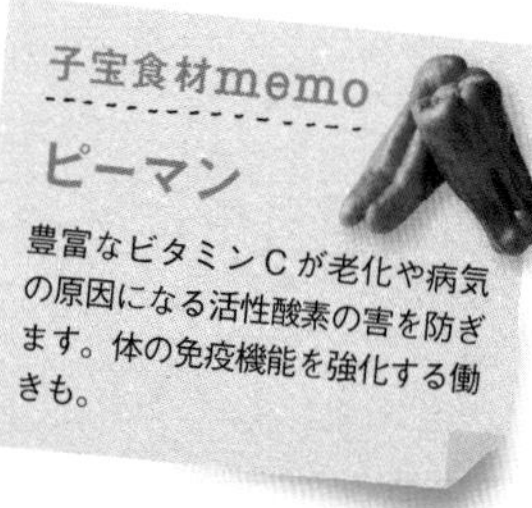
子宝食材memo
ピーマン
豊富なビタミンCが老化や病気の原因になる活性酸素の害を防ぎます。体の免疫機能を強化する働きも。

子宝Point

トマトの赤い色素・リコピンには活性酸素を除去する働きがあり、ビタミンCも豊富。牛肉の良質なたんぱく質には肌に張りをもたせる働きも。

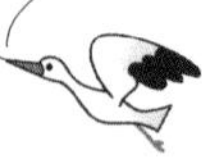

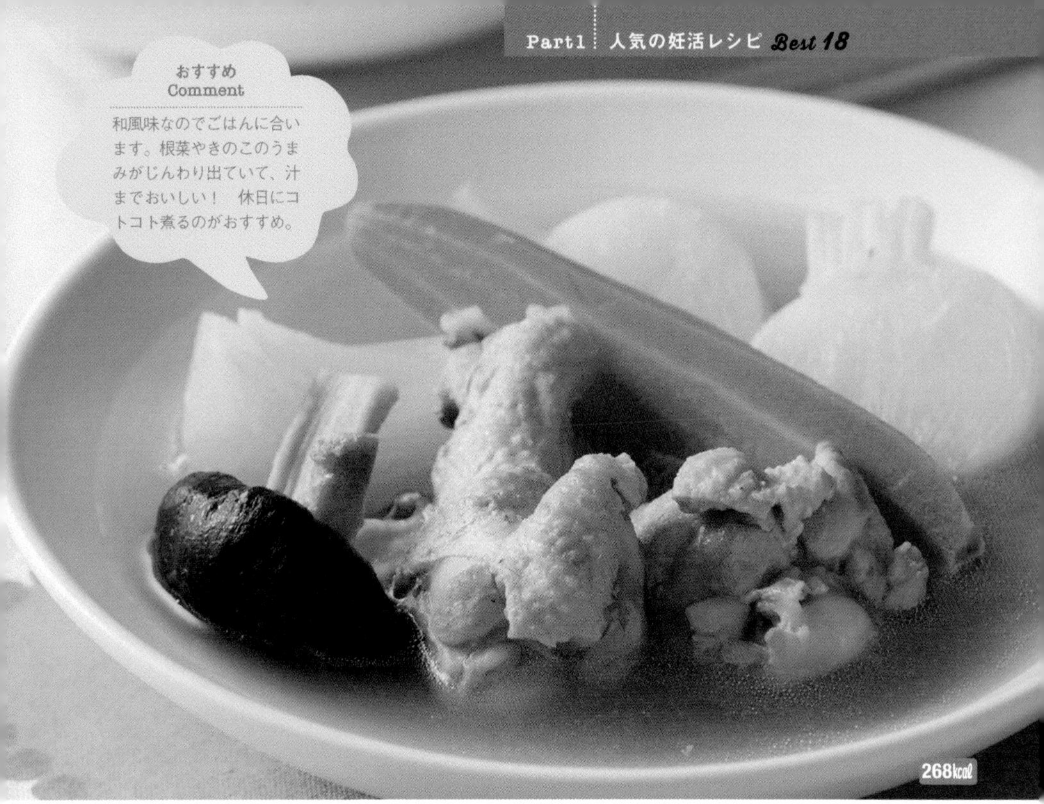

おすすめ
Comment

和風味なのでごはんに合います。根菜やきのこのうまみがじんわり出ていて、汁までおいしい！　休日にコトコト煮るのがおすすめ。

268kcal

ゴロゴロ野菜と骨つき肉で食べごたえ満点！

主菜 野菜たっぷり和風ポトフ

材料（2人分）

- 鶏手羽元……4本
- かぶ……2個
- しいたけ……2個
- にんじん……小1本
- 玉ねぎ……½個
- だし……500mℓ
- 酒、みりん……各大さじ1
- しょうゆ……小さじ½
- 塩……適量
- オリーブ油……大さじ½

作り方

1 かぶは茎を1～2cm残して葉を切り落とし、皮をむいて縦半分に切る。しいたけは石づきを切り落とし、半分に裂く。にんじん、玉ねぎは縦半分に切る。

2 フライパンにオリーブ油を入れて中火で熱し、手羽元を皮に焼き目がつくまで焼く。

3 なべに手羽元、にんじん、だしを入れて強火にかけ、煮立ったらアクをとり、弱火で15分煮る。

4 かぶ、玉ねぎ、しいたけ、酒、みりん、しょうゆを加え、かぶがやわらかくなるまで弱火でさらに15～20分煮る。塩で味をととのえる。

（ダンノ）

子宝食材memo

かぶ

辛み成分のグルコシアネートは血液をサラサラにし、活性酸素を除去します。がんの発生を抑制する働きも。

子宝Point

にんじんには抗酸化力の強いビタミンA（β-カロテン）がたっぷり。鶏肉のたんぱく質は、ほかの肉類より消化がいいのが特徴です。

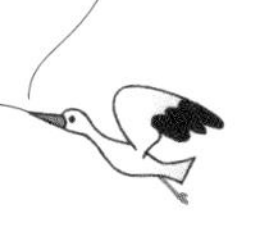

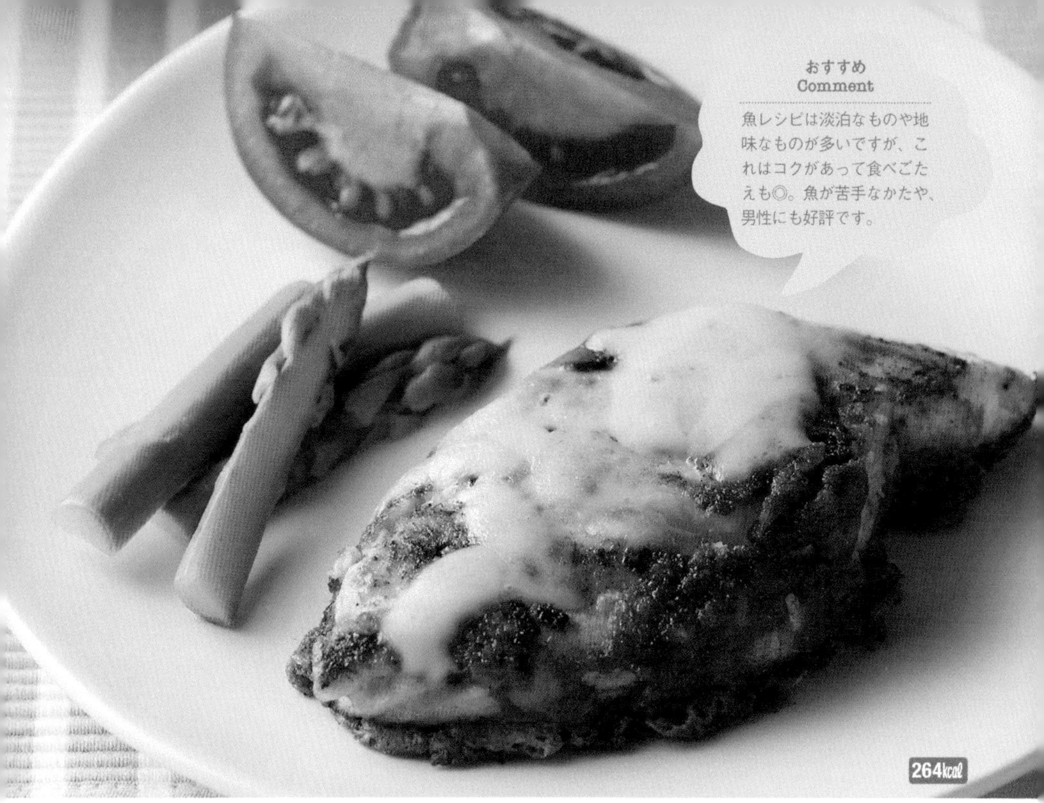

おすすめ
Comment

魚レシピは淡泊なものや地味なものが多いですが、これはコクがあって食べごたえも◎。魚が苦手なかたや、男性にも好評です。

264kcal

主菜

まろやかなチーズにカレーの香りがスパイシー

さわらのカレーチーズ焼き

材料（2人分）

- さわら……………………2切れ
- 酒……………………大さじ1
- 塩……………………小さじ½
- おろししょうが………小さじ2
- カレー粉………………小さじ2
- ピザ用チーズ…………大さじ3
- トマト（くし形切り）………½個
- グリーンアスパラガス………2本
- オリーブ油……………小さじ2

※さわらは、さば、あじ、びんちょうまぐろなどにかえてもおいしい。

作り方

1 さわらは酒と塩を振り、しょうがをまぶす。アスパラはゆでる。

2 フライパンにオリーブ油を中火で熱し、さわらを皮目から入れて少し焼き色がつくまで両面を焼く。

3 カレー粉を加え、全体にまぶしながら上下を返す。チーズを散らし、水大さじ2〜3を加えてふたをし、弱火で3〜5分蒸し焼きにする。

4 器に盛り、トマト、食べやすく切ったアスパラを添える。（ダンノ）

子宝Point

カレー粉やチーズは、ビタミンB群が豊富で魚との相性も◎。魚嫌いさんにもおすすめのメニューです。

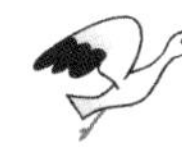

子宝食材memo

さわら

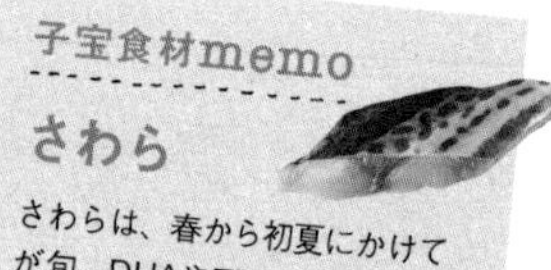

さわらは、春から初夏にかけてが旬。DHAやEPAが多く含まれ、血液をサラサラにする働きもあります。

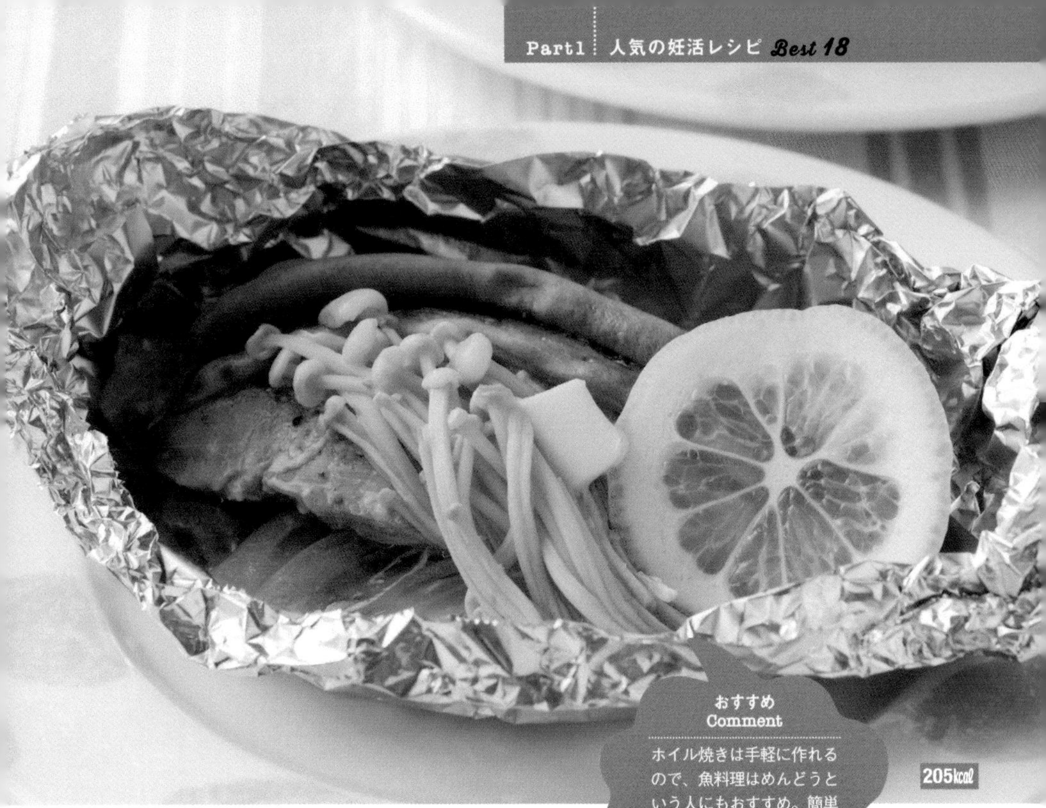

おすすめ Comment

ホイル焼きは手軽に作れるので、魚料理はめんどうという人にもおすすめ。簡単で見ばえがよく、洗い物が少ないのもメリット！

205kcal

主菜

ふっくらプリプリの鮭を、レモン風味でさわやかに

鮭のさっぱりホイル焼き

材料（２人分）

- 生鮭……………2切れ(160g)
- えのきだけ………½パック(50g)
- さやいんげん……………6本
- 玉ねぎ(薄切り)……………¼個
- レモン(輪切り)……………2枚
- 酒……………小さじ1
- しょうゆ……………小さじ1
- 塩、こしょう……………各適量

作り方

1 鮭は両面に塩、こしょうを振る。えのきは根元を切り落としてほぐす。いんげんはへたを切り落とす。

2 アルミホイル(25×40㎝)を2枚用意し、それぞれに玉ねぎを敷き、鮭といんげんをのせ、その上にえのきをのせる。塩、こしょうを軽く振り、酒を振って、しっかり包む。

3 フライパンに2を入れ、ホイルの⅓くらいの高さまで水を加える。中火にかけ、ふたをして15分蒸し焼きにし、器にのせる。ホイルをあけてレモンをのせ、しょうゆをかけ、好みでバター小さじ½をのせる。（ダンノ）

子宝Point

鮭の赤い色素のアスタキサンチンには抗酸化作用があり、老化を防ぎます。食物繊維が豊富なえのきだけは、便秘解消におすすめ！

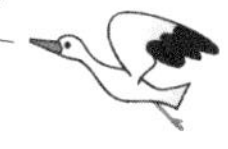

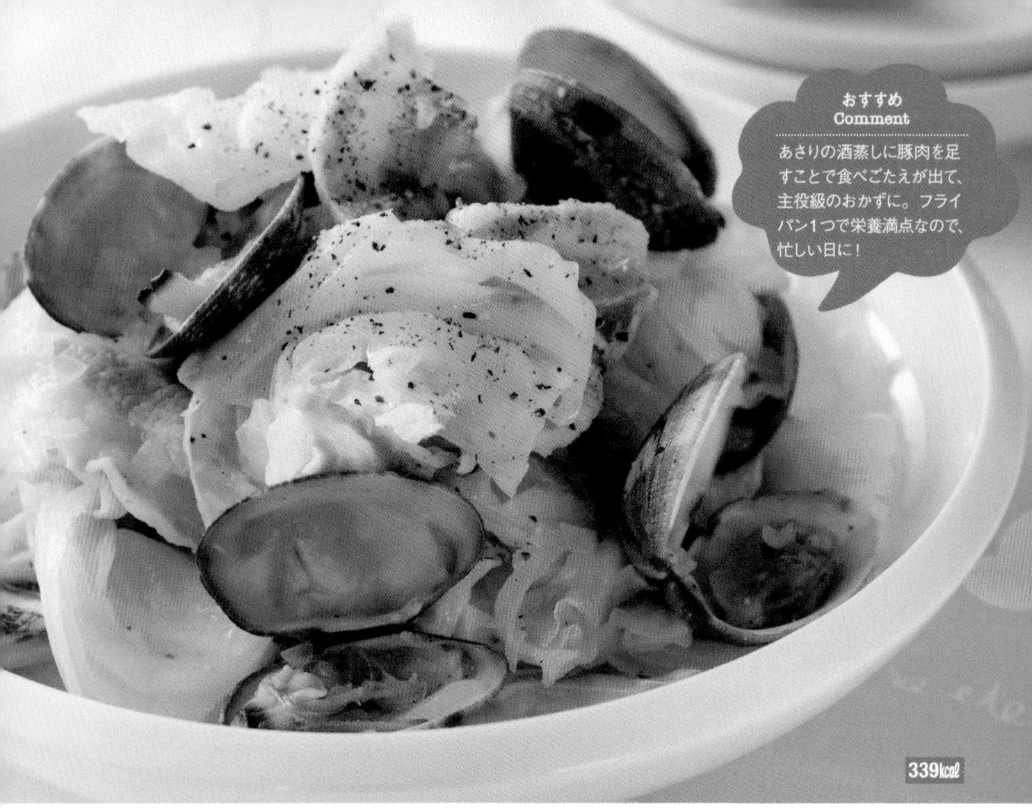

おすすめ
Comment
あさりの酒蒸しに豚肉を足すことで食べごたえが出て、主役級のおかずに。フライパン1つで栄養満点なので、忙しい日に！
339kcal

主菜

あさりのだしと肉のうまみがキャベツにじゅわっとしみ込んでます♡

キャベツとあさりと豚肉の蒸し煮

材料（2人分）

あさり（殻つき）……………200g
キャベツ ……………………300g
豚こまぎれ肉………………150g
玉ねぎ（みじん切り） ……… ¼個
白ワイン …………………大さじ3
塩…………………………………適量
あらびき黒こしょう ………適量
バター ……………………………20g

作り方

1 あさりは砂出し（p.73参照）をしてよく洗う。キャベツはざく切りにする。豚肉は4～5cm幅に切り、塩、黒こしょう各少々を振る。

2 なべにバターを入れて中火で熱し、玉ねぎをいためる。しんなりしたらあさりを加えていため、キャベツ、豚肉を加え、あさりがなるべく上にくるようにざっくりまぜる。

3 塩小さじ½、ワインを全体に振り、ふたをして強めの中火にする。蒸気が出たら中火にして10～15分蒸し煮にする。器に盛り、黒こしょう少々を振る。 （藤井）

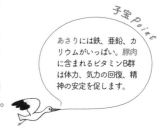

子宝Point

あさりには鉄、亜鉛、カリウムがいっぱい。豚肉に含まれるビタミンB群は体力、気力の回復、精神の安定を促します。

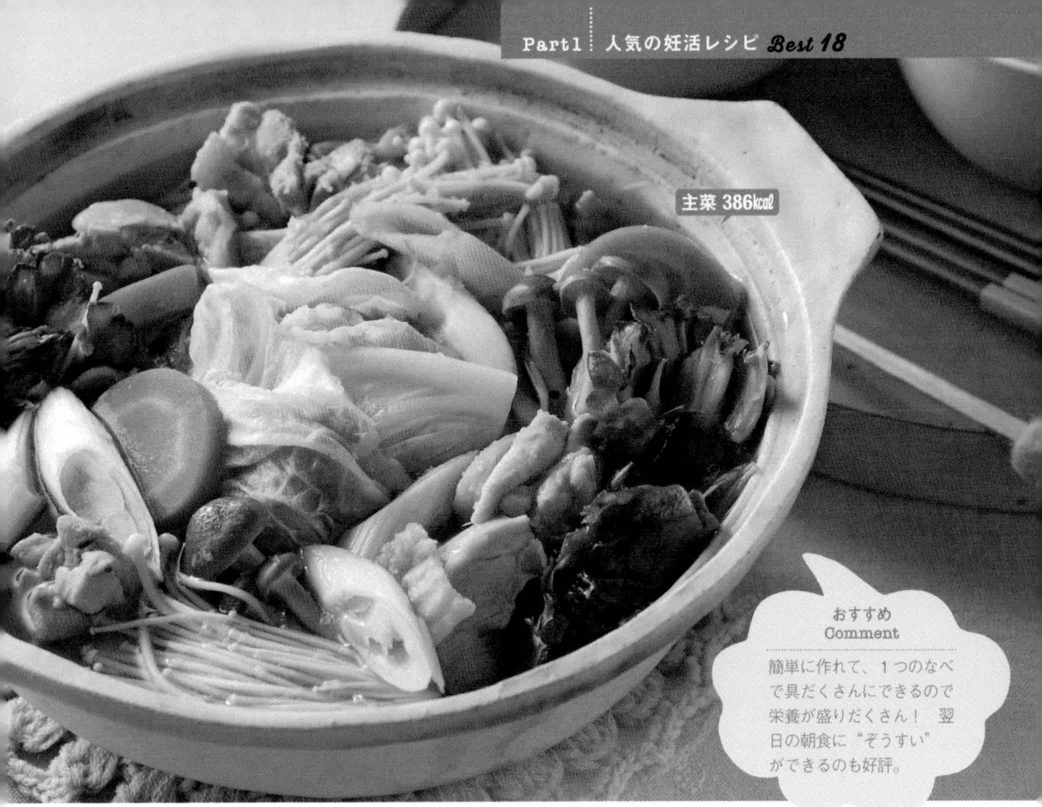

主菜 386kcal

おすすめ
Comment
簡単に作れて、１つのなべで具だくさんにできるので栄養が盛りだくさん！ 翌日の朝食に"ぞうすい"ができるのも好評。

主菜
体のすみずみまでじんわりあったまる！
ぽかぽかしょうがなべ

材料（２人分）
- 鶏もも肉……200g
- えのきだけ、しめじ、まいたけ……各½パック
- わかめ（乾燥）……大さじ1～2
- 白菜……¼個
- 長ねぎ……1本
- にんじん……½本
- おろししょうが、粉末だし、しょうゆ……各大さじ2

作り方
1鶏肉は一口大に切る。えのき、しめじ、まいたけは石づきを切り落とし、食べやすい大きさにほぐす。わかめは水でもどし、水けを軽くしぼる。白菜は３～４㎝幅に切り、長ねぎは斜め切り、にんじんは輪切りにする。
2なべに水１ℓ、だし、しょうゆ、鶏肉の半量、にんじんを入れて中火で熱し、煮立ったらしょうがを加える。全体をまぜたら残りの具を加え、火を通す。（ダンノ）

子宝Point
しょうがとゆずこしょうで体がぽかぽかに。血液サラサラ食材のきのこ類、海藻類、野菜もたくさんとれます。

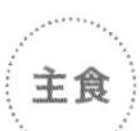

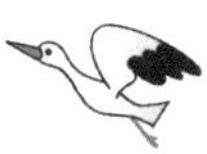

主食
風味も栄養もアップ
卵ぞうすい

材料（１人分）
- ごはん……茶わん１杯分
- 卵……１個
- 刻みのり、ゆずこしょう……各適宜

作り方
1なべに残っただしにごはんを入れて中火で煮立て、卵を割りほぐして回し入れ、１～２分煮て火を止める。
2器に盛り、好みでのりとゆずこしょうをのせる。（ダンノ）

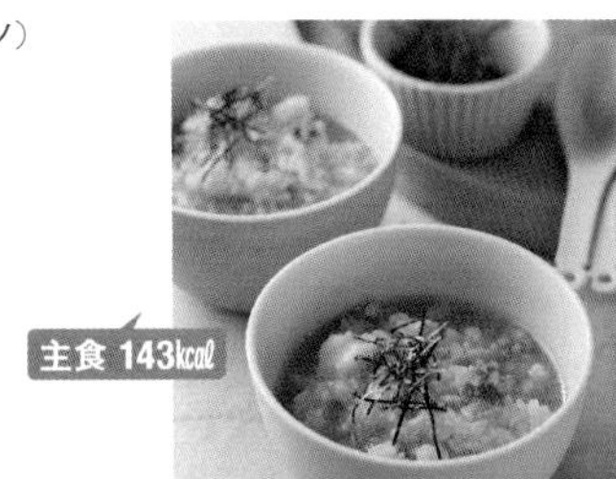
主食 143kcal

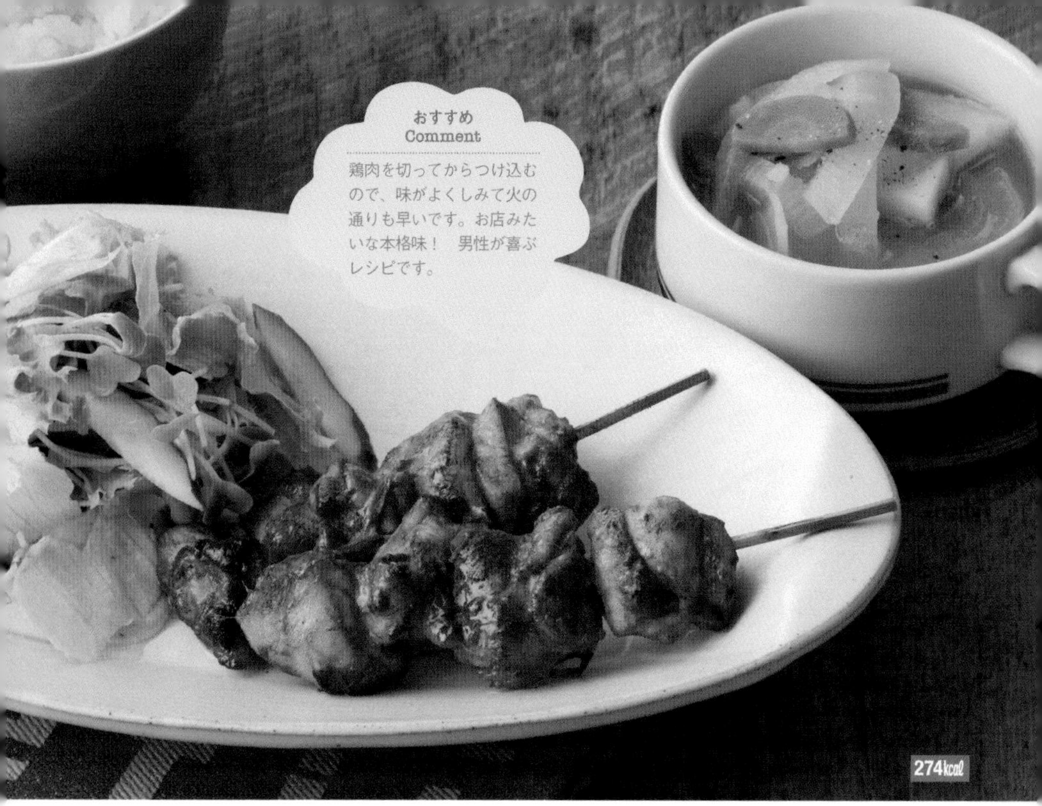

おすすめ
Comment

鶏肉を切ってからつけ込むので、味がよくしみて火の通りも早いです。お店みたいな本格味！　男性が喜ぶレシピです。

274kcal

主菜　カレーの香りが男心をググッとそそる！
タンドリーチキン

子宝Point

鶏肉のたんぱく質は消化がよいのが特徴。美肌づくりに欠かせないコラーゲンも豊富です。あっさりしたメニューといっしょに！

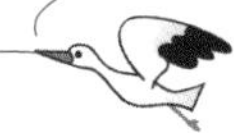

材料（2人分）

鶏もも肉……………………1枚

A
- 塩………………小さじ½
- カレー粉…………大さじ½
- プレーンヨーグルト‥大さじ1
- トマトケチャップ‥大さじ1
- しょうゆ…………小さじ1

作り方

1 Aはポリ袋に入れてよくまぜ合わせる。

2 鶏肉は一口大に切り、1に入れてよくもみ込み、冷蔵庫で半日〜1日おく。

3 オーブンを200度に予熱する。

4 鶏肉を竹ぐしに刺し、オーブンシートを敷いた天板に並べる。オーブンに入れて15分ほど焼く。

（ダンノ）

※きゅうり、レタス、貝割れ菜など好みの野菜を添えると、彩り＆栄養価アップ。
※好みで乾燥バジルを振ると、さっぱりと食べられます。

魚焼きグリルでもOK

グリルの場合は2分ほどあたためておく。竹ぐしの持ち手部分にアルミホイルを巻き、中火で5分焼き、上下を返して5分焼く。

オーブントースターでもOK

オーブントースターの場合は、アルミホイルを敷いた上に並べ、10〜15分焼く。ワット数によって様子を見ながら調節を。

いろいろ野菜のコンソメスープの作り方

1 じゃがいも1個、玉ねぎ½個は1cm厚さの半月切り、にんじん⅓本は5mm厚さの半月切りにする。
2 なべを中火で熱してバター小さじ1、にんじん、玉ねぎを入れて軽くいため、じゃがいもを加えてさらにいためる。
3 玉ねぎがしんなりしたら水300mℓ、固形スープ1個、塩、こしょう各少々を加え、野菜がやわらかくなるまで10分ほど煮る。
4 器に盛り、好みであらびき黒こしょうを振る。

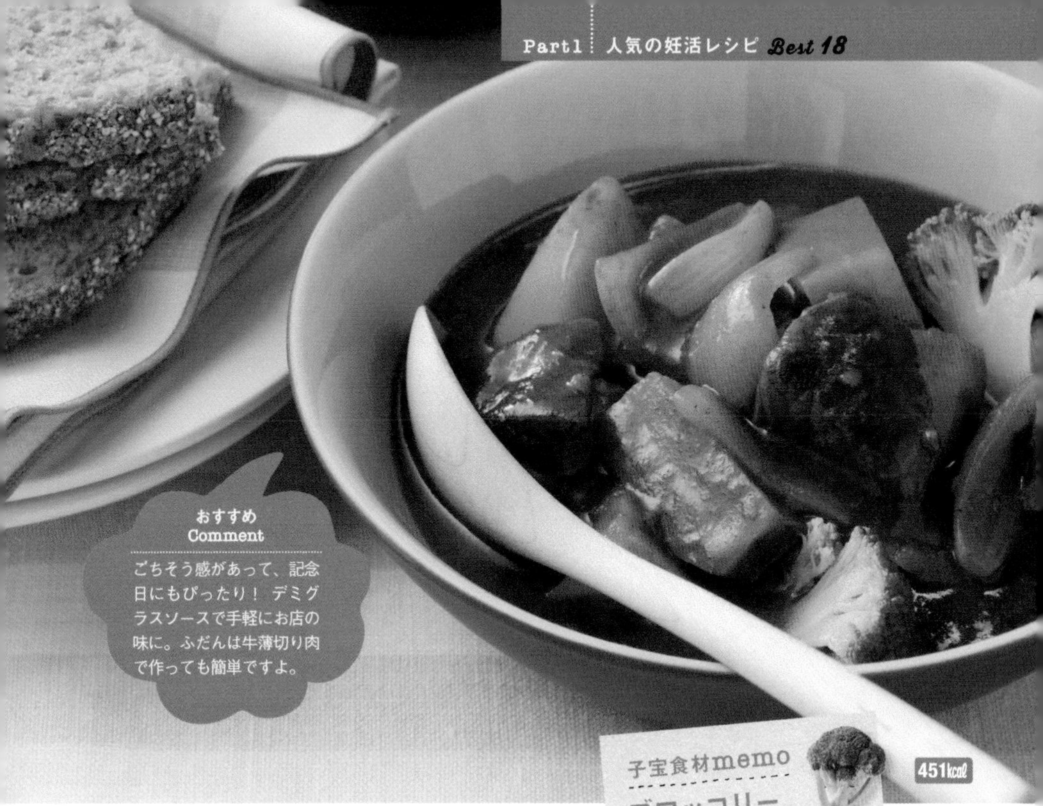

おすすめ
Comment

ごちそう感があって、記念日にもぴったり！ デミグラスソースで手軽にお店の味に。ふだんは牛薄切り肉で作っても簡単ですよ。

451kcal

子宝食材memo

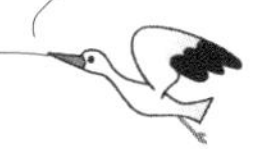

ブロッコリー

抗酸化力のあるビタミンCとEが豊富。おなかの赤ちゃんの成長に欠かせない葉酸も補給できます。

主菜

こっくり味のホロホロお肉に身も心もほっとする

あったかビーフシチュー

材料（2人分）

牛ヒレかたまり肉…………200g
玉ねぎ……………………½個
にんじん…………………½本
じゃがいも………………小1個
ブロッコリー……………6房
にんにく（薄切り）………1かけ
ローリエ（あれば）………1枚
デミグラスソース（缶詰）…140g
トマトピュレ
（またはトマトケチャップ）
……………………………大さじ1
赤ワイン（あれば）…………50mℓ
塩、こしょう……………各適量
オリーブ油………………大さじ1

作り方

1 玉ねぎは薄切り、にんじんは2～3cm長さに切ってから四つ割りに、じゃがいもは一口大に切る。ブロッコリーは塩ゆでにし、縦半分に切る。牛肉は一口大に切り、塩、こしょうを振る。

2 フライパンにオリーブ油を入れて中火で熱し、にんにくと牛肉をいためる。肉の全面に焼き色をつけ、玉ねぎ、にんじん、じゃがいも、トマトピュレ、デミグラスソース、水150mℓ、赤ワイン、ローリエを加える。

3 煮立ったらアクを除き、ふたをして弱火で20分ほど煮る。器に盛り、ブロッコリーをのせる。

（ダンノ）

子宝Point

じゃがいもに含まれるカリウムには、体に蓄積されたナトリウム（塩分）を排泄する働きがあります。

デミグラスソースを使わない場合

肉は焼く前に全体に小麦粉適量（分量外）をまぶし、2の手順でにんにくといためる。焼き色がついたら、赤ワイン50mℓを入れてアルコール分をとばし、具とトマトピュレ、顆粒コンソメ小さじ1、ウスターソース大さじ1、水150mℓ、ローリエを加えて煮る。

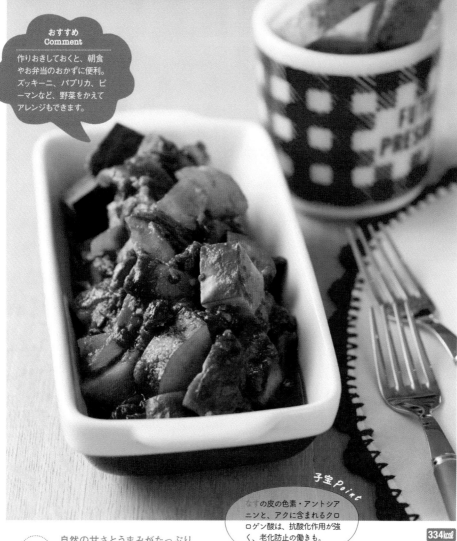

334kcal

副菜

自然の甘さとうまみがたっぷり

カポナータ

材料（２人分）

なす	２個
さつまいも	小１本
かぼちゃ	⅙個
玉ねぎ	½個
レーズン	30g
トマト缶（こまかくつぶす）	１缶
酢	大さじ１
塩	小さじ１
こしょう	少々
オリーブ油	大さじ３

作り方

1 なすは四つ割りにしてから1.5cm厚さに切る。さつまいもは皮をむかずに1.5cm角に切り、水にさらす。かぼちゃは種とわたをとり、1.5cm角に切る。玉ねぎは1.5cm角に切る。

2 なべにオリーブ油を入れて強火で熱し、なすをいためる。色づいてきたら玉ねぎ、かぼちゃ、さつまいもを加え、全体に油が回るまでいためる。

3 トマト、レーズン、酢、塩、こしょうを加えてひと煮し、ふたをして弱めの中火で15～20分蒸し煮にする。

（藤井）

副菜

ピリ辛濃いめのしょうゆ味。おつまみとしてもGood

高野どうふの照り焼き

材料(作りやすい分量)

高野どうふ…………4個
万能ねぎ(小口切り)…………………$\frac{1}{2}$本
しょうが(みじん切り)………………大さじ1
A
- しょうゆ、みりん………各大さじ2
- 酒…………大さじ1
- 水…………100mℓ

ごま油…………大さじ1

作り方

1 高野どうふは熱湯でもどし、あら熱がとれたら水けをしぼる。6等分に切り、表面に小麦粉適量(分量外)をまぶす。
2 フライパンにごま油を入れて中火で熱し、高野どうふを焼く。全体に軽く焼き色がついたら、Aを加えてからめる。器に盛り、万能ねぎとしょうがを散らし、好みで七味とうがらしを振る。

(ダンノ)

子宝Point

高野どうふはカルシウム、鉄が豊富で、骨の強化や貧血予防に◎。高たんぱく&低カロリーで、コレステロール値を下げる作用も。

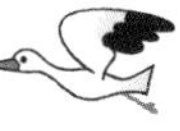

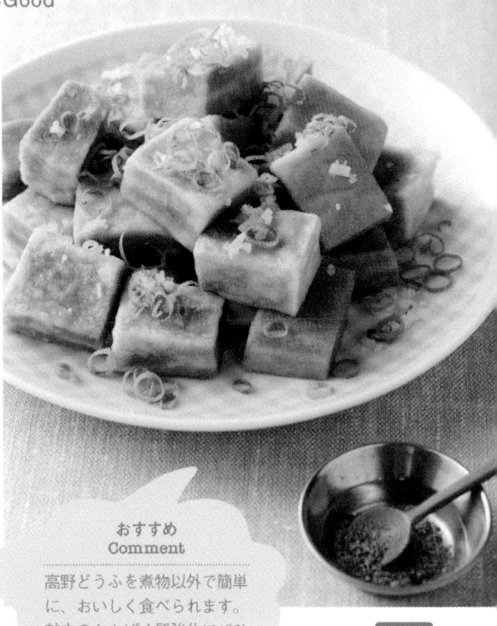

おすすめComment

高野どうふを煮物以外で簡単に、おいしく食べられます。献立のたんぱく質強化にぜひ。

325kcal

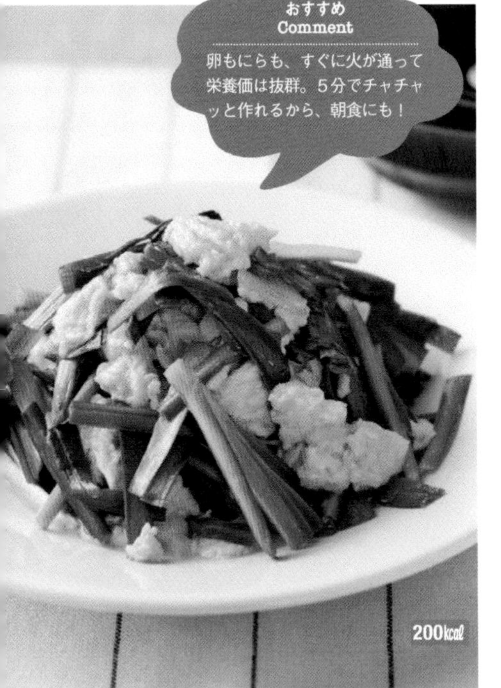

おすすめComment

卵もにらも、すぐに火が通って栄養価は抜群。5分でチャチャッと作れるから、朝食にも!

200kcal

副菜

ジューシーな卵がふわっ&とろっ!

ふんわ〜りにら玉

材料(2人分)

にら…………………1束
卵……………………2個
にんにく(薄切り)….1かけ
A
- だし…….大さじ2
- しょうゆ….小さじ1

塩……………………少々
ごま油………大さじ$\frac{1}{2}$

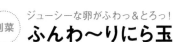

子宝Point

にらには体をあたためてくれる働きが。必須アミノ酸が豊富な卵は、アンチエイジングにおすすめ。

作り方

1 にらは4〜5cm長さに切る。卵は割りほぐし、Aを加えてまぜる。
2 フライパンにごま油を入れて中火で熱し、にんにくをいためる。香りが立ったら、にらを加える。
3 塩を振って軽くいため、フライパンの端に寄せ、とき卵を加えていり卵を作る。全体をまぜ合わせる。

(藤井)

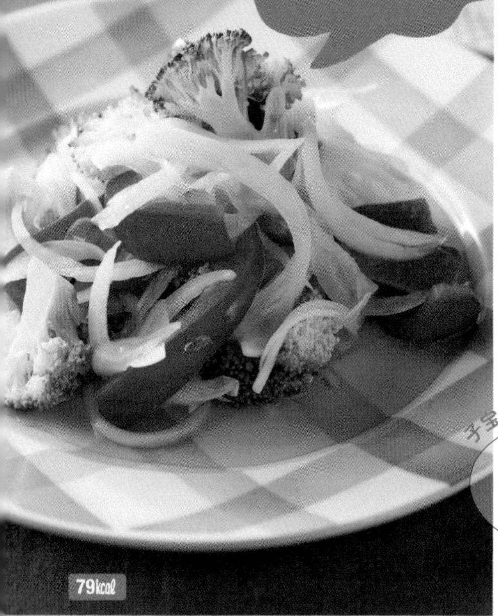

おすすめ
Comment

抗酸化ビタミンがギュッと詰まった一品。彩りよく作れて、野菜不足解消になります。

副菜 ほのかに甘いマイルド味でモリモリ食べられる

温野菜＆玉ねぎマリネ

材料（２人分）

ブロッコリー………6房
赤パプリカ、玉ねぎ………………各½個

〈マリネ液〉

A
- きび砂糖、酢……… 各大さじ１
- 塩……… ひとつまみ
- こしょう………少々
- オリーブ油…………小さじ１

作り方

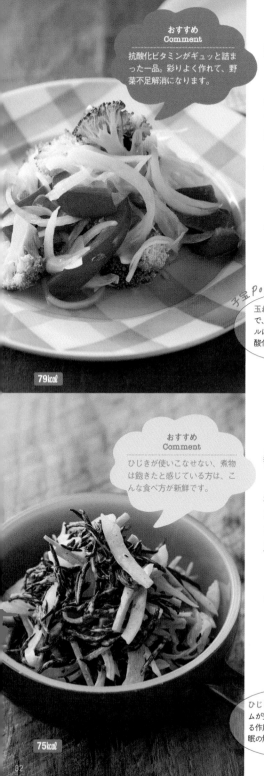

1 ブロッコリーとパプリカは一口大に切る。玉ねぎは薄切りにする。
2 ボウルにAを入れてまぜ、玉ねぎを加えてまぜ合わせ、１時間ほどおく。
※もむと早めになじむ。
3 耐熱皿にブロッコリーとパプリカを入れてラップをかけ、電子レンジで１分～１分30秒加熱する。あたたかいうちに2とあえる。 （ダンノ）

子宝Point

玉ねぎのアリシンと酢の酢酸で、血液サラサラ効果がダブルに。それぞれの野菜にも抗酸化作用があるメニューです。

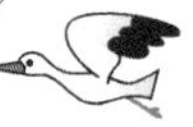

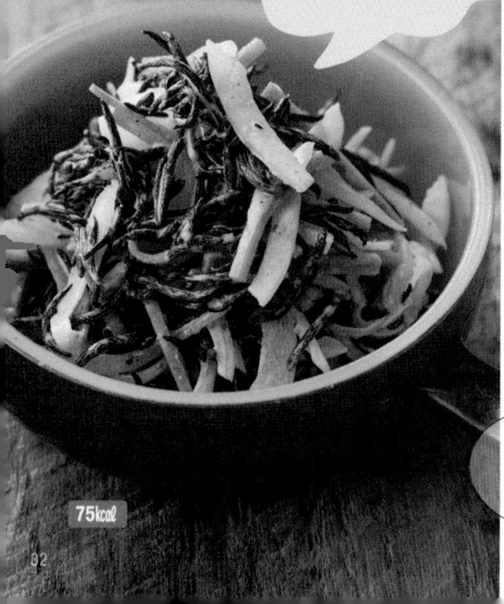

79kcal

おすすめ
Comment

ひじきが使いこなせない、煮物は飽きたと感じている方は、こんな食べ方が新鮮です。

副菜 マヨネーズとからしでメンズ好みの味に変身

ひじきのピリッとサラダ

材料（２人分）

ひじき（乾燥）…大さじ2
にんじん…………⅓本
玉ねぎ……………¼個

A
- マヨネーズ…………大さじ1
- ねりがらし…………小さじ½
- しょうゆ…小さじ1

作り方

1 ひじきは水でもどし、ざるに上げて水けをきる。
2 にんじんはせん切りにして熱湯でゆで、湯をきる。玉ねぎは薄切りにして塩少々（分量外）でもみ、水で洗ってざるに上げ、水けをきる。
3 ボウルにA、1、2を入れてあえる。 （ダンノ）

子宝Point

ひじきはカルシウム、マグネシウムが豊富で、気持ちを落ち着かせる作用が。イライラした気分や不眠の解消に役立ちます。

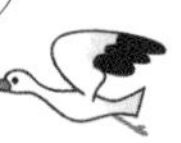

75kcal

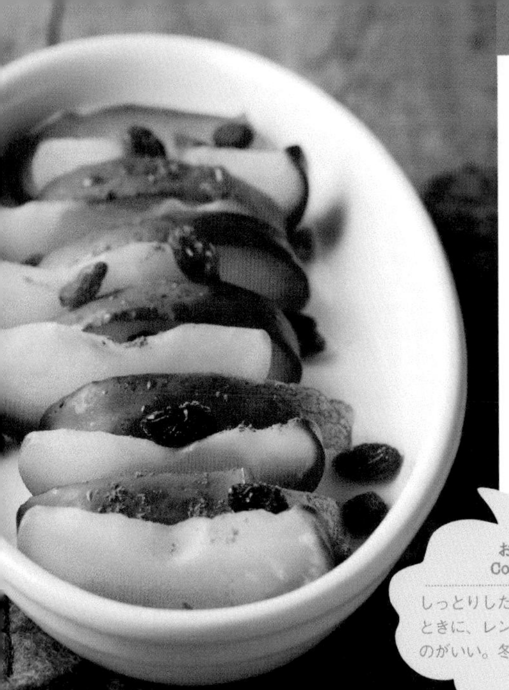

スイーツ
電子レンジでチンするだけ、
甘ずっぱい焼きりんご風デザート

ホットりんご

材料（2人分）
りんご ……………… 1個
きび砂糖 ……小さじ1
レーズン ……大さじ1
シナモンパウダー
…………………2振り

作り方
1 りんごは四つ割りにして芯を除き、さらに縦3等分に切る。
2 耐熱容器に1を並べ、きび砂糖を振ってレーズンを散らし、ラップをふんわりとかけて電子レンジで3分加熱する。
3 シナモンパウダーを振る。 （ダンノ）

おすすめ Comment
しっとりしたりんごが食べたいときに、レンジで簡単に作れるのがいい。冬の定番おやつ。

※加熱前にレモン汁やリキュール少々を振ってもおいしい。
※シナモンなどスパイス類の大量摂取は避けましょう。

101kcal

子宝Point
りんごに含まれるケルセチンには抗酸化作用があり、脂肪の吸収を抑え、コレステロールや中性脂肪を減少させる働きもあります。

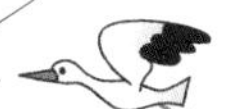

ドリンク
いつもの1杯にちょっぴりアレンジを加えて

はちみつジンジャールイボスティー

材料（2人分）
ルイボスティー
……………2カップ
はちみつ ……小さじ1
おろししょうが …適量

作り方
カップにルイボスティーを入れ、はちみつ、おろししょうがを加えてよくまぜる。 （ダンノ）

子宝Point
ルイボスティーは活性酸素を中和させる働きをもつフラボノイドを多く含みます。鉄やカルシウム、亜鉛などのミネラルが豊富なのも特徴。

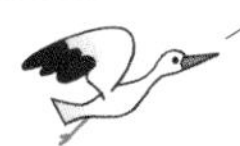

おすすめ Comment
妊活中はドリンクのとり方もポイント。しょうがをプラスすると体があたたまります。

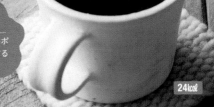

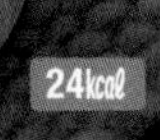

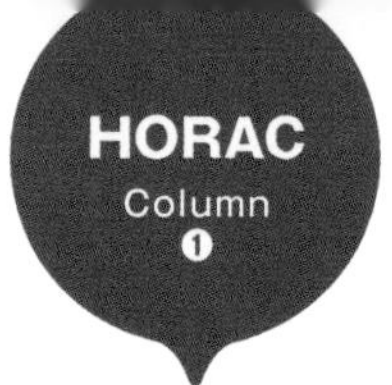

「腸内環境」をよくすることも妊活にはたいせつです

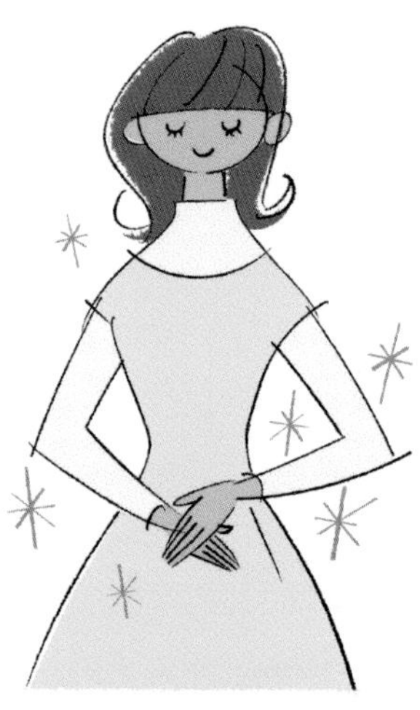

腸内環境が悪いと栄養をしっかり吸収できません

妊娠しやすい体になるためには、細胞の中にあるミトコンドリアを活性化させることが重要です。そのためには、栄養バランスのととのった食事をすることがたいせつ。口から食べた栄養が、ミトコンドリアのエネルギーをつくり出す材料になるからです。

でも、食事内容に気をつけて、しっかり栄養をとっても、体にきちんと吸収されなければ、もったいないですよね。食べ物は口から入って腸で消化吸収されるので、腸にしっかり働いてもらうこともたいせつです。

妊活中はバランスのよい食事をとることはもちろん、腸内の善玉菌をふやすなど腸内環境をととのえて、腸の消化吸収をよくすることも心がけましょう。

腸壁の汚れは血流を悪くし、体調不良の原因にも

腸内環境をととのえるためには、食物繊維や発酵食品などがおすすめです。農薬や食品添加物などの過剰摂取は腸内環境を悪くし、活性酸素をふやす一因になるので、できるだけ避けたほうがよいでしょう。

また、腸の動きが悪いと、栄養を吸収する役割のある腸の壁に汚れがこびりついてしまいます。この汚れは栄養といっしょに吸収され、血液へ。すると血液が汚れ、血流が悪くなったり、汚れた血液が体をめぐったりするために、肌荒れや体の不調につながることがあります。

腸壁の汚れは腸自体が動かないととれません。ストレッチやウォーキングなど腸の刺激につながるような運動で、腸内環境をととのえましょう。

腸内環境をよくするものは？

食物繊維

野菜や果物、きのこに含まれる食物繊維は、腸内の善玉菌のエサとなり、有害物質を減らす働きが。

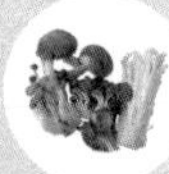

発酵食品

納豆やチーズなどの発酵食品は、腸内の善玉菌をふやし、悪玉菌を減らす働きがあります。

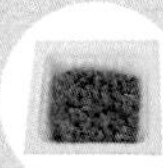

運動・ストレッチ

体を動かすと腸が刺激され、腸の動きも活発になり、腸壁の汚れが落ちやすくなります。

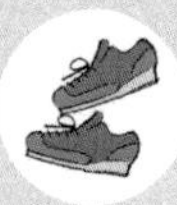

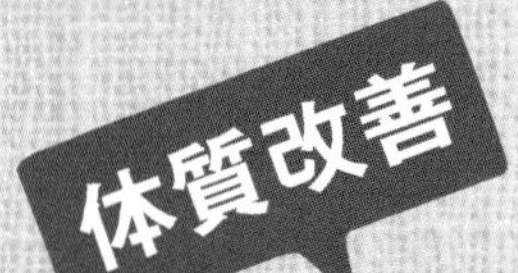

Part2

気がかり解消レシピ

妊活中の気がかりを解消する栄養素や食材と、
それらを使ったメニューをご紹介します。
毎日の食事で心と体の不調をしっかりメンテナンスして
授かり体質を手に入れましょう。

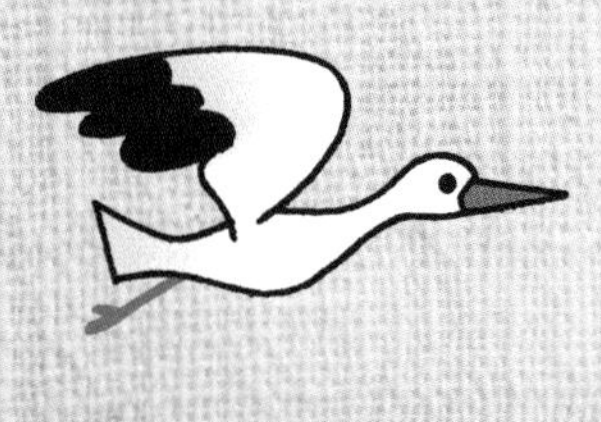

MAY A HEALTHY BABY BE BORN BY EATING DELICIOUS MEALS

CONSTITUTION IMPROVEMENT

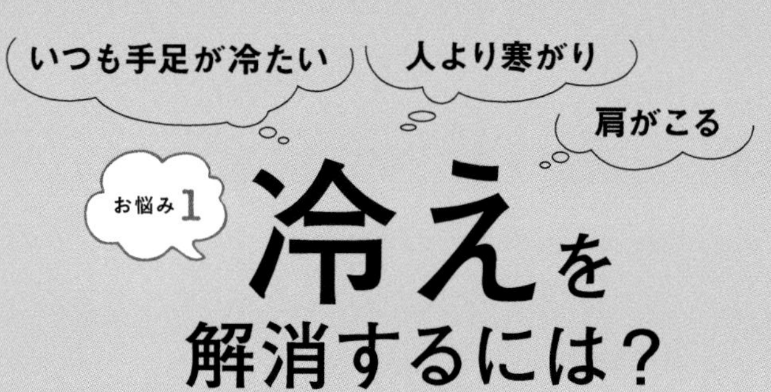

いつも手足が冷たい
人より寒がり
肩がこる
お悩み1

冷えを解消するには？

体をあたためる栄養素や食材、調理法を選びましょう

熱を生み出すのは、主に筋肉です。そのため、朝昼晩の食事で、筋肉の材料になる良質なたんぱく質をしっかりとることがたいせつ。

ほかには、毛細血管の末端を拡張する働きがあるビタミンEを含む食材や、しょうがやねぎ、根菜類など血行を促進する食材、血液をサラサラにして血のめぐりをよくする食材も積極的にとり入れましょう。

調理法はなべやスープ、煮込み、グラタンなど、全身があたたまるものがおすすめです。

おすすめ食材

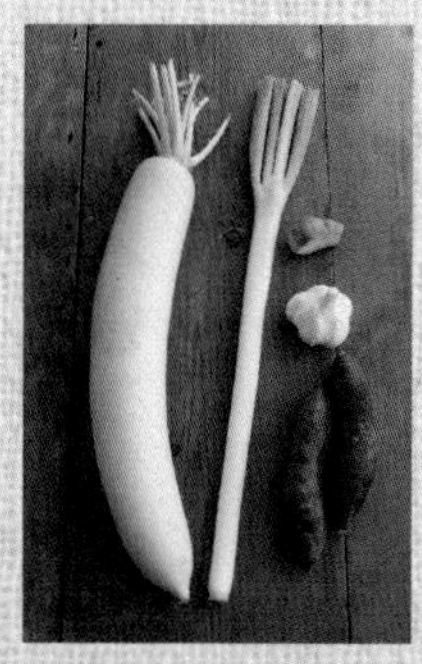

体をあたためる食材

しょうが、にんにく、ねぎ類、さつまいもや大根などの根菜類など

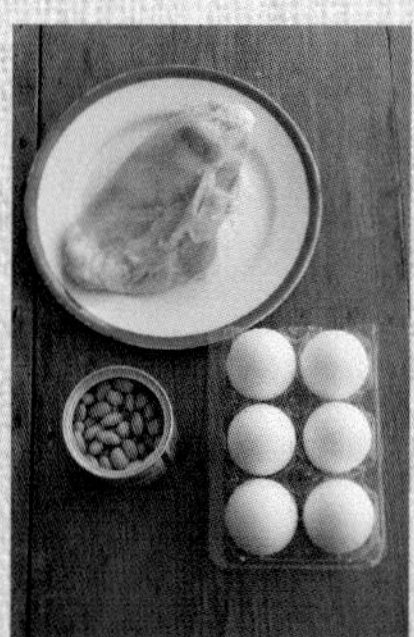

良質なたんぱく質

脂肪の少ない（＝たんぱく質量の多い）肉や魚、卵、とうふ、納豆などの大豆製品

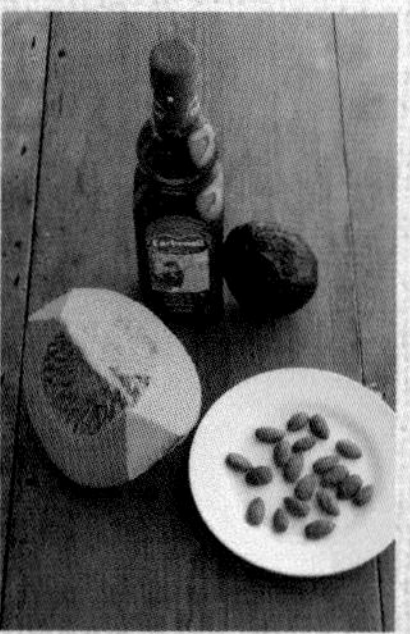

ビタミンEが豊富な食材

かぼちゃ、アボカド、アーモンド、オリーブ油、卵、魚卵（たらこ、イクラ）など

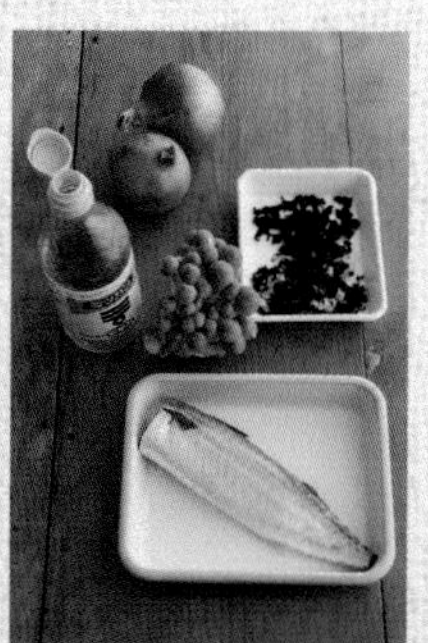

血液サラサラ食材

青背の魚、海藻、きのこ、ねぎ類、玉ねぎ、納豆、酢など

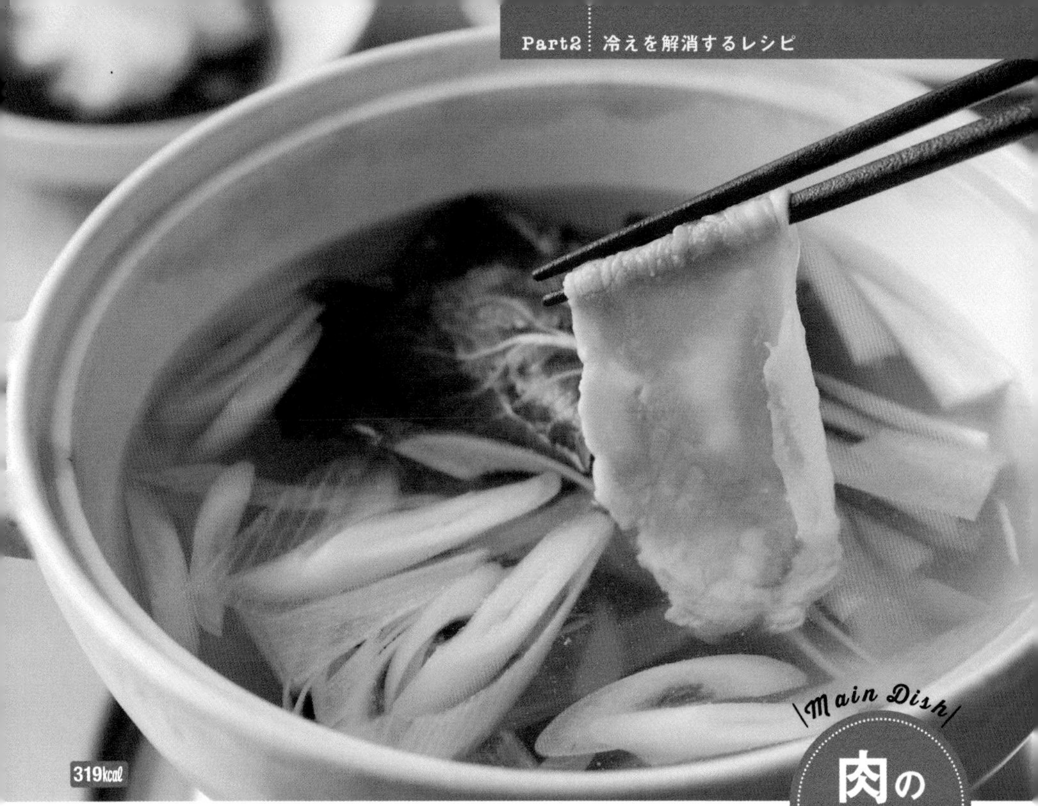

319kcal

Main Dish

肉のおかず

主菜

ゆずこしょうのきいたたれを手作りしても。
肉と野菜のうまみが引き立つ

小松菜と長ねぎの豚しゃぶ

材料（2人分）

豚ロース肉（しゃぶしゃぶ用）……200g
小松菜……200g
長ねぎ……2本
A こぶ……15cm
A 酒……大さじ3

たれを手作りする場合

1 大根おろし¼本分は水けをきる。万能ねぎ3本は小口切りにする。
2 器にポン酢しょうゆ適量と大根おろしを入れ、ゆずこしょう適量を添える。万能ねぎを振る。

作り方

1 土なべにAと水1ℓを入れて1時間以上おく。
2 小松菜は長さを2～3等分に切る。長ねぎは縦半分に切ってから5mm厚さの斜め切りにする。
3 土なべを中火にかけ、煮立ちそうになったら、豚肉、長ねぎ、小松菜を入れ、火が通ったら、好みのたれ（分量外）につけて食べる。

（藤井）

子宝Point

カルシウムの含有量が野菜の中でもトップクラスの小松菜は、イライラ防止にもお役立ち。鉄分やβ-カロテンも豊富です。

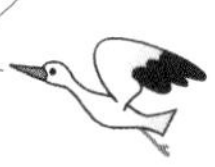

子宝食材memo

長ねぎ

血行促進作用があり、体をあたためます。ビタミン、ミネラルを多く含み、免疫力アップや解毒作用も。

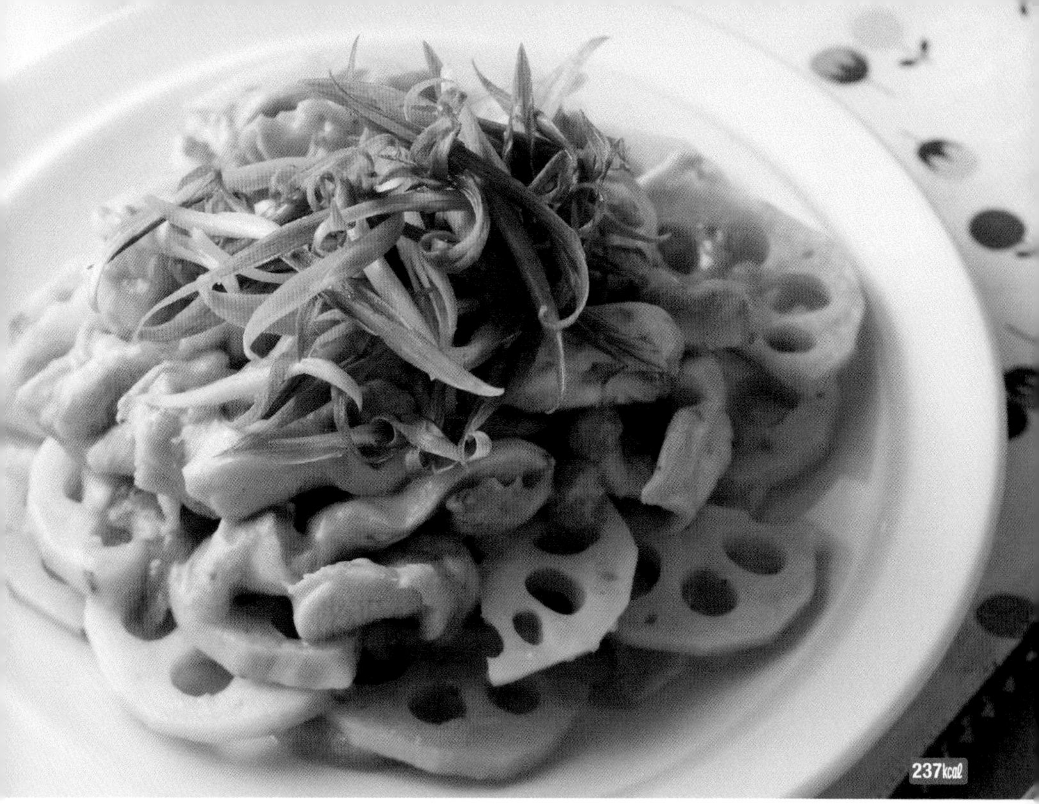

237kcal

シャキシャキれんこんと、もっちり食感の肉を梅肉風味でさわやかに

主菜

鶏肉とれんこんのさっぱり梅肉蒸し

材料（2人分）

鶏胸肉 ……………………… 1枚
れんこん ………… 1節(200g)
万能ねぎ …………………… 3本
梅干し ……………………… 1個
A
- おろしにんにく ……… 少々
- オイスターソース‥大さじ½
- しょうゆ ………… 小さじ1
- きび砂糖 ………… 小さじ½
- 豆板醤 …………… 小さじ½
- 酒 ………………… 小さじ1
- ごま油 …………… 小さじ1

かたくり粉 ………… 小さじ2

作り方

1 鶏肉は皮をはいで除き、そぎ切りにして一口大に切る。れんこんは5㎜厚さの半月切りにし、梅干しは種を除いてこまかく刻む。万能ねぎは斜め薄切りにし、水にさらす。

2 ボウルに鶏肉、梅肉、Aを入れてよくもみ、かたくり粉を加えて全体にまぜる。

3 耐熱皿にれんこんを広げて並べ、2をのせてラップをかけ、電子レンジで8分加熱する。器に盛り、水けをきった万能ねぎをのせる。

（藤井）

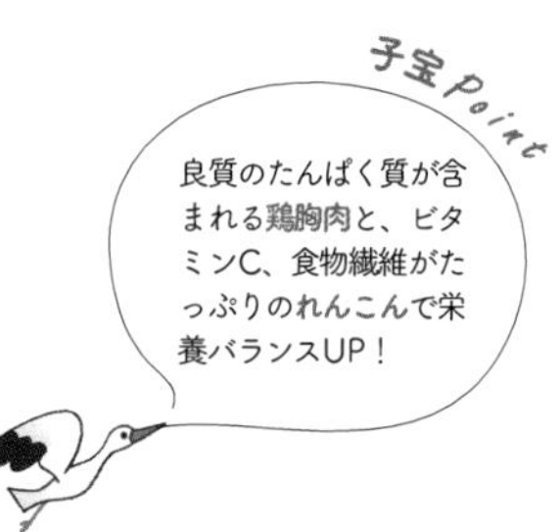
子宝Point
良質のたんぱく質が含まれる鶏胸肉と、ビタミンC、食物繊維がたっぷりのれんこんで栄養バランスUP！

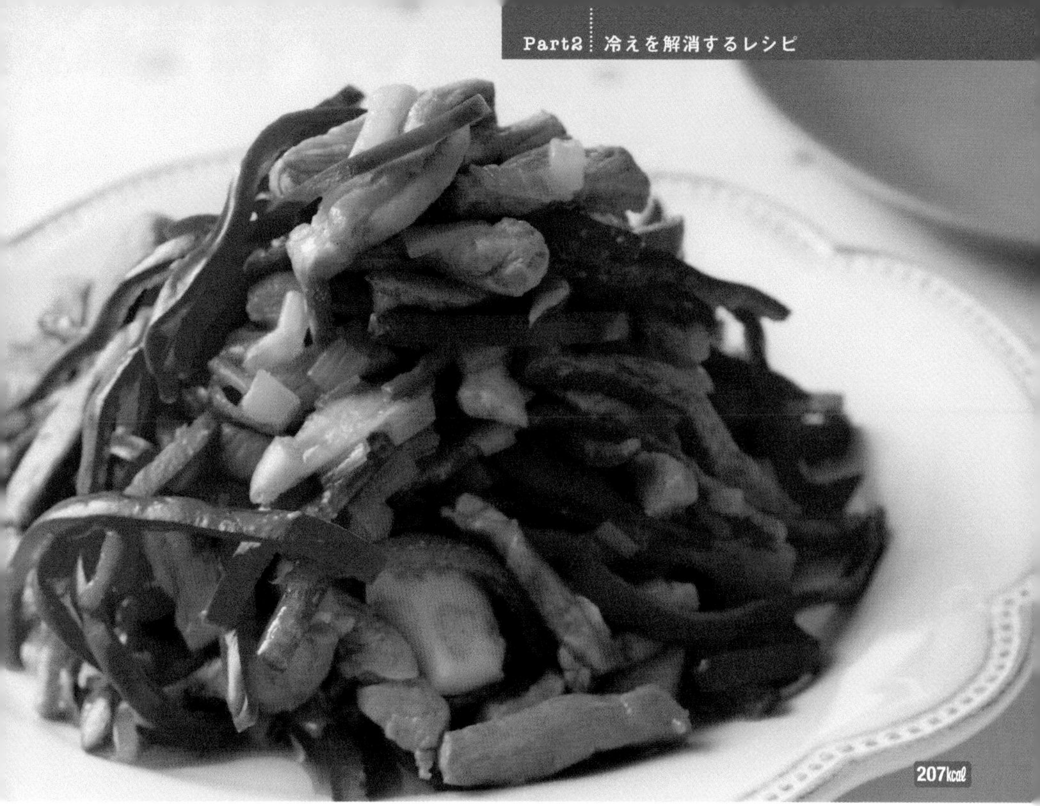

207kcal

主菜

ビタミンCが豊富な赤ピーマンを使うことで彩りUP

豚肉と赤ピーマンのチンジャオロースー風

材料（2人分）

豚ヒレ肉……150g

A［酒……小さじ1
　 しょうゆ……小さじ1

赤ピーマン（せん切り）……4個

長ねぎ（あらみじん）……10cm

にんにく（たたいてつぶす）……1かけ

塩……少々

かたくり粉……小さじ1

B［酒……小さじ2
　 しょうゆ……小さじ2
　 きび砂糖……小さじ½

ごま油……小さじ2½

作り方

1 豚肉は4～5㎜幅の細切りにし、Aをもみ込む。

2 フライパンにごま油小さじ½を入れて強火で熱し、ピーマンを加えていためる。塩を振り、さっといためてとり出す。

3 フライパンにごま油小さじ2を入れて中火で熱し、長ねぎ、にんにくを加えていためる。香りが立ったら、豚肉にかたくり粉をまぶして加え、豚肉をほぐしながらさらにいためる。

4 肉の色が変わったらBを加えていため、2を戻し入れてひとまぜする。 （藤井）

子宝Point

豚肉に含まれるビタミンB1は、疲労回復、ストレス解消に効果的。長ねぎは、血液をサラサラにして体をあたためる作用が。

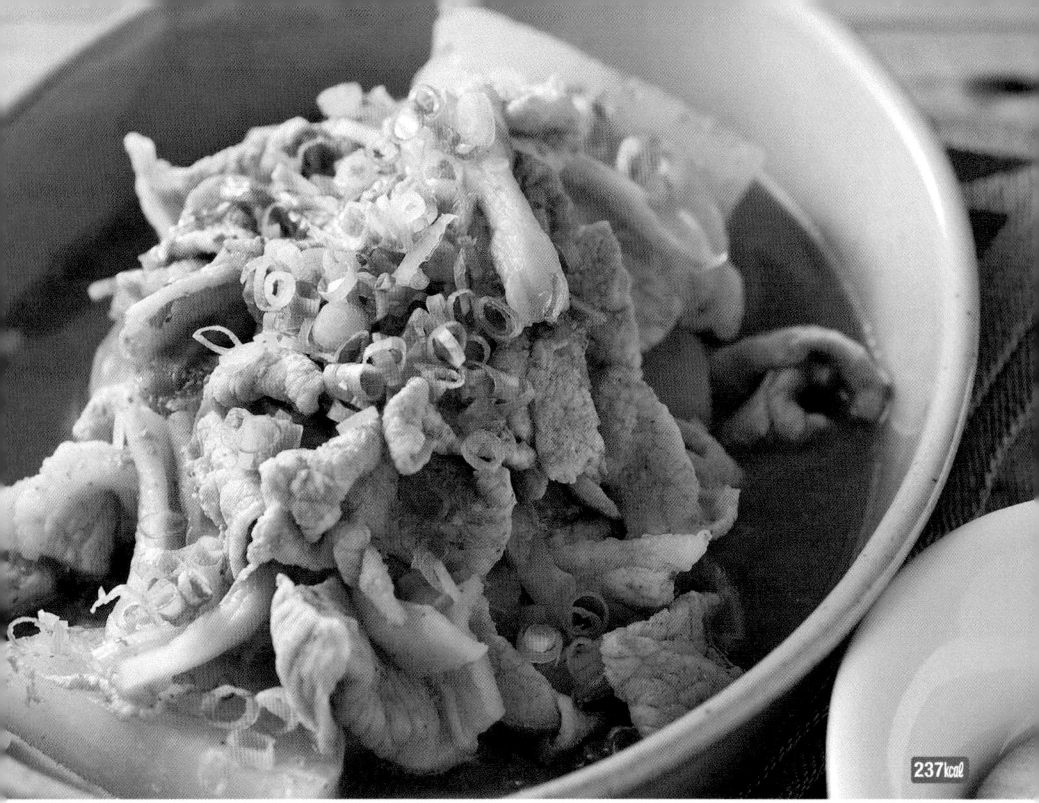

237kcal

主菜
冬の定番煮物をピリ辛味で新鮮に
豚肉と大根のキムチ煮

材料（2人分）
豚もも薄切り肉……………200g
大根……………………………6㎝
白菜キムチ……………………60g
粉末だし………………大さじ½
きび砂糖………………小さじ1
しょうゆ………………小さじ1
万能ねぎ（小口切り）………適量

作り方
1大根は縦半分に切ってから2㎝厚さに切り、豚肉は一口大に切る。
2なべに水200㎖と大根、だし、きび砂糖を入れ、大根がやわらかくなるまで中火で煮る。
3豚肉を加えてひと煮立ちさせ、しょうゆ、キムチを加えて3～4分煮る。
4器に盛り、万能ねぎを散らす。
（ダンノ）

子宝Point
アリシンを含み、血流をよくするねぎを、豚肉のビタミンB_1といっしょにとることで糖質の代謝がアップ！ 体があたたまります。

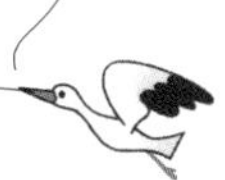

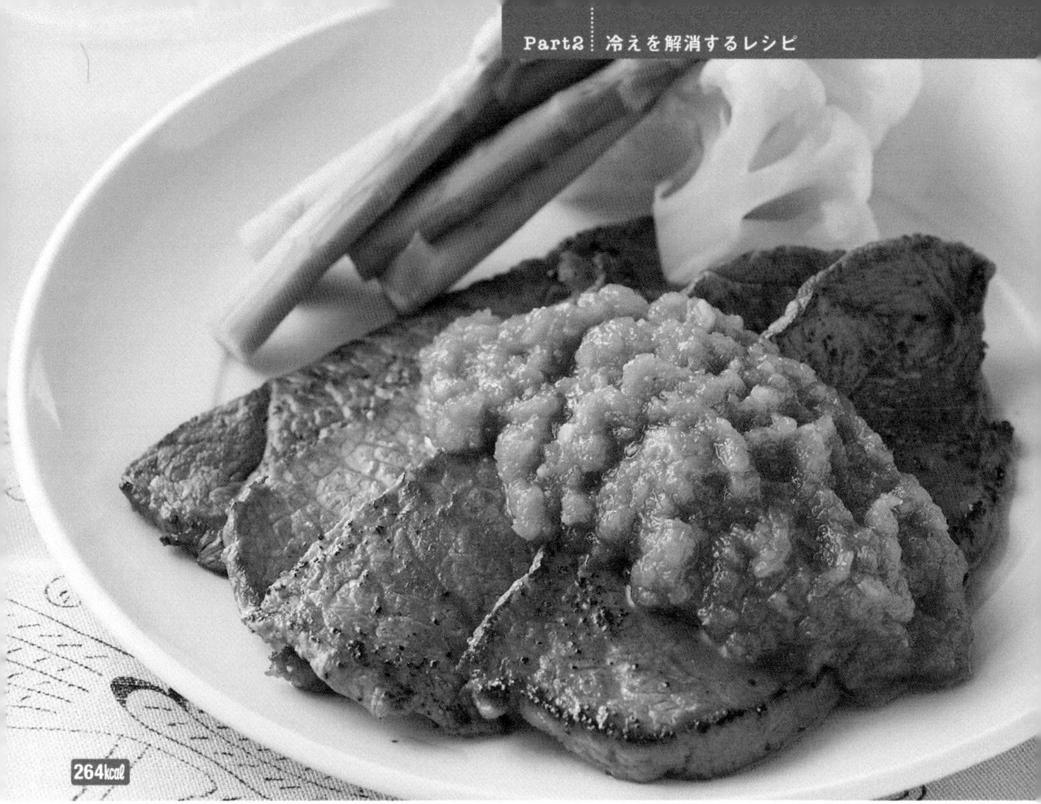

264kcal

玉ねぎのうまみと調味料でコク深い大人の味

主菜 牛肉と野菜のソテー

材料（2人分）

- 牛もも肉（焼き肉用）……200g
- 塩、こしょう……各適量
- カリフラワー……4房
- グリーンアスパラガス……4本
- 玉ねぎ……½個
- にんにく……1かけ
- しょうゆ……大さじ½
- みりん……大さじ½
- トマトケチャップ……大さじ1
- 固形スープ……½個
- オリーブ油……小さじ3

作り方

1 牛肉は塩、こしょうを振る。

2 カリフラワーは小房に分け、アスパラは長さを半分に切り、それぞれ塩少々を加えた熱湯で下ゆでする。玉ねぎはすりおろし、にんにくはみじん切りにする。

3 フライパンにオリーブ油小さじ1、にんにくを入れて香りが立つまで弱火でいため、玉ねぎを加えてしっかりいためる。水50mℓと固形スープを砕いて加え、しょうゆ、みりん、ケチャップを加えて煮詰める。

4 別のフライパンにオリーブ油小さじ2を入れて強火で熱し、牛肉の両面に焼き色をつける。

5 器に**4**を盛って**3**をかけ、カリフラワー、アスパラを添える。

（ダンノ）

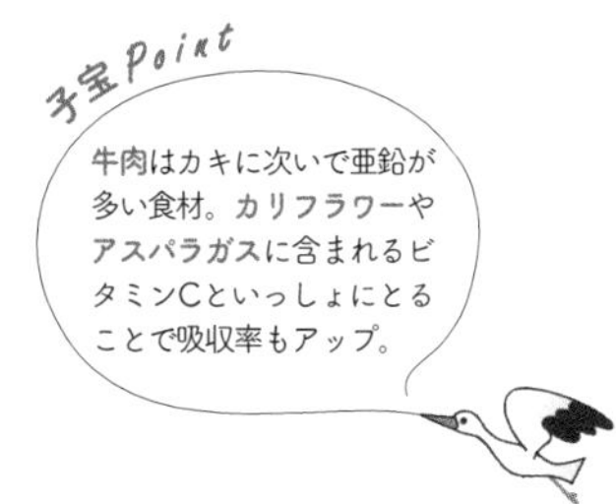
子宝Point
牛肉はカキに次いで亜鉛が多い食材。カリフラワーやアスパラガスに含まれるビタミンCといっしょにとることで吸収率もアップ。

子宝食材memo

れんこん

食物繊維たっぷりなので、便秘解消や高血圧予防に◎。粘り成分のムチンは消化促進、滋養強壮に。

主菜

しょうががのきいたこってり甘辛味で、ごはんによく合う！

れんこんと豚肉のしょうが焼き

材料（2人分）

豚ロース肉（しょうが焼き用・脂身を除く）………6枚（160g）
れんこん……………………4㎝
トマト……………………½個
キャベツ……………………1枚
小麦粉……………………小さじ1
ごま油……………………小さじ1

A
しょうゆ…………大さじ1
みりん……………大さじ1
おろししょうが … 大さじ½

作り方

1 れんこんは8㎜厚さの半月切り、トマトは5㎜厚さの半月切り、キャベツはせん切りにする。
2 フライパンにごま油を入れて中火で熱し、れんこんと豚肉を焼く。焼き色がついたら小麦粉を全体に振り入れてからめ、1分焼く。
3 れんこんと豚肉を返し、焼けたらAをなべ肌から回し入れる。とろみがついたら器に盛り、キャベツとトマトを添える。（ダンノ）

副菜

根菜のうまみがたっぷりしみ出た、やさしい味にほっとする

けんちん汁

材料（2人分）

木綿どうふ………… ¼丁（100g）
大根……………………3㎝
にんじん……………………2㎝
ごぼう……………………5㎝
こんにゃく………… ⅙枚（40g）
万能ねぎ（小口切り）……… 適量

A
だし……………360㎖
しょうゆ…………大さじ½
みりん……………小さじ½

ごま油……………………小さじ1

作り方

1 大根とにんじんは3～4㎜厚さのいちょう切りにする。ごぼうはささがきにして酢水（分量外）にさらし、水けをきる。こんにゃくは手でちぎり、下ゆでして水けをきる。
2 なべにごま油を入れて中火で熱し、**1**を入れて油が全体に回るまでいためる。Aを加えて煮立ったらアクを除き、ふたをして火を弱め、10分ほど煮る。
3 とうふを一口大に切って加え、くずれないように軽くまぜる。器に盛り、万能ねぎを散らす。（ダンノ）

副菜

シャキシャキの食感を楽しんで

わけぎのごまみそあえ

材料（2人分）

わけぎ…………… ½束（150g）
すり黒ごま……………大さじ1
みそ……………………大さじ½
みりん……………………小さじ1
だし……………………小さじ2

作り方

1 わけぎは3㎝長さに切り、熱湯でさっとゆでて水にとり、水けをしぼる。
2 ボウルにごま、みそ、みりんを入れてまぜ、だしでのばす。
3 **1**を**2**であえる。（ダンノ）

主食

玄米ごはん

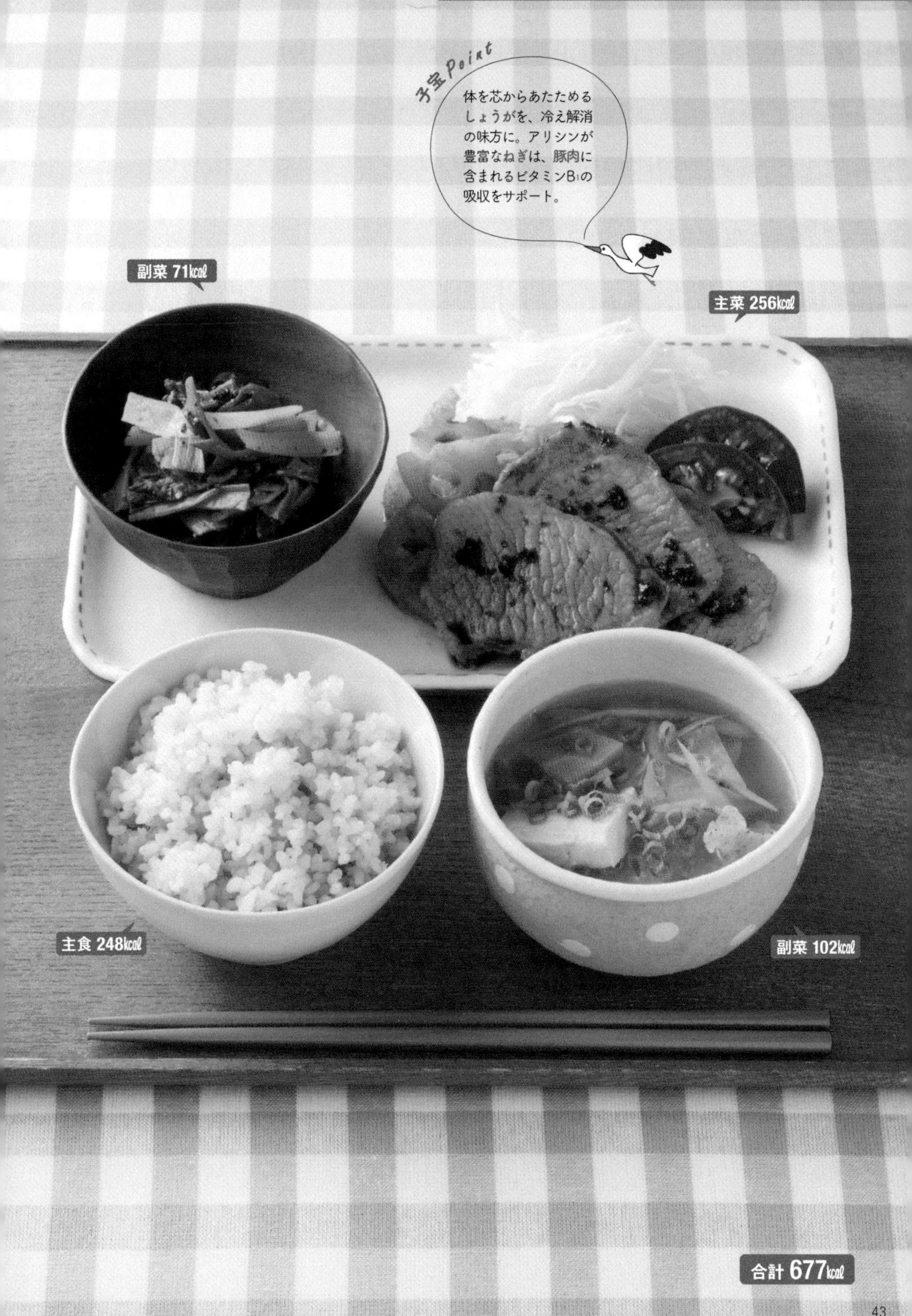

子宝Point

体を芯からあたためるしょうがを、冷え解消の味方に。アリシンが豊富なねぎは、豚肉に含まれるビタミンB_1の吸収をサポート。

副菜 71kcal

主菜 256kcal

主食 248kcal

副菜 102kcal

合計 677kcal

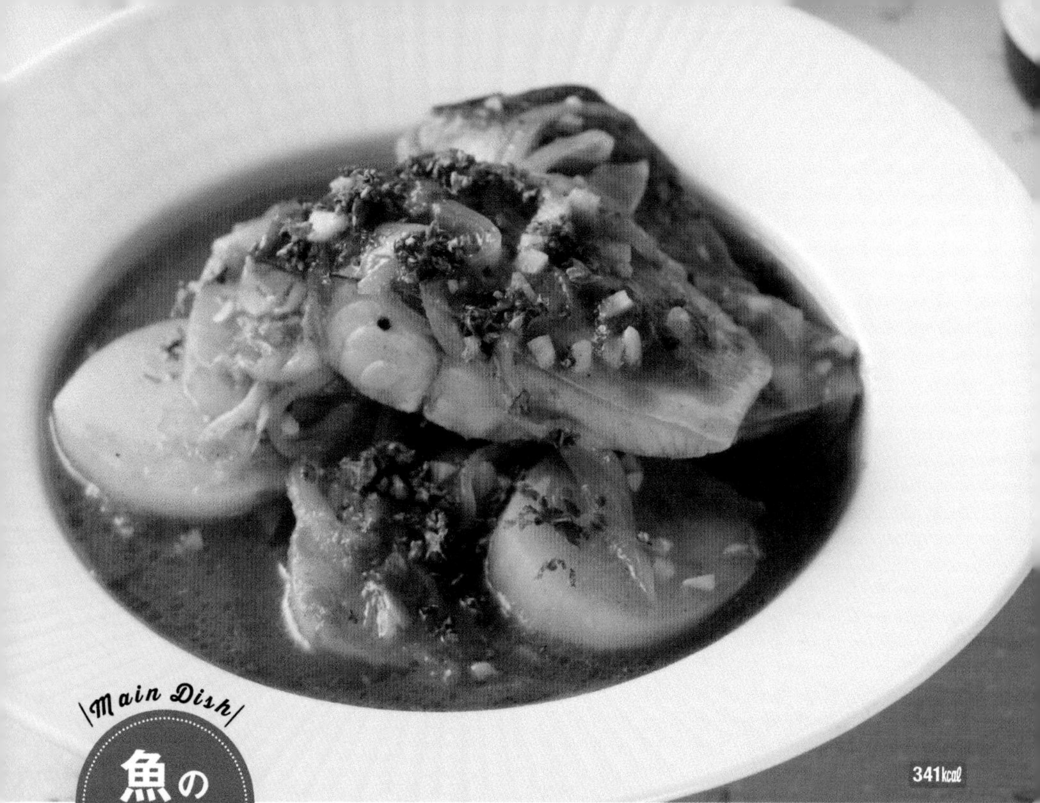

Main Dish

魚のおかず

341kcal

主菜

魚のうまみたっぷりのカレースープが食欲をそそる

さばのブイヤベース

材料(2人分)

さば……2切れ

A［塩……小さじ½
　 こしょう……少々

じゃがいも……2個

玉ねぎ(みじん切り)……½個

にんにく(みじん切り)……1かけ

トマト缶(こまかくつぶす)……100g

ローリエ……1枚

パセリ(みじん切り)……適量

白ワイン(酒でもOK)…大さじ3

カレー粉……小さじ1

固形スープ……1個

塩……小さじ⅓

オリーブ油……大さじ1

作り方

1 さばは半分に切り、Aを振って10分おく。キッチンペーパーなどで水けをふきとり、ワインを振ってさらに10分おく。じゃがいもは7～8㎜厚さの輪切りにし、さっと洗う。固形スープは400㎖の湯でとく。

2 なべにオリーブ油を入れて中火で熱し、玉ねぎ、にんにくを加えていためる。しんなりしたらトマト、カレー粉を加えて煮立たせ、1のスープを注ぐ。

3 煮立ったら、じゃがいも、ローリエ、塩を加えて5～6分煮、さばをワインごと加えてさらに5～6分煮る。器に盛り、パセリを振る。

(藤井)

子宝Point

新陳代謝を活発にするカレー粉で、体がぽかぽかに。さばに含まれるDHA、EPAは血液をサラサラにする作用が。

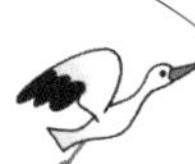

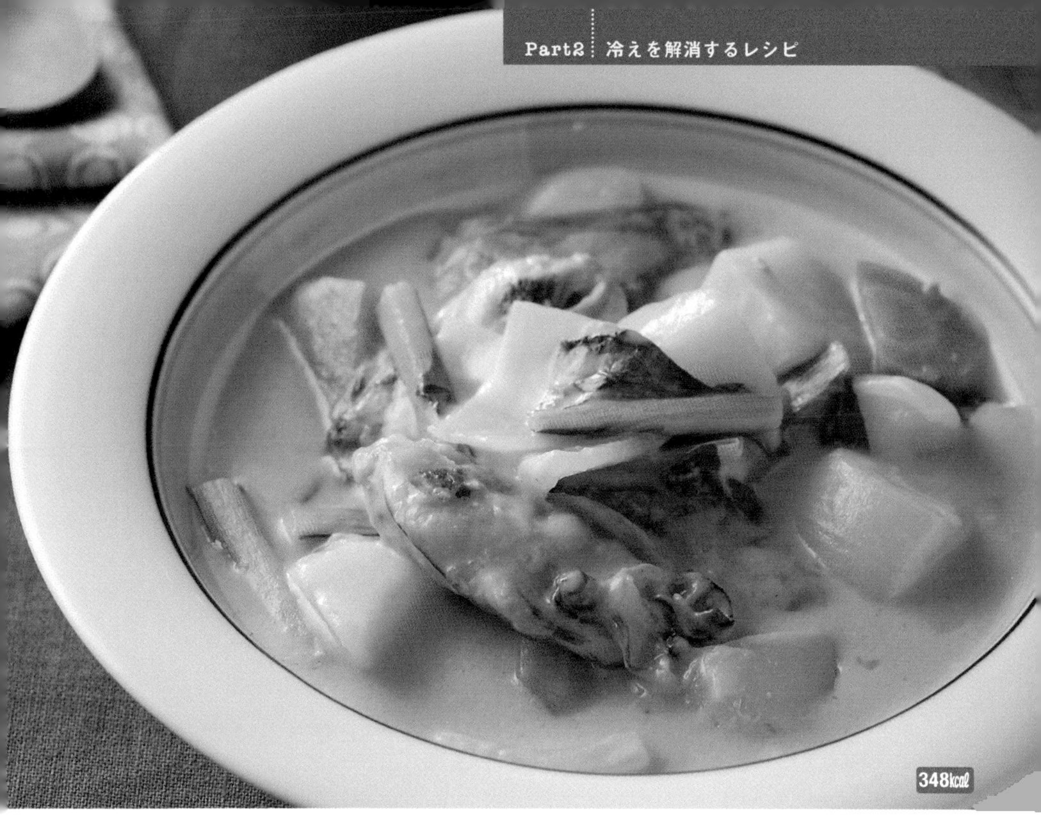

348kcal

主菜

ほんのりみそが香る和風の味が新鮮！

カキのみそシチュー

材料(2人分)
カキ(むき身)……………10～15個
玉ねぎ ………………………… ½個
じゃがいも………………1～2個
にんじん …………………… ½本
小松菜 …………………………3株
かたくり粉……………大さじ1
みそ ………………大さじ1～2
牛乳 …………………………200mℓ
クリームシチューのルウ
……………………………1½皿分
オリーブ油……………大さじ1

作り方
1 玉ねぎは2～3cm角、じゃがいもとにんじんは小さめの乱切り、小松菜は3cm長さに切る。カキはかたくり粉をまぶす。
2 なべにオリーブ油を入れて中火で熱し、カキの表面を軽く焼き、とり出す。
3 2のなべに玉ねぎ、じゃがいも、にんじんを順に入れて中火でいためる。水200mℓを加え、煮立ったら弱火にし、野菜がやわらかくなるまで煮、ルウを加えてとかす。
4 小松菜と牛乳を加え、みそをとかしながら入れる。カキを戻し入れ、ひと煮立ちさせる。（ダンノ）

子宝Point

カキは栄養素が豊富で、代謝促進、精力増強、体力回復などの効果が期待できます。野菜といっしょにとることで、栄養バランスもアップ。

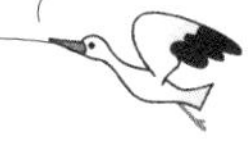

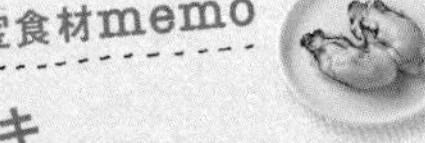

子宝食材memo

カキ

精子に必要な亜鉛を多く含むほか、筋肉をつくるのに重要なグリコーゲンも豊富。筋肉量をふやせば冷え改善に！

主食 主菜

さわやかな薬味たっぷりでヘルシーながっつり系ごはん

しょうが風味のさんまかば焼き丼

材料(2人分)
- 胚芽米……2合
- しょうが……大1かけ
- さんま(開いたもの)……2尾分
- かたくり粉……適量
- A しょうゆ、酒……各大さじ1
- A みりん……大さじ½
- A きび砂糖……小さじ1
- 青じそ……2枚
- 貝割れ菜……少々
- 紅しょうが……適量
- オリーブ油……小さじ2

作り方

1 しょうがはみじん切りにし、胚芽米とともに炊飯器に入れ、白米と同様に炊く。

2 さんまは半分に切ってかたくり粉をまぶす。フライパンにオリーブ油を中火で熱し、さんまを両面に焼き色がつくまで焼き、Aを加えて煮からめる。

3 器に1を盛って青じそと2をのせ、根元を切り落とした貝割れ菜と紅しょうがを飾る。（ダンノ）

魚の下処理を頼む場合は「背開き」で

「背開き」はフライなどを作るときのさばき方で、腹側から開くのとは違い、背びれに沿って開く方法です。頭と内臓をとって中骨もはずしてもらいましょう。

子宝食材memo

小松菜

葉酸、β-カロテン、ビタミンC、カリウム、食物繊維、カルシウム、鉄分などをまんべんなく含む優秀食材です。

副菜

カリカリじゃこが香ばしい

小松菜とじゃこのポン酢あえ

材料(2人分)
- 小松菜……4株
- ちりめんじゃこ……10g
- ポン酢しょうゆ……大さじ1
- ごま油……小さじ1

作り方

1 小松菜は4㎝長さに切る。

2 フライパンを中火で熱し、ごま油とじゃこを入れて軽くいためる。小松菜を加えて少しいためてから火を止め、余熱でしんなりするまでまぜる。

3 あら熱がとれたら、ポン酢しょうゆを加えてまぜ合わせる。（ダンノ）

子宝Point

さんまに含まれるDHA・EPAは血液をサラサラにする効果が期待できます。しょうがをごはんに炊き込んで、体をぽかぽかに。

副菜

こっくりクリーミーな味わいで、体の芯からぽかぽかに

豆乳みそ汁

材料(2人分)
- えのきだけ……小½袋
- しいたけ……2個
- 万能ねぎ(小口切り)……適量
- だし……200㎖
- 豆乳(無調整)……100㎖
- みそ……大さじ1½

作り方

1 えのきは根元を切り落としてほぐし、しいたけは軸を落として薄切りにする。

2 なべにだしを入れて沸騰させ、1を加えて火が通ったら豆乳を加え、弱火にする。みそをとき入れ、煮立つ前に火を止める。器に盛り、万能ねぎを散らす。（ダンノ）

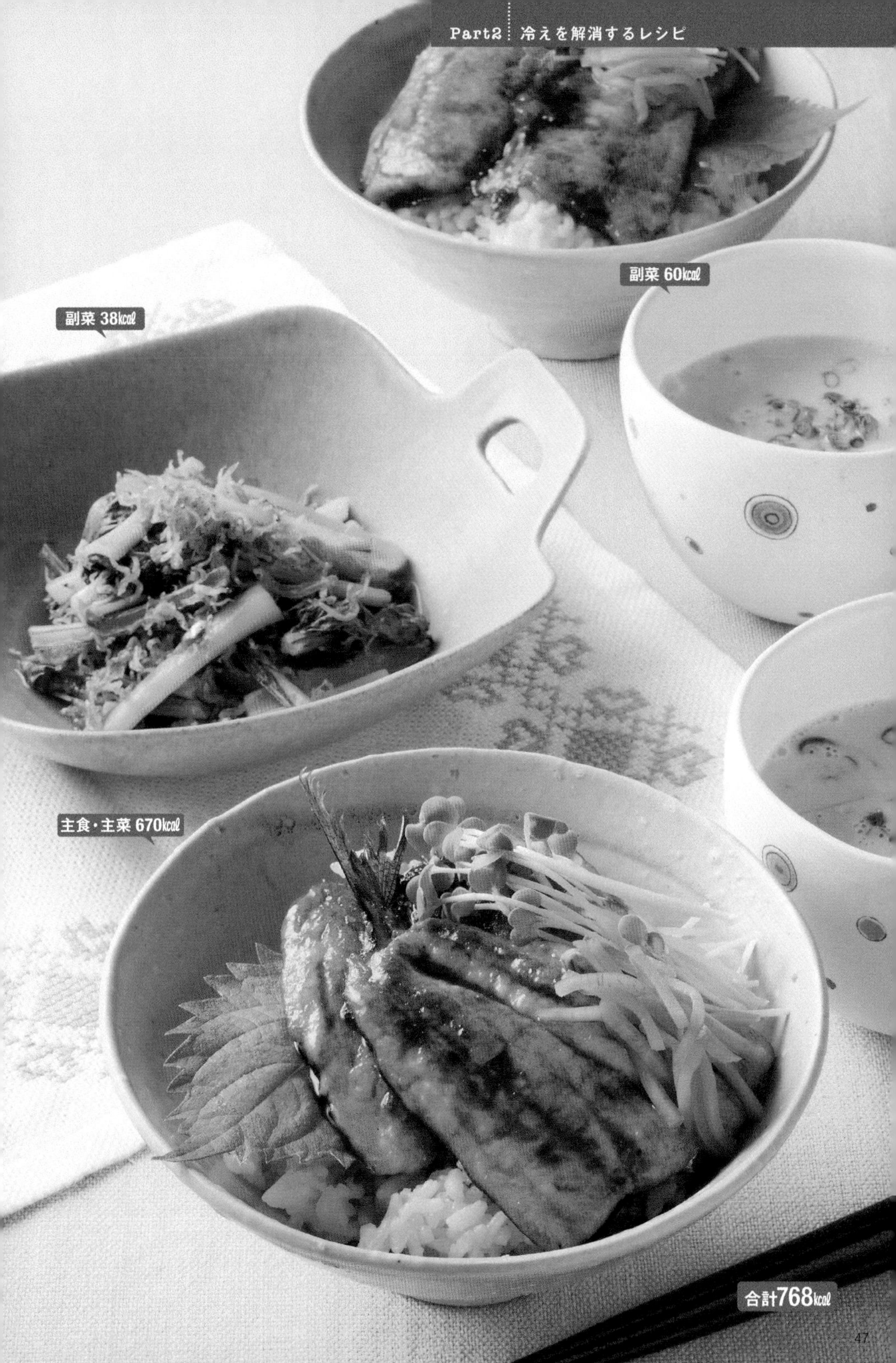
副菜 60kcal
副菜 38kcal
主食・主菜 670kcal
合計768kcal

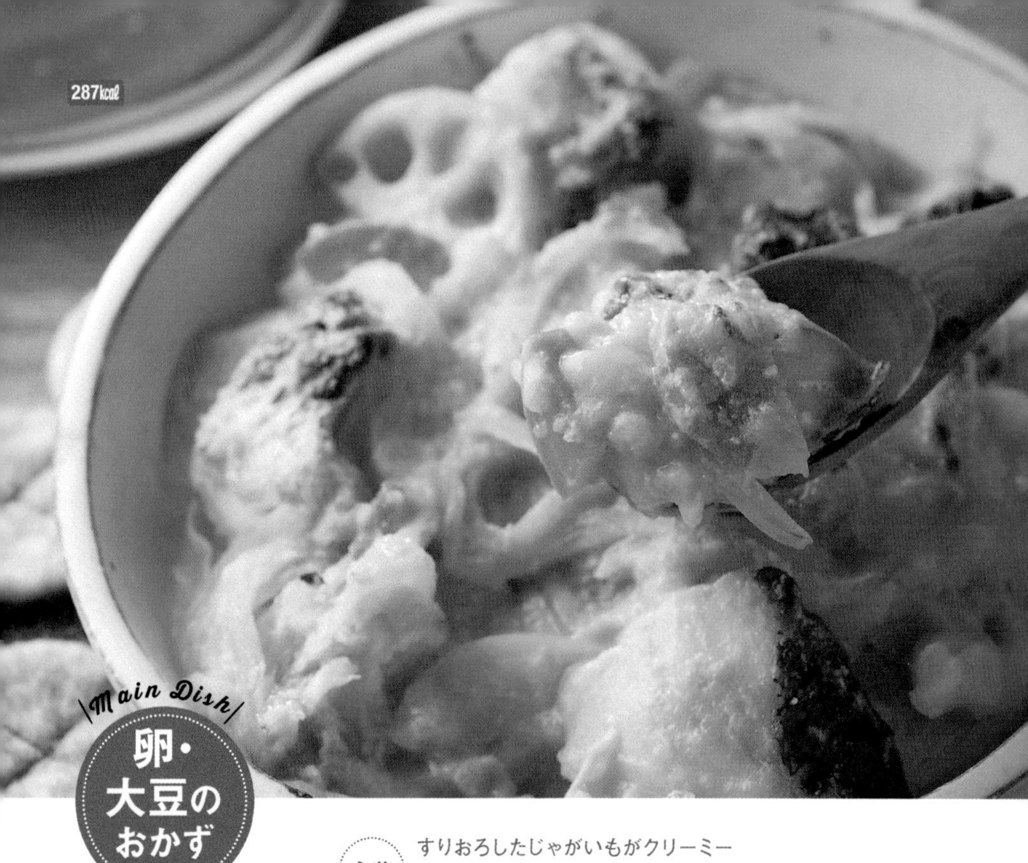

Main Dish

卵・大豆のおかず

主菜

すりおろしたじゃがいもがクリーミー

豆乳グラタン

材料(2人分)

たら(切り身) ……………… 2切れ
しょうゆ ……………………… 少々
玉ねぎ ……………………… ½個
にんじん ……………………… 4㎝
れんこん ……………………… 4㎝
じゃがいも(すりおろし) …… 1個
固形スープ …………………… 1個
豆乳(無調整) …………… 200㎖
塩、こしょう ……………… 各少々
粉チーズ ………… 大さじ2 ～ 3
オリーブ油 ………… 大さじ1弱

作り方

1 たらは骨を除き、大きめの一口大に切る。しょうゆをまぶし、オーブントースターで5分ほど焼く。

2 玉ねぎは薄切り、にんじんは7 ～ 8㎜厚さのいちょう切り、れんこんは7 ～ 8㎜厚さの半月切りにする。

3 フライパンにオリーブ油を入れて中火で熱し、玉ねぎ、にんじん、れんこんを順に加えていため、水150㎖と固形スープを加えて野菜がやわらかくなるまで中火で煮る。

4 豆乳と**1**を加えてひと煮立ちさせ、じゃがいもを加えて全体をまぜ、塩、こしょうで味をととのえる。

5 耐熱皿に入れて粉チーズを振り、オーブントースターで表面に焼き目がつくまで焼く。 (ダンノ)

子宝Point

豆乳に含まれるイソフラボンは女性ホルモンのような働きをするほか、LDLコレステロールを下げたり、活性酸素を除去する働きも。

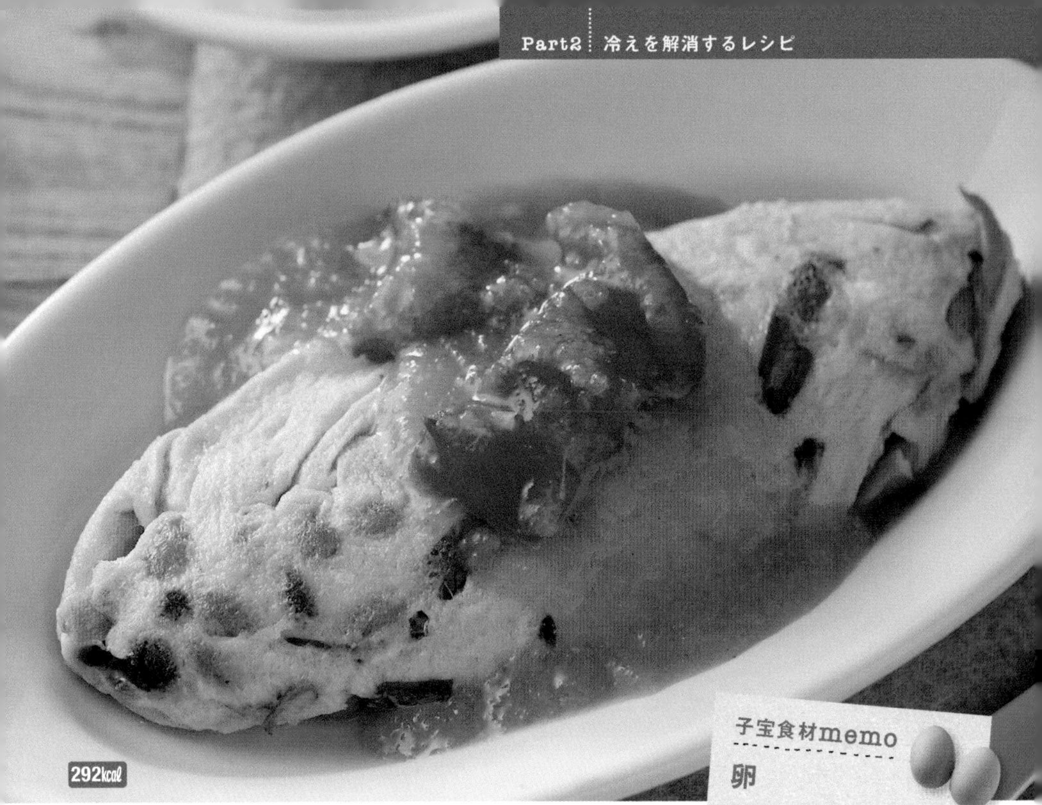

292kcal

子宝食材memo

卵

ビタミンCと食物繊維以外の必要な栄養素をすべて含んでいます。火の通りも早く、調理がしやすい優秀食材。

主菜

トロトロふわふわ♥ 食べごたえもじゅうぶん

納豆オムレツ みぞれあんかけ

材料(2人分)

納豆……1パック
卵……4個
にら……½束
トマト……小1個
しめじ……½パック
塩、こしょう……各少々
大根おろし……5cm分
ポン酢しょうゆ……大さじ1
水どきかたくり粉
(かたくり粉、水各大さじ½)
ごま油……適量

作り方

1 にらは3～4cm長さ、トマトは1～2cm角に切る。しめじは石づきを切り落として食べやすくほぐす。納豆はよくまぜる。

2 フライパンにごま油小さじ1～2を入れて中火で熱し、しめじ、にらを順にいため、塩、こしょうで調味して2等分する。

3 なべに水100mℓ、ポン酢しょうゆ、大根おろし、トマトを入れて中火で煮立たせ、水どきかたくり粉を加えて軽くまぜる。

4 ボウルに卵を割りほぐし、2と納豆を加える。フライパンにごま油大さじ1弱を入れて中火で熱し、卵液の半量を入れてオムレツを作る。同様にもう1個作る。

5 器に盛り、3をかけ、好みで七味とうがらしを振る。 (ダンノ)

子宝Point

納豆、にら、トマト、しめじは血行改善に効果が期待できる食材。栄養価の高い卵と組み合わせることで、さらに栄養バランスがアップ!

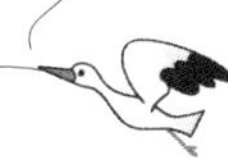

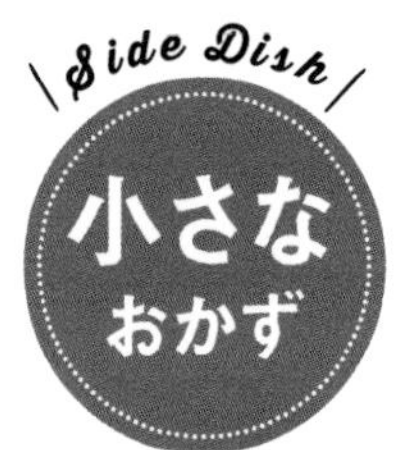

子宝Point
根菜ととうがらしのカプサイシンで、体がぽかぽかに。厚揚げもいっしょに食べて、大豆の良質なたんぱく質も摂取して。

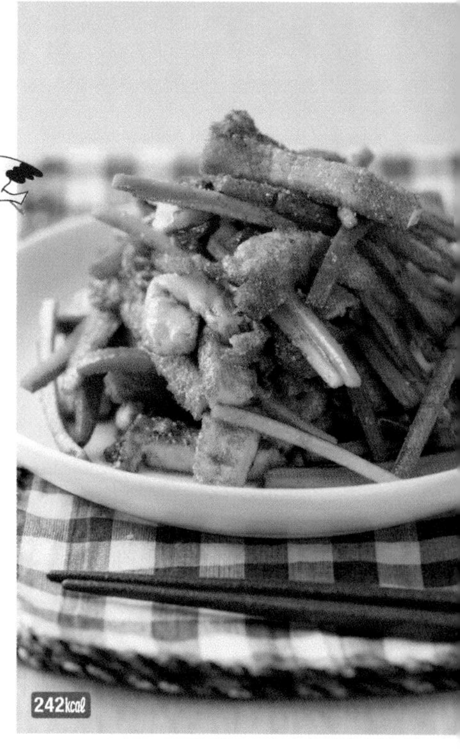

副菜
厚揚げにしみた甘辛味があとを引くおいしさ
厚揚げと根菜のきんぴら

材料（2人分）
にんじん……½本
ごぼう……½本
厚揚げ……1枚
A
- にんにく（すりおろし）……1かけ
- 酒、しょうゆ、きび砂糖…各大さじ1½
- みりん…大さじ½

ごま油……大さじ1
七味とうがらし…少々

作り方
1 にんじん、ごぼうは5～6㎝長さに切ってから5㎜角の棒状に切る。厚揚げは1㎝厚さに切ってから1㎝幅の棒状に切る。
2 フライパンにごま油を入れて強火で熱し、ごぼうをいためる。しんなりしたらにんじんを加え、油が回るまでいためる。
3 厚揚げを加えていため、Aを加えて煮汁がほとんどなくなるまでいり煮にする。器に盛り、七味とうがらしを振る。（藤井）

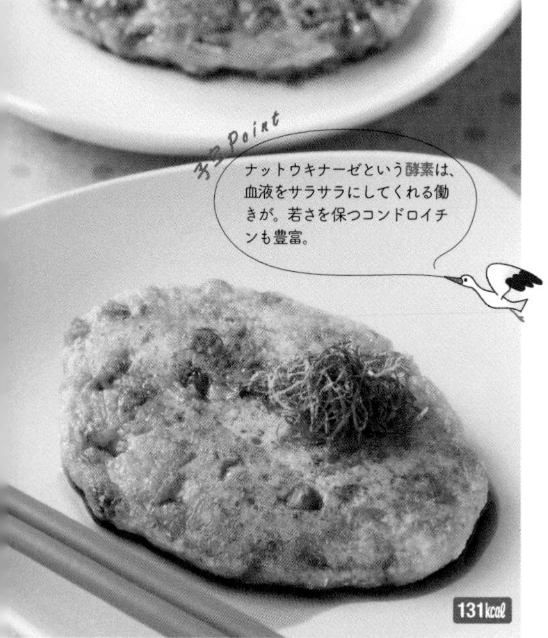

子宝Point
ナットウキナーゼという酵素は、血液をサラサラにしてくれる働きが。若さを保つコンドロイチンも豊富。

副菜
ネバネバ＆もっちり食感で大満足！
納豆と山いものお焼き

材料（2人分）
納豆……1パック
山いも（すりおろし）……80g
梅肉……1個分（6g）
かたくり粉……大さじ1
ごま油……小さじ2
青じそ（せん切り）……2枚
ポン酢しょうゆ……適量

作り方
1 ボウルに納豆を入れてまぜ、山いも、梅肉、かたくり粉を加えてまぜ合わせる。2等分して小判形にする。
2 フライパンに油小さじ1を入れて中火で熱し、**1**を焼く。焼き色がついたら返し、油小さじ1を回し入れ、ふたをして弱火で2分ほど焼く。器に盛り、ポン酢をかけて青じそをのせる。（ダンノ）

副菜
野菜だけでも食べごたえ抜群！ ピリ辛風味がきいています☆
根菜きんぴら

材料（2人分）
ごぼう……½本
れんこん……6～8㎝
にんじん……½本
ピーマン……1個
豆板醤……小さじ¼
A みりん……大さじ2
A みそ……小さじ2
ごま油……大さじ1

作り方
1 ごぼうは洗って斜め薄切りに、れんこんは薄い半月切りにし、それぞれ水にさらしてざるに上げる。にんじんは短冊切り、ピーマンは種とへたをとり、にんじんと同じくらいの大きさに切る。
2 フライパンにごま油と豆板醤を入れて中火で熱し、香りが立ったら、ごぼう、れんこん、にんじん、ピーマンを加えていためる。油が回ったらAを加え、野菜に火が通るまでいためる。 （ダンノ）

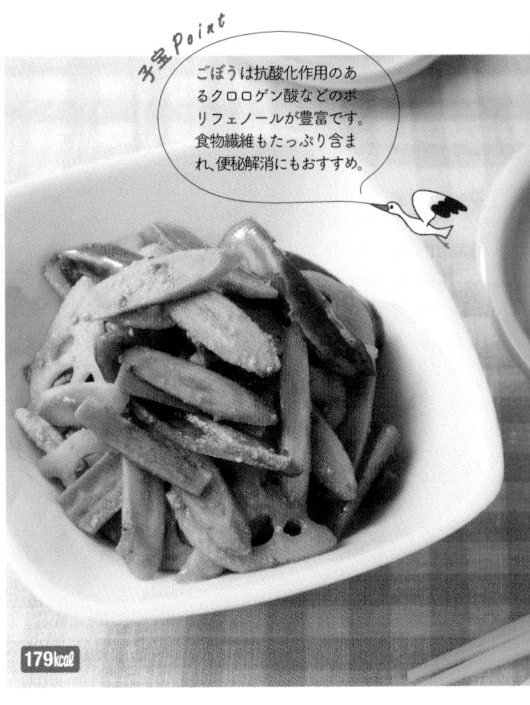
子宝Point
ごぼうは抗酸化作用のあるクロロゲン酸などのポリフェノールが豊富です。食物繊維もたっぷり含まれ、便秘解消にもおすすめ。
179kcal

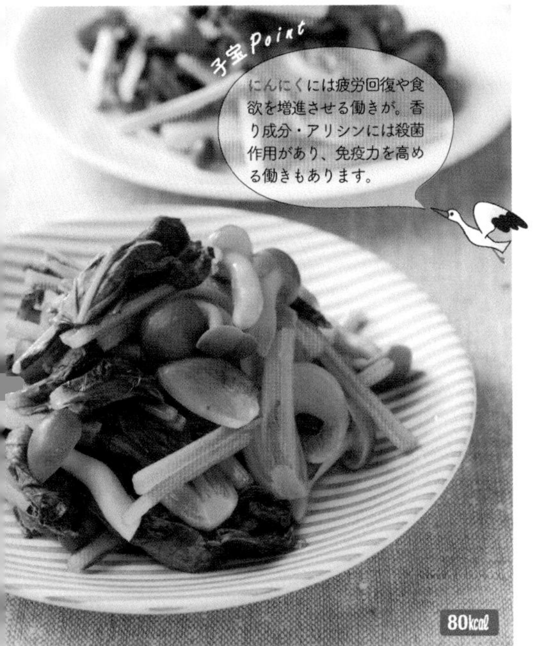
子宝Point
にんにくには疲労回復や食欲を増進させる働きが。香り成分・アリシンには殺菌作用があり、免疫力を高める働きもあります。
80kcal

副菜
にんにく＆バターが青菜のうまみをアップ
小松菜のにんにくいため

材料（2人分）
小松菜……1束(300g)
しめじ……½パック
赤とうがらし……1本
にんにく（薄切り）……1かけ
オリーブ油、しょうゆ……各大さじ½
バター……小さじ1

作り方
1 小松菜は根元を切り落としてざく切りにする。しめじは石づきを切り落としてほぐす。赤とうがらしは種を除いて小口切りにする。
2 フライパンにオリーブ油を弱火で熱し、にんにくと赤とうがらしをいためる。香りが立ったら中火にし、しめじ、小松菜を順に加えていためる。
3 なべ肌からしょうゆを回し入れて軽くまぜ、バターを加えて全体にからめる。 （ダンノ）

副菜

定番のごまあえとはひと味違う香ばしさ

ほうれんそうのアーモンドあえ

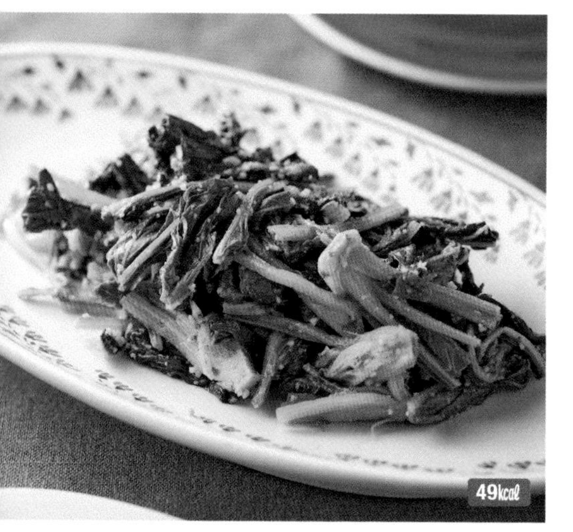

材料（2人分）

ほうれんそう……………………… ½束（100g）
アーモンド（素焼き）………………10粒
きび砂糖………………………………小さじ½
しょうゆ………………………………小さじ1

作り方

1ほうれんそうは4～5㎝長さに切り、熱湯でゆでてざるに上げ、冷水にとって水けをしぼる。

2アーモンドはすり鉢（またはミルミキサー）でこまかく砕く。※ポリ袋に入れ、たたいて砕いてもOK。

3きび砂糖、しょうゆ、1を加えてあえる。

（ダンノ）

子宝Point

冬のほうれんそうは寒さに耐えて育った分、栄養価も高くおすすめの食材。アーモンドも加わってミネラルたっぷりの副菜に。

子宝食材memo

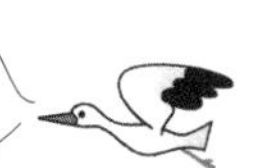

アーモンド

毛細血管の拡張を促し、冷えを改善するビタミンEが豊富。血中コレステロールを減らす働きも。

副菜

外はカリッ、中はもっちりふわっふわ

じゃがいもとツナのチヂミ

材料（2人分）

じゃがいも……………………………2個
わけぎ（小口切り）…………………4本
卵………………………………………1個
ツナ缶…………………………………1缶
かたくり粉……………………………大さじ4
塩………………………………………小さじ¼
ごま油…………………………………大さじ3

作り方

1ボウルにざるをのせ、じゃがいもをすりおろして入れ、5分ほどおいて水けをきる。ボウルに残った汁は、沈んだでんぷんを残し、上ずみを捨てる。ツナは缶汁をきる。

2ボウルにじゃがいも、でんぷん、卵、かたくり粉、塩を入れてよくまぜ、ツナ、わけぎを加えてさらにまぜる。

3フライパンにごま油を入れて中火で熱し、2を流し入れて両面を3～4分ずつ焼く。器に盛り、好みでしょうゆや酢じょうゆを添える。

（藤井）

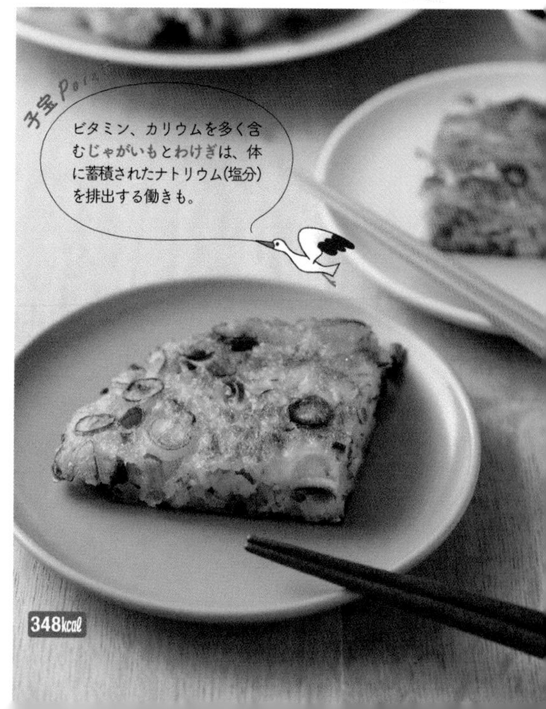

子宝Point
ビタミン、カリウムを多く含むじゃがいもとわけぎは、体に蓄積されたナトリウム（塩分）を排出する働きも。
348kcal

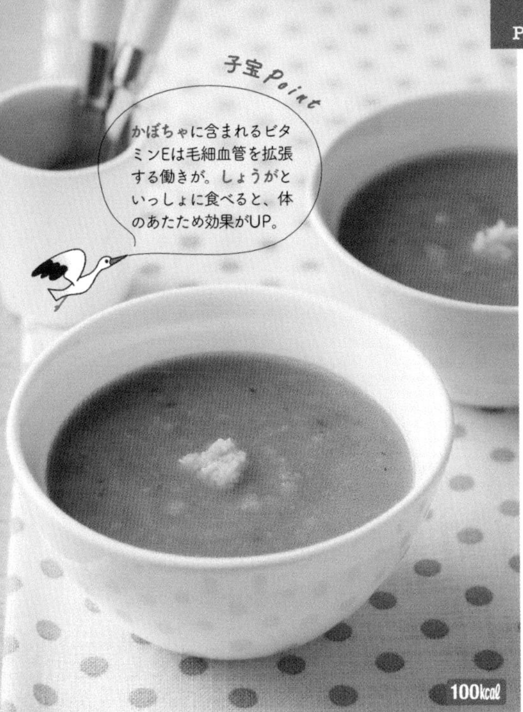

副菜

しょうがのピリッと感と
かぼちゃの甘みがマッチ

パンプキンジンジャースープ

材料（２人分）

かぼちゃ ……… 1/6個（200g）
しょうが（すりおろし） ……… １かけ
だし ……… 400ml
しょうゆ ……… 小さじ1/3
塩 ……… 小さじ1/3

作り方

1 かぼちゃは種とわたを除いて3cm角に切る。
2 なべに1とだしを入れて中火にかけ、ふたをして10分煮る。
3 かぼちゃがやわらかくなったらフォークなどでつぶし、しょうゆ、塩を加えて軽くまぜる。しょうがの2/3量を加えて再びまぜ、弱火で１～２分煮る。器に盛り、残りのしょうがをのせる。（藤井）

副菜

トースターでお手軽、まるでキッシュのような味わい！

春菊のキッシュ風オムレツ

材料（２人分）

春菊 ……… ２株
牛ひき肉 ……… 50g
塩、こしょう ……… 各少々
卵 ……… １個
牛乳 ……… 50ml
粉チーズ ……… 小さじ１
オリーブ油 ……… 小さじ1/2

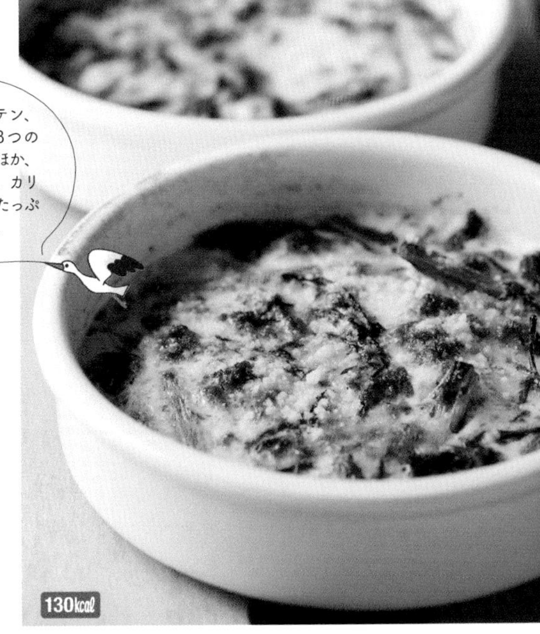

子宝Point
春菊にはβ-カロテン、ビタミンC・Eの3つの抗酸化ビタミンのほか、葉酸やカルシウム、カリウム、食物繊維がたっぷり含まれています。
130kcal

作り方

1 春菊は２～３cm長さに切る。
2 フライパンにオリーブ油を入れて中火で熱し、ひき肉と春菊を軽くいため、塩、こしょうで調味する。
3 ボウルに卵を割り入れ、牛乳を加えてまぜ、2を加えて軽くまぜ、耐熱容器（写真は直径10cmの器２つ）に流し入れる。
4 粉チーズを振り、オーブントースターで10分焼く。（ダンノ）

治療のストレスがつらい…

イライラする

ぐっすり眠れない

お悩み2

ストレスを解消するには？

ストレスで消費される栄養素を補給して、じゅうぶんな休息を

なるべく食生活が不規則にならないようにし、じゅうぶんな栄養と休息をとりましょう。

ストレスで分解されるたんぱく質やビタミンB群を補給し、自律神経を安定させるために消費されるビタミンA・C・Eを摂取して。気持ちを安定させる働きがあるカルシウムやマグネシウムも、不足しないよう注意します。

また、ふたりでおいしく食べることはストレス解消効果も！　リラックスして食べると、栄養素の消化吸収もよいといわれています。

おすすめ食材

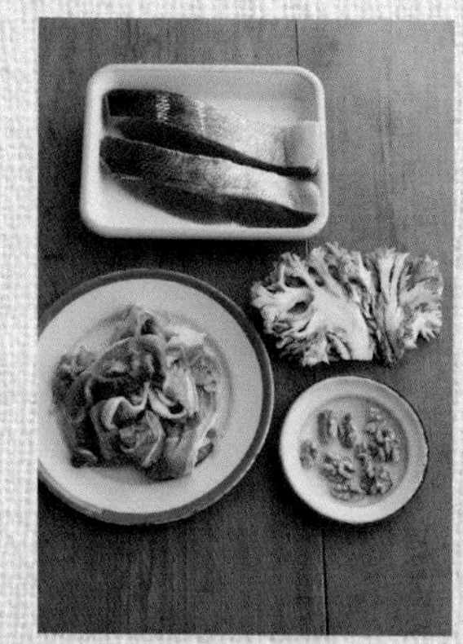

たんぱく質＆ビタミンB群

豚肉、牛赤身肉、鶏ささ身、鮭、かつお、まいたけ、エリンギ、くるみ、カレー粉など

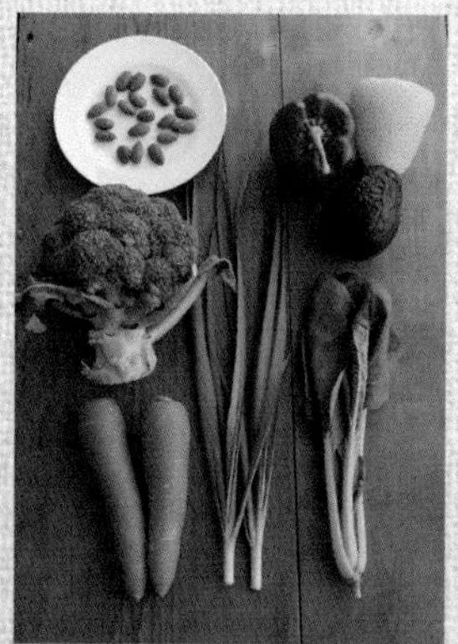

ビタミンA・C・E

ビタミンA（β-カロテン）：
小松菜、にんじんなどの緑黄色野菜
ビタミンC：
パプリカ、ブロッコリーなど
ビタミンE：
にら、かぼちゃ、アボカド、アーモンドなど

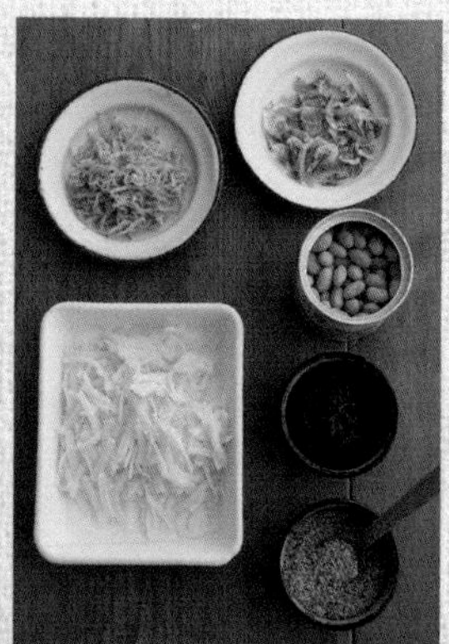

カルシウム＆マグネシウム

カルシウム：
桜えび、ちりめんじゃこ、ごま、ひじき、乳製品など
マグネシウム：
枝豆、大豆、玄米、ごぼう、あおさ、アーモンド、ピュアココアなど

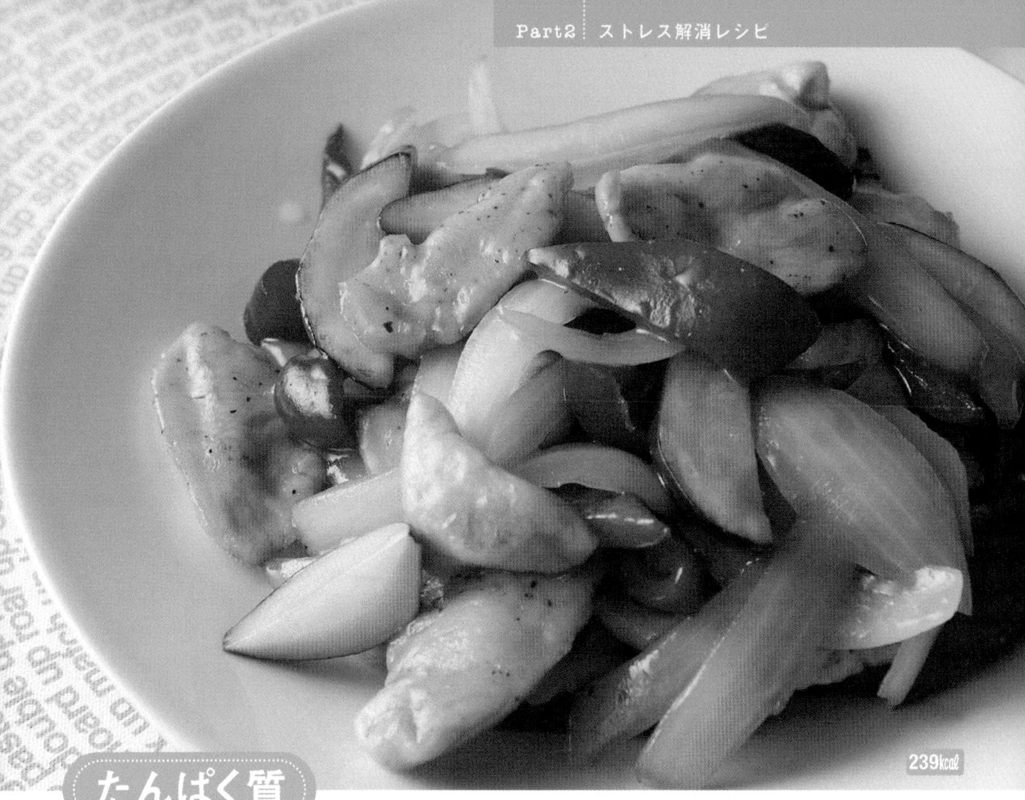

たんぱく質
&
ビタミンB群
補給レシピ

酢豚よりヘルシーでボリュームも栄養もたっぷり！

主菜 ささ身とカラフル野菜の酢豚風

材料（2人分）

鶏ささ身……………………5本
塩、こしょう……………各少々
かたくり粉…………大さじ1½
ズッキーニ………………½本
玉ねぎ……………………½個
赤パプリカ………………½個
鶏ガラスープのもと
…………………小さじ1～2
A きび砂糖…………大さじ1½
A 酢………………大さじ2～3
A しょうゆ…………大さじ1
ごま油……………………大さじ1

作り方

1 ささ身は一口大に切り、塩、こしょうを振ってかたくり粉をまぶす。
2 ズッキーニは縦半分に切ってから斜め薄切りにする。玉ねぎは1cm厚さのくし形、パプリカは小さめの乱切りにする。
3 フライパンにごま油を中火で熱し、**1**を入れて表面が軽く色づくまで焼く。**2**を加えて強火で2～3分いため、鶏ガラスープのもとと水100mlを加える。
4 全体に火が通ったらAを加えてまぜ合わせ、とろみがついたら火を止める。 （ダンノ）

子宝Point

鶏ささ身は高たんぱく＆低脂肪でビタミンB6も豊富。野菜と甘酢あんをからめることで、パサパサになりがちなささ身もふっくら。

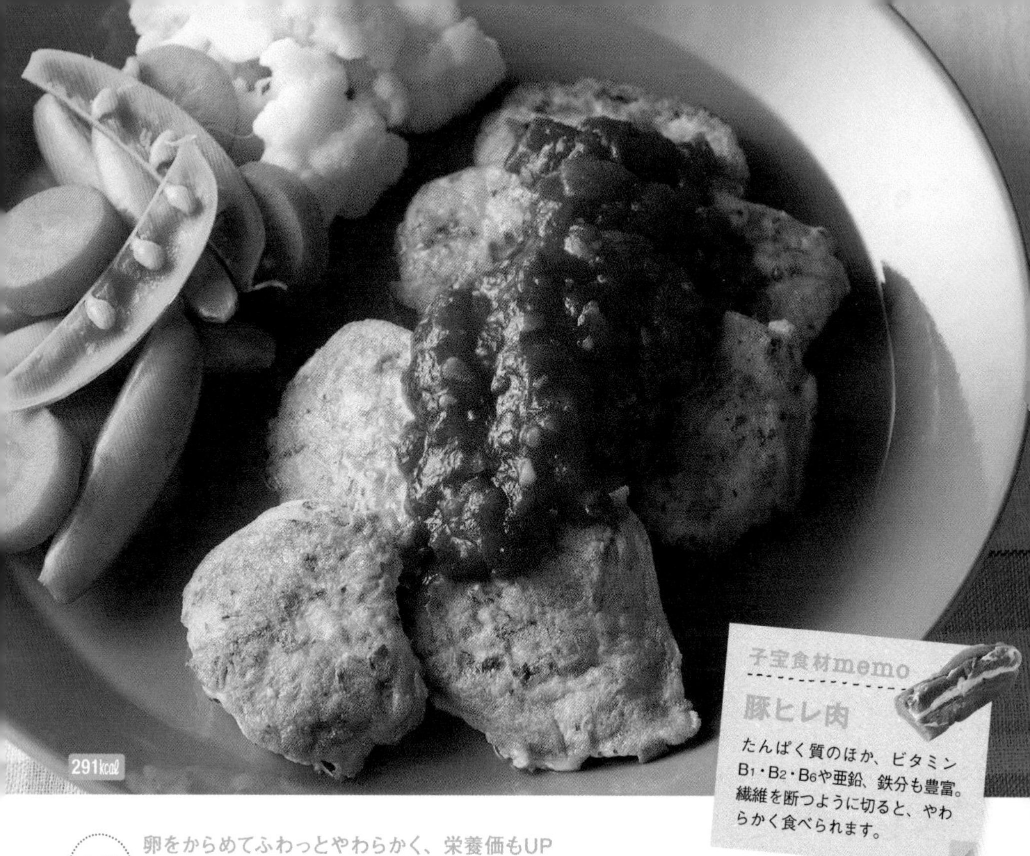
291kcal
子宝食材memo
豚ヒレ肉
たんぱく質のほか、ビタミンB1・B2・B6や亜鉛、鉄分も豊富。繊維を断つように切ると、やわらかく食べられます。

主菜

卵をからめてふわっとやわらかく、栄養価もUP

豚肉のピカタ　トマトソース添え

材料（2人分）

〈ピカタ〉

豚ヒレ肉……160g
塩、こしょう……各適量
小麦粉……適量
A 卵……1個
A 粉チーズ……大さじ2
A パセリ……1本
スナップえんどう（へたと筋を除く）……6本
にんじん（3mm厚さに切る）…6cm
カリフラワー（小房に分ける）……3～4房
オリーブ油……大さじ½

〈トマトソース〉作りやすい分量

トマト缶（カットタイプ）……1缶
にんにく（みじん切り）……1かけ
オリーブ油……小さじ2
固形スープ……1個
塩……ひとつまみ

子宝Point

ビタミンB群が多い豚ヒレ肉に卵や粉チーズをからませることで、さらにビタミンB群がとれます。抗酸化作用が高い野菜を添えて。

作り方

1 豚肉は1cm厚さに切り、包丁の背でたたいて筋を切る。塩、こしょうを振り、小麦粉を薄くまぶす。
2 Aをまぜ、**1**をくぐらせる。
3 フライパンにオリーブ油を中火で熱し、**2**の両面を焼き、火が通ったら器に盛る。
4 トマトソースを作る。フライパンの油をふきとり、オリーブ油とにんにくを入れて弱火でいためる。香りが立ったら、トマト、固形スープを加えて中火で煮、塩で味をととのえる。
5 なべに湯を沸かし、にんじん、カリフラワー、スナップえんどうを順にゆでる。
6 **3**に**4**をかけ、**5**を添える。（ダンノ）

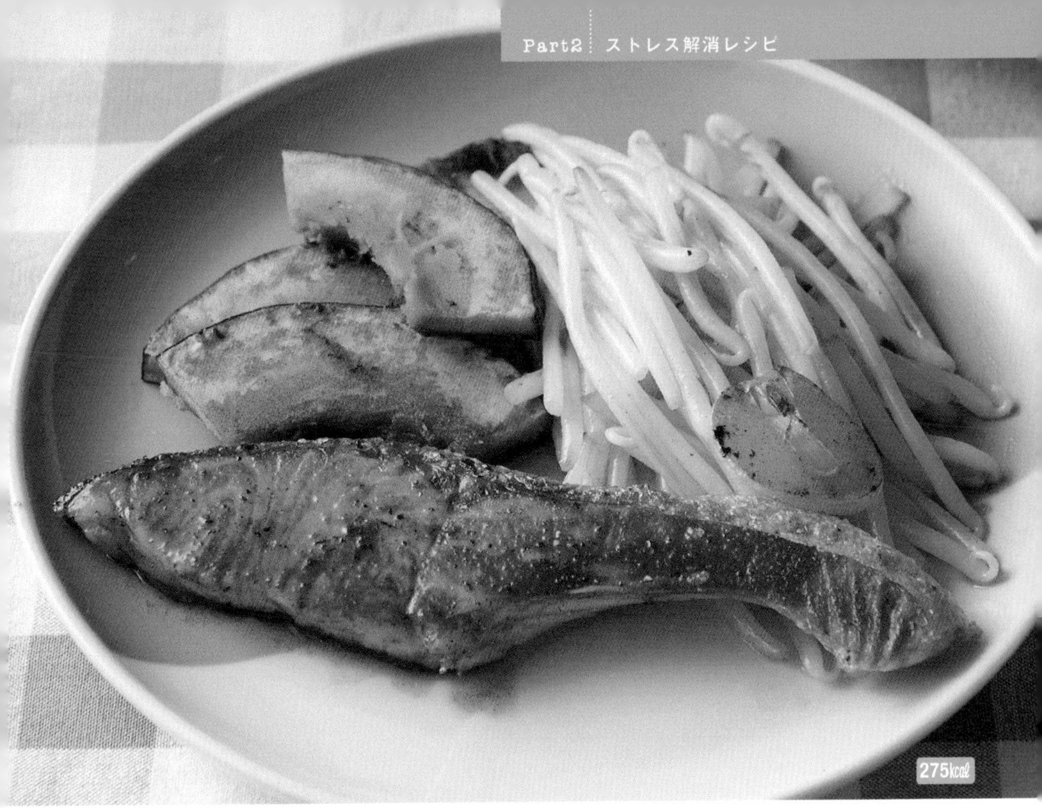

275kcal

にんにくバターじょうゆはお魚にも合うんです

主菜 サーモンのムニエル風 ガーリックバター風味

材料（2人分）

サーモン……………………2切れ
塩、こしょう………………各適量
かぼちゃ（薄切り）…………120g
もやし…………………………1袋
にんにく（薄切り）…………1かけ
バター…………………………大さじ½
しょうゆ………………………小さじ2
オリーブ油……………………小さじ2

作り方

1 サーモンは塩、こしょうを振る。
2 かぼちゃは耐熱皿に入れてラップをふんわりとかけ、電子レンジで2分加熱する。もやしはさっと洗う。
3 フライパンにオリーブ油とバター、にんにくを入れて弱火で熱し、香りが立ったらにんにくをとり出して1を加え、油をかけながら色づくまで両面を焼く。
4 2を加え、なべ肌からしょうゆを回し入れる。もやしに火が通ったら火を止める。
5 器に盛り、フライパンに残ったソースをかける。　（ダンノ）

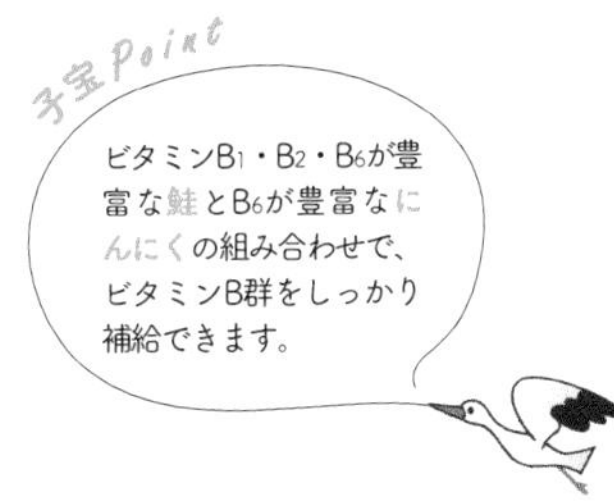
子宝Point
ビタミンB_1・B_2・B_6が豊富な鮭とB_6が豊富なにんにくの組み合わせで、ビタミンB群をしっかり補給できます。

ビタミンA・C・E 補給レシピ

子宝食材memo

パプリカ

抗酸化作用のあるビタミンA・Cが豊富。甘みがあり、いため物以外にサラダやあえ物、ピクルスにもおすすめ。

主菜

にんにく風味で箸が止まらないおいしさ

牛肉と長いものがっつりいため

材料(2人分)

- 牛もも薄切り肉……………200g
- A［酒……………………大さじ1
- A［しょうゆ…………大さじ1
- おろしにんにく…………小さじ¼
- 長いも……………10cm(200g)
- 黄パプリカ………………½個
- オリーブ油……………大さじ1

作り方

1 ボウルにAと牛肉を入れてまぜ合わせ、15分ほどおく。

2 長いもは拍子木切りにする。パプリカはへたと種を除いて細切りにする。

3 フライパンにオリーブ油とにんにくを入れて弱火で熱し、香りが立ったら**1**をつけ汁ごと加えて中火でいため、火を通す。

4 **2**を加え、長いもが少し透き通るまでいためる。（ダンノ）

子宝Point

牛肉は良質なたんぱく質、亜鉛や鉄などのミネラルが豊富。パプリカのビタミンCといっしょにとることでミネラルの吸収率アップ。

副菜

梅のほのかな酸味であと味さっぱり

きゅうりとしめじの梅あえ

材料(2人分)

- きゅうり……………………1本
- しめじ……………………½パック
- 梅干し……………………小1個
- しょうゆ…………………小さじ2
- きび砂糖…………………小さじ1

作り方

1 きゅうりは縦4等分に切ってから4～5cm長さに切る。しめじは小房に分け、ゆでて冷ます。

2 梅干しは種を除き、包丁でたたく。

3 ボウルに**1**、**2**、しょうゆ、きび砂糖を入れてあえ、しばらくおく。（ダンノ）

副菜

定番の卵スープにシャキシャキ食感と栄養をプラス

オクラの中華風スープ

材料(2人分)

- オクラ……………………2本
- 卵…………………………1個
- 鶏ガラスープのもと……小さじ2
- しょうゆ…………………小さじ1

作り方

1 オクラは5mm厚さの小口切りにする。卵は割りほぐす。

2 なべに水300mlと鶏ガラスープのもとを入れて中火で煮立て、オクラを加えてひと煮する。

3 とき卵を回し入れ、しょうゆで味をととのえる。（ダンノ）

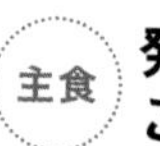

発芽玄米入りごはん

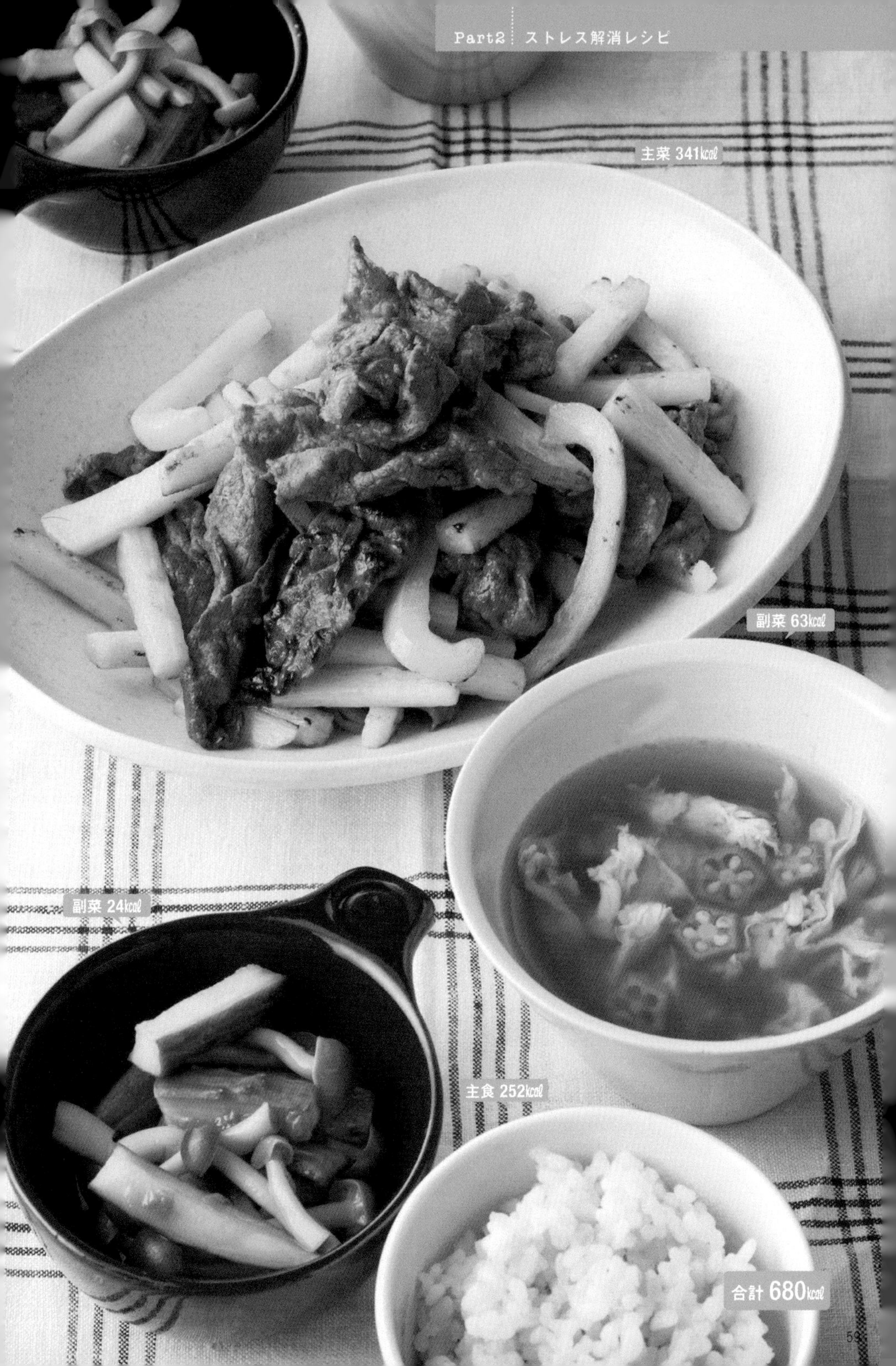
主菜 341kcal
副菜 63kcal
副菜 24kcal
主食 252kcal
合計 680kcal

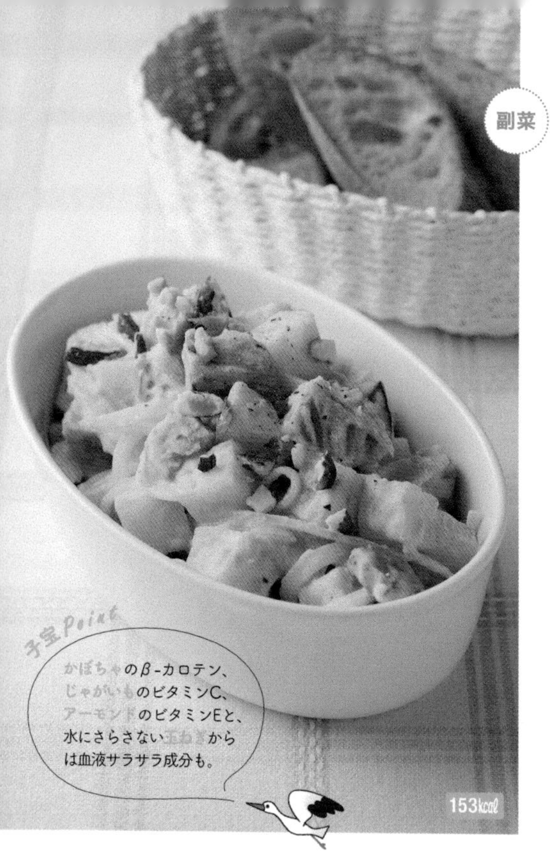

子宝Point
抗酸化作用が高いリコピンが豊富
なトマトと、抗酸化酵素の材料・
セレンを含むかつお節をプラス。
油でいためてさらに効率よく摂取。
かぼちゃのβ-カロテン、
じゃがいものビタミンC、
アーモンドのビタミンEと、
水にさらさない玉ねぎから
は血液サラサラ成分も。
153kcal

副菜

まったり甘い女子好みの味。
朝食やおべんとうにGood

パンプキンポテトサラダ

材料（2人分）

かぼちゃ……1/8個（150g）
じゃがいも……1個
玉ねぎ（薄切り）……1/4個
バター……小さじ1
マヨネーズ……大さじ1～2
塩、こしょう……各少々
アーモンド……4粒

作り方

1 かぼちゃとじゃがいもは1㎝角に切る。なべに水100㎖とともに入れて中火で熱し、ふたをしてようじが刺さるくらいまで蒸し煮にする。

2 玉ねぎとバター、マヨネーズを加えてまぜ、塩、こしょうで味をととのえる。

3 アーモンドはポリ袋に入れ、めん棒などでたたいて砕く。

4 器に2を盛り、3を散らす。（ダンノ）

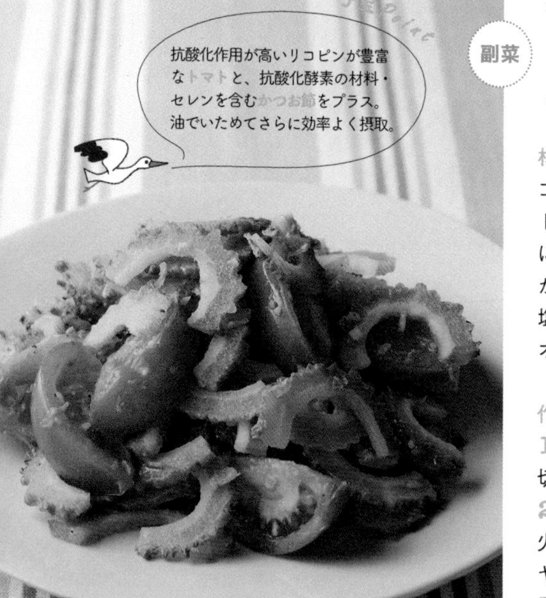

副菜

オリーブ油とかつお節の組み合わせが新鮮

ゴーヤーとトマトのおかかいため

材料（2人分）

ゴーヤー……1本
トマト……1個
にんにく（みじん切り）……1かけ
かつお節……1袋（3g）
塩、こしょう……各少々
オリーブ油……大さじ1

作り方

1 ゴーヤーは縦半分に切り、種とわたを除いて薄切りにする。トマトはくし形に切る。

2 フライパンにオリーブ油とにんにくを入れて弱火で熱し、にんにくが色づいたら中火にしてゴーヤーを加え、しんなりするまでいためる。

3 トマトとかつお節を加え、強火にして全体をまぜ合わせ、塩、こしょうで調味する。（ダンノ）

カルシウム＆マグネシウム 補給レシピ

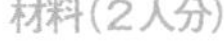

やわらかないかとシャキシャキ野菜が好相性

副菜 いかと小松菜のしょうがいため

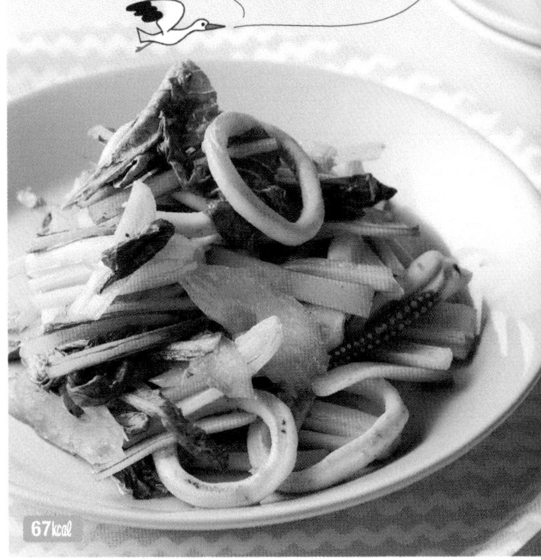

子宝Point
いかにはマグネシウム、小松菜にはカルシウムが多く含まれています。しょうが、セロリといためることで、風味も栄養価もアップ。
67kcal

材料（２人分）

- いか（冷凍でも可）……80g
- 小松菜……½束
- セロリ……５～６㎝
- 塩……少々
- しょうゆ、おろししょうが……各小さじ１
- オリーブ油……小さじ１

作り方

1 いかはわたをとって皮をむき、１㎝幅に切る。
2 小松菜は４㎝長さに切り、セロリは筋を除いて斜め薄切りにする。
3 フライパンにオリーブ油としょうがを入れて弱火で熱し、香りが立ったら**1**を加えていためる。
4 いかの色が変わったら小松菜とセロリを加え、しんなりしたら塩を振り、しょうゆで味をととのえる。

（ダンノ）

ツルツルしたもずくと香ばしいえび、卵で栄養満点！

副菜 さくらえびともずくのスープ

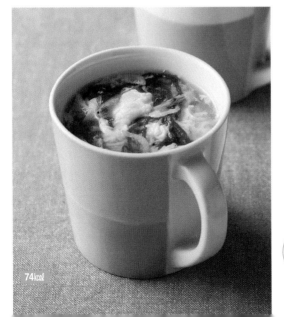

材料（２人分）

- さくらえび（無着色）、もずく…各大さじ２
- 卵……１個
- だし……350mℓ
- しょうゆ……大さじ⅔
- 塩……少々
- 水どきかたくり粉（かたくり粉、水各小さじ１）

作り方

1 なべにだしを入れて中火で熱し、沸騰したらさくらえびともずく、しょうゆを加えてひと煮立ちさせる。
2 水どきかたくり粉でとろみをつけ、卵を割りほぐして流し入れ、塩で味をととのえる。

（ダンノ）

子宝Point

さくらえびはカルシウム、卵はたんぱく質＆ビタミンB2、もずくは食物繊維＆ミネラルが豊富。忙しい朝におすすめのスープです。

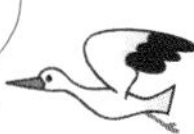

スタミナ不足

疲れがなかなかとれない

体がだるい

お悩み3

疲れを解消するには？

↓

疲労を回復させる栄養素と消化吸収を助ける食材を選んで

ごはんやパンなどの主食をしっかり食べていても、ビタミンB1が不足すると、エネルギーに変換できません。疲れた体を回復するには、ビタミンB1と、ビタミンB1の吸収を助けるアリシンをセットでとるのが効果的です。

疲れや夏バテから胃腸が弱っているときは、胃の粘膜を保護するネバとろ食材をとり入れるのがおすすめ。また、鉄分、亜鉛、マンガンなどのミネラルが不足してもだるさや疲れにつながるので、意識して補給しましょう。

おすすめ食材

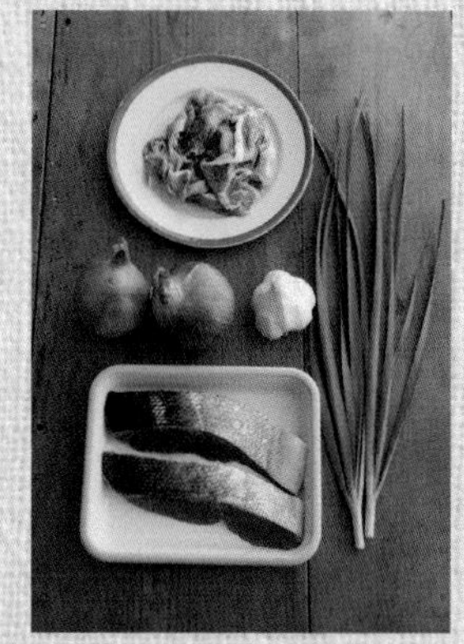

ビタミンB1&アリシン

ビタミンB1：
豚肉、鮭、うなぎ、大豆など
アリシン：
玉ねぎ、長ねぎ、にんにく、にらなど

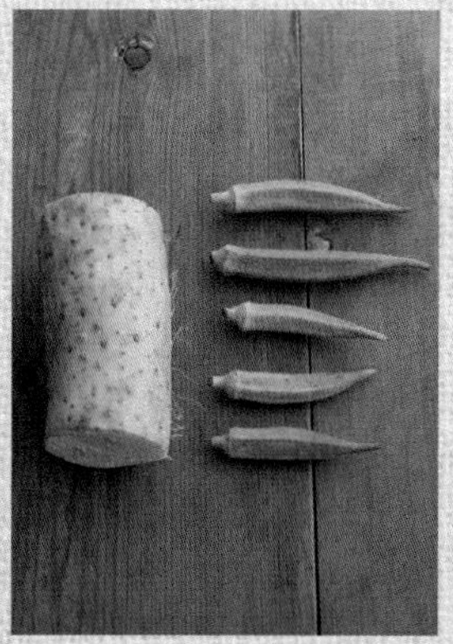

ネバとろ食材

山いも、オクラ、モロヘイヤ、なめこなど

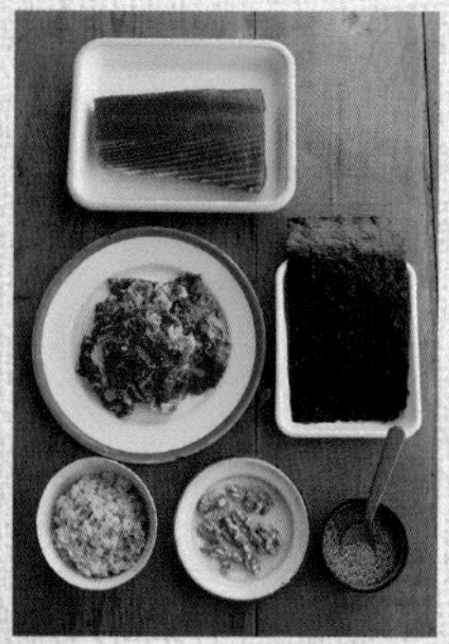

鉄、亜鉛、マンガンなどのミネラル

鉄・亜鉛：
牛肉、カキ、あさり、まぐろ、のり、ひじき、ごま、くるみなど
マンガン：
玄米、大豆、パイナップルなど

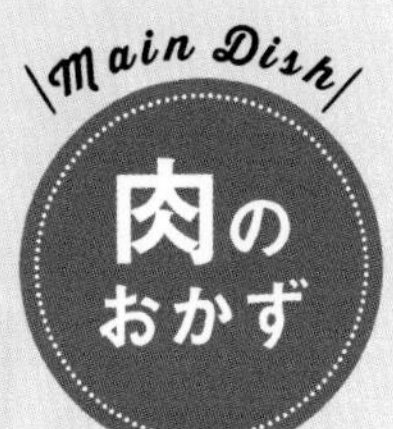

主菜

スタミナをつけたい日はこってり系で食べごたえ満点に!

ポークソテー＆玉ねぎのケチャップいため

材料(2人分)

豚厚切り肉(とんカツ用) ……2枚
塩、こしょう ……………… 各少々
玉ねぎ ………………………… ½個
オリーブ油 ……………… 大さじ1
A［トマトケチャップ、ウスターソース …………… 各大さじ½

子宝Point

疲れたときにぜひ食べたいのが、ビタミンB_1を断トツに多く含む豚肉! ポークソテーには、ビタミンB_1の吸収率を高める玉ねぎをいためて添えましょう。

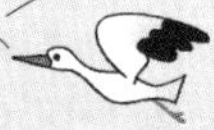

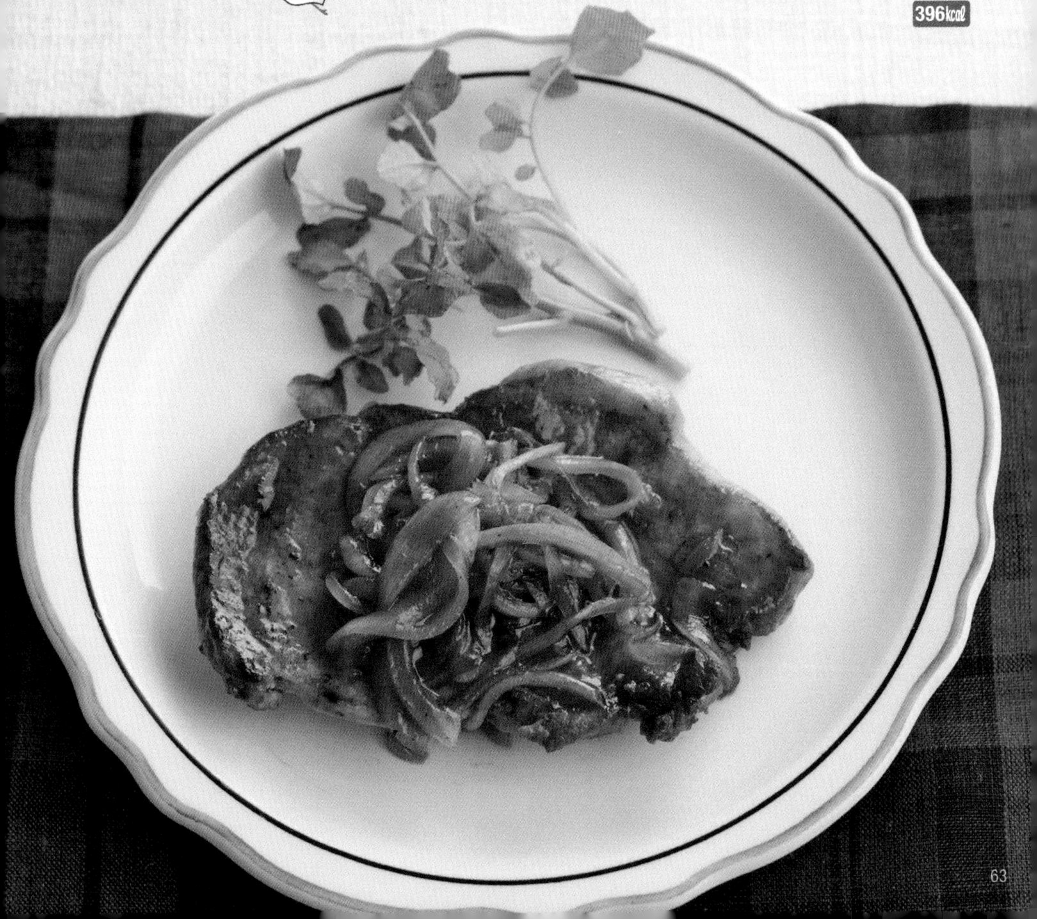

作り方

1 玉ねぎは薄切りにする。豚肉は筋切りをし、全体に塩、こしょうを振る。

2 フライパンにオリーブ油を熱し、豚肉を並べ、わきで玉ねぎをいためる。肉の両面をこんがりと焼いて火が通ったら、余分な油をキッチンペーパーでふき、Aを加えてからめる。皿に盛り、好みでクレソンを添える。 (あまこ)

396kcal

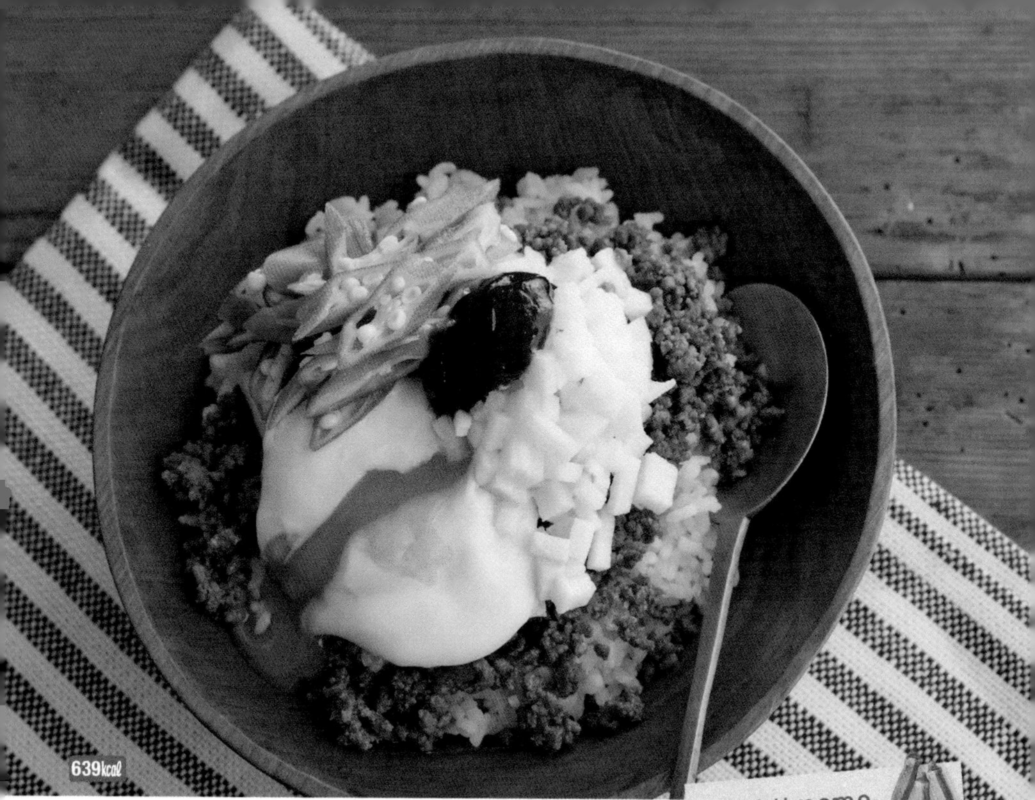

639kcal

主菜

簡単のっけめし♪　にんにく風味の牛そぼろが元気の源

ねばねばピビンパ

材料（2人分）

牛ひき肉 ……………………200g

A［きび砂糖、しょうゆ、酒 ………………各小さじ2
おろしにんにく ………少々］

オクラ ……………………………4本

長いも ……………………………80g

温泉卵 ……………………………2個

ごはん ……………茶わん2杯分

作り方

1オクラは塩ゆでし、斜め薄切りにする。長いもはあらみじんに切る。

2フライパンにひき肉、Aを合わせて菜箸でまぜ、中火にかける。肉がポロポロになるようにまぜながら、汁けがなくなるまでいためる。

3器にごはんを盛り、2、1をのせ、温泉卵を割り入れ、好みでコチュジャンを添える。　（あまこ）

子宝食材memo

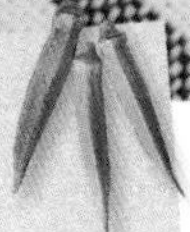

オクラ

ムチンやペクチンのネバネバは胃を保護し、下痢、便秘のどちらにも働く整腸作用があります。水溶性なのでサッとゆでるのが◎。

子宝Point

牛肉は血液をつくる鉄と、新陳代謝を促す亜鉛が豊富。慢性的な疲れを感じているなら、牛肉を食卓へ！　オクラ、長いものムチンが消化吸収を助けてくれます。

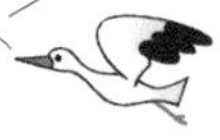

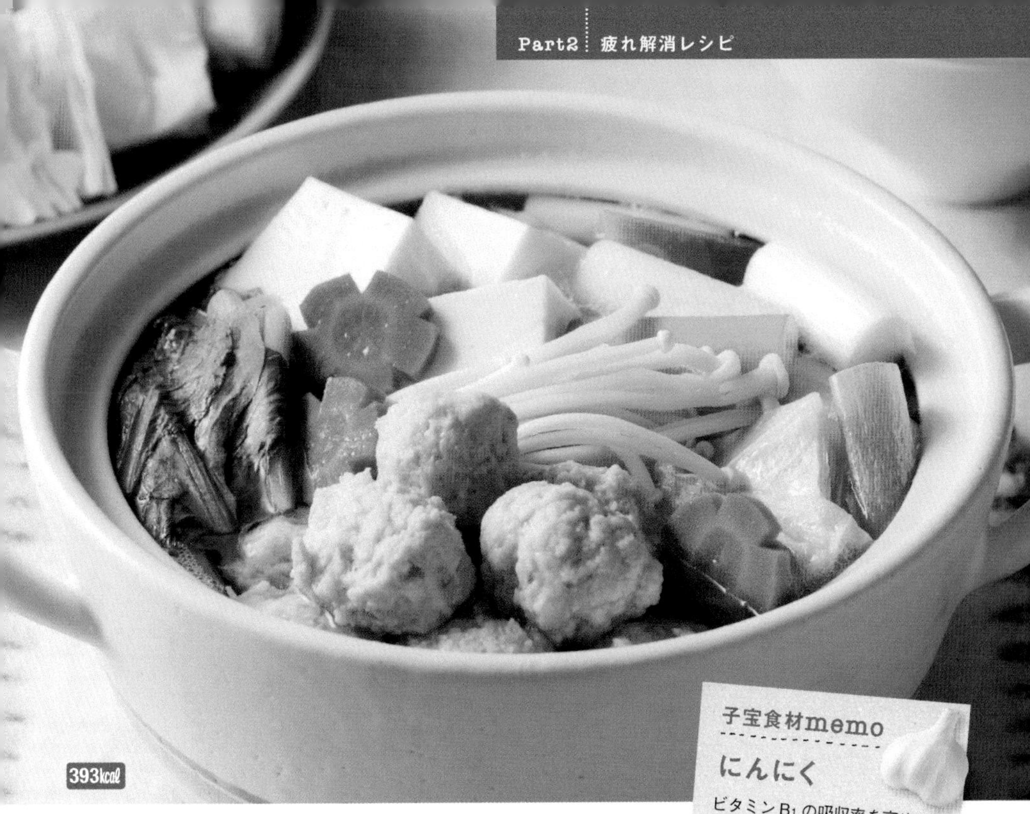

子宝食材memo
にんにく

ビタミンB_1の吸収率を高め、体内でのビタミンB_1の働きを長く持続させる作用をもつアリシンが豊富。

主菜

しょうが、にんにく、ねぎで体の芯からあたたまる！

ぽかぽか鶏だんごなべ

材料（２人分）

〈鶏肉だんご〉

A
- 鶏ひき肉……300g
- おろししょうが……小さじ２
- おろしにんにく……小さじ１
- 卵……１個
- かたくり粉……大さじ２
- 塩……少々
- 酒……小さじ１

※鶏肉だんごは⅔量で２人分。残った肉だねは冷蔵で１日、冷凍なら３〜４週間保存可能。

〈塩なべスープ〉
- だし……600〜700mℓ
- しょうゆ……小さじ１
- 塩……小さじ２
- 酒……50mℓ
- しょうが（薄切り）……１かけ

〈具〉
- 長ねぎ……２本
- 小松菜……½束
- キャベツ……¼個
- えのきだけ……½袋
- 絹ごしどうふ……½丁（150ｇ）
- にんじん……３cm

子宝Point

ねぎ、しょうが、にんにくなど、体をあたためる食材がたっぷり。抗酸化ビタミンが豊富な野菜と肉をバランスよくとることができます。

作り方

1 厚手のポリ袋にAを入れ、よくもんでまぜる。

2 長ねぎは３cm長さに切り、小松菜は根元を切り落として長さを３等分に切る。キャベツ、とうふは一口大に切り、えのきは根元を切り落として食べやすくほぐす。にんじんは縦に溝をつくるように三角の切り込みを５カ所に入れ、５mm厚さの輪切りにする。

3 なべに塩なべスープの材料を入れ、中火で煮る。

4 1のポリ袋の一角をはさみで切り、肉だねをスプーンに２cm大にしぼり出して3に入れ、ひと煮立ちさせる。2を加え、肉だんごに火が通るまで煮る。（ダンノ）

主食 主菜

肉と野菜のうまみが凝縮した味わい深さ

ドライカレー

材料

牛ひき肉 ……………………150g
玉ねぎ(みじん切り) …………1個
にんじん(すりおろし) ………1本
にんにく(みじん切り) ……1かけ
オリーブ油…………大さじ1½
カレー粉 ………………大さじ1
A ┌ トマトケチャップ…大さじ2
　│ ローリエ(あれば) ………1枚
　│ 酒(または赤ワイン) ….50mℓ
　└ 水 ……………………50mℓ
塩、こしょう ……………各少々
ゆで卵(薄切り) ……………1個
パセリ(みじん切り) …………少々
胚芽米ごはん ………茶わん2杯分

作り方

1 フライパンにオリーブ油を入れて中火で熱し、にんにくと玉ねぎを加え、弱めの中火にして10分ほどいためる。しんなりして色づいてきたらにんじんを加え、火が通るまでいためる。

2 ひき肉を加えてほぐしながらいため、カレー粉を加えてさらにいためる。香りが立ったら、Aを加えて水分がなくなるまで煮詰め、塩、こしょうで味をととのえる。

3 器にごはんとともに盛り、ゆで卵をのせてパセリを振る。(ダンノ)

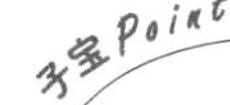

市販のカレールウには意外に脂肪分が多く、とりすぎに注意したい脂肪です。カレー粉でピリッとした辛みをきかせましょう。

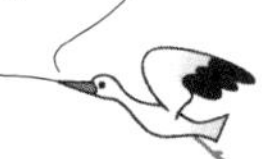

子宝食材memo

玉ねぎ

玉ねぎは血液をサラサラにし、動脈硬化やがんの予防、血糖値を下げる働きも。生で食べると抗菌・殺菌作用も。

副菜

カレーと相性ぴったりのまろやかなやさしい味

きゅうりのヨーグルトサラダ

材料(2人分)

きゅうり ………………………1本
プレーンヨーグルト ….大さじ2
レーズン ………………大さじ1
マヨネーズ……………大さじ1
塩、こしょう ……………各適量

作り方

1 きゅうりは縦半分に切ってから斜め薄切りにする。ボウルに入れて塩少々をまぶし、10分ほどおいてから水けをしぼる。

2 ボウルに**1**とヨーグルト、レーズン、マヨネーズを入れてまぜ合わせ、塩、こしょうで味をととのえる。(ダンノ)

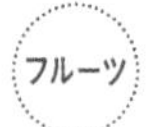

食後にビタミンCを補給

グレープフルーツ

材料(2人分)

グレープフルーツ
(1個を6等分に切る)
………………………4切れ

作り方

1人2切れずつ器に盛る。

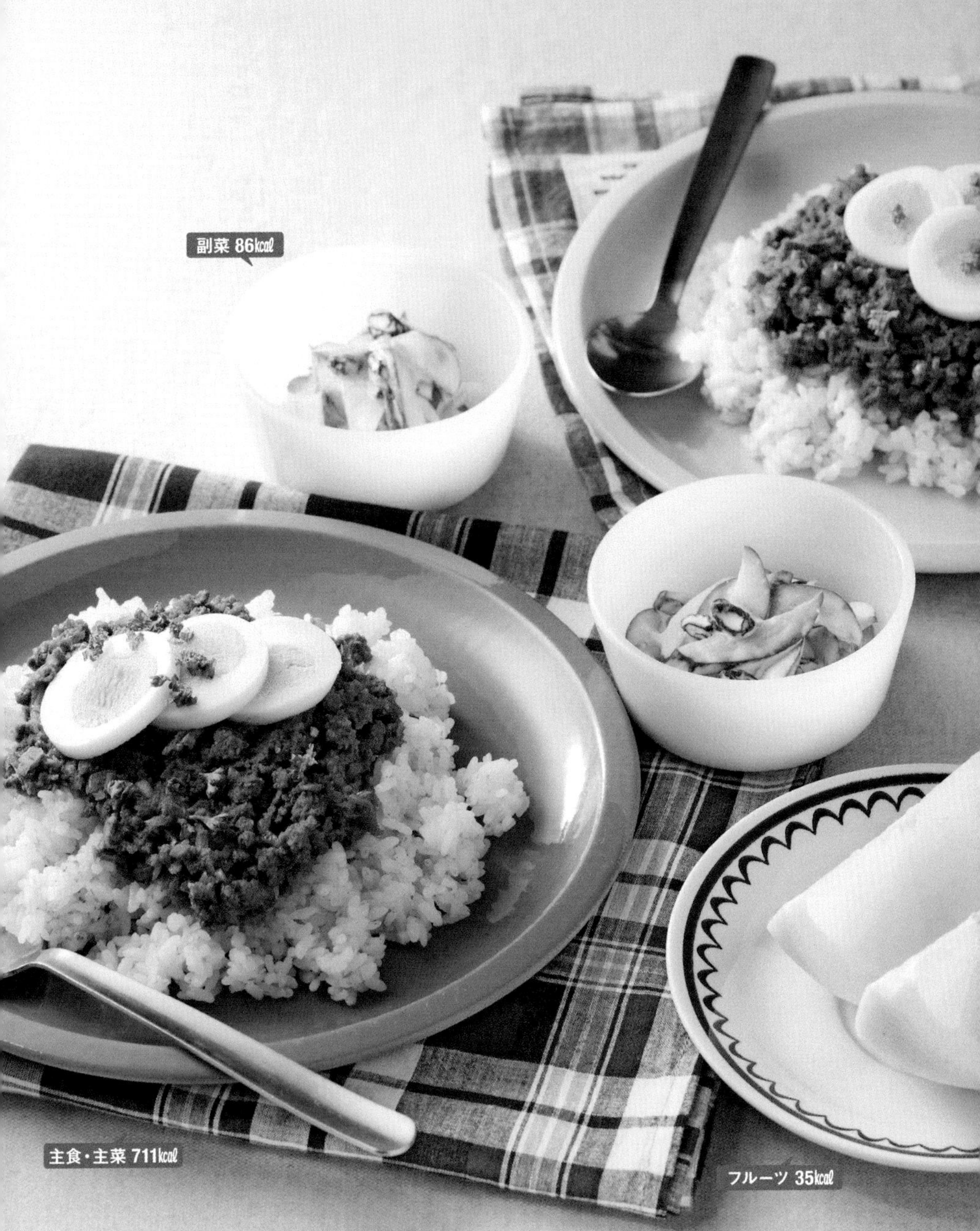

合計 832kcal

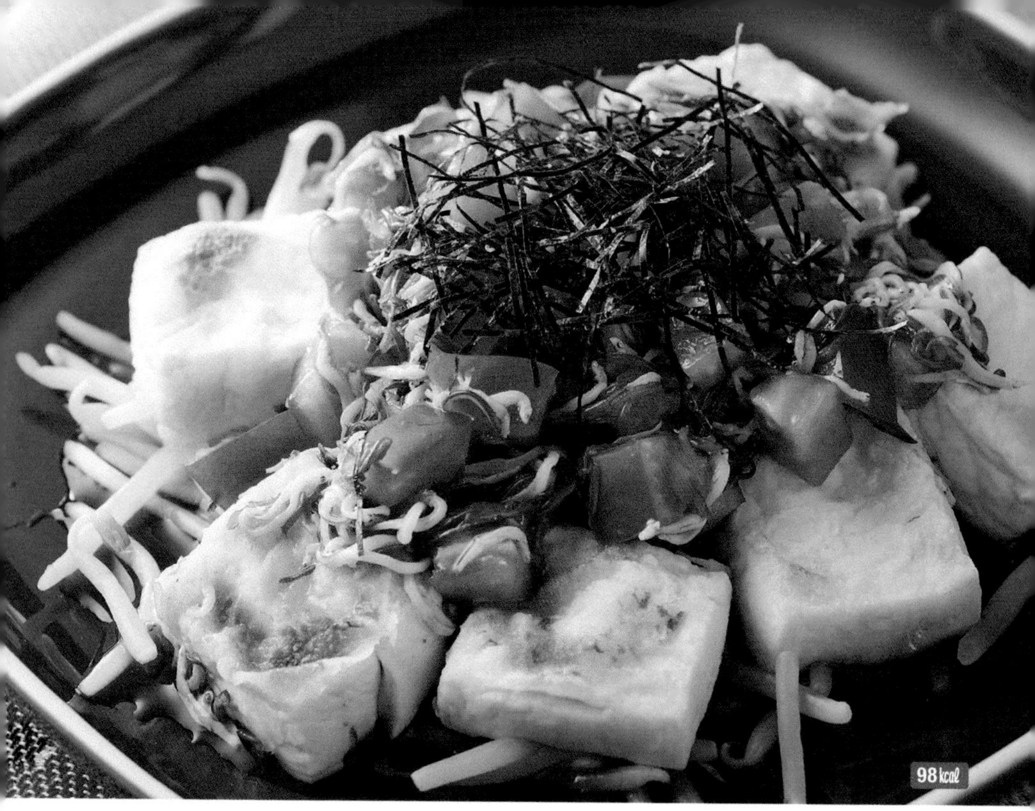

98kcal

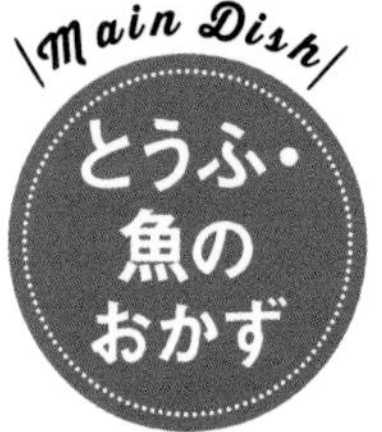

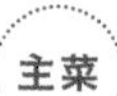

もちもちとうふ×とろ〜りあんのコラボが新鮮！

とうふのネバとろあんかけ

材料（２人分）

絹ごしどうふ……………200g
かたくり粉……………大さじ１
A［めかぶ（味つきでないもの）……………１パック
トマト……………½個
しらす干し……………大さじ２
しょうゆ……大さじ１〜２］
もやし……………½袋
刻みのり……………適量

作り方

1 とうふは食べやすい大きさに切り、キッチンペーパーで水けをふきとり、かたくり粉をまぶす。オーブントースターのトレーにアルミホイルを敷き、オリーブ油（分量外）を薄く引いて、焼き色がつくまで焼く。

2 トマトは１cm角に切る。もやしは洗い、耐熱皿に入れてラップをかけ、電子レンジで2分ほど加熱する。

3 器にもやしを敷いて**1**をのせ、まぜ合わせたAをかけてのりを散らす。（ダンノ）

子宝Point

めかぶにはネバネバ成分・ムチンが多く、胃粘膜を保護してくれます。食欲がないときにもおすすめで、とうふとネバネバあんで栄養たっぷり！

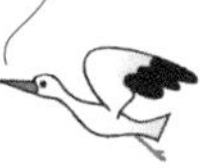

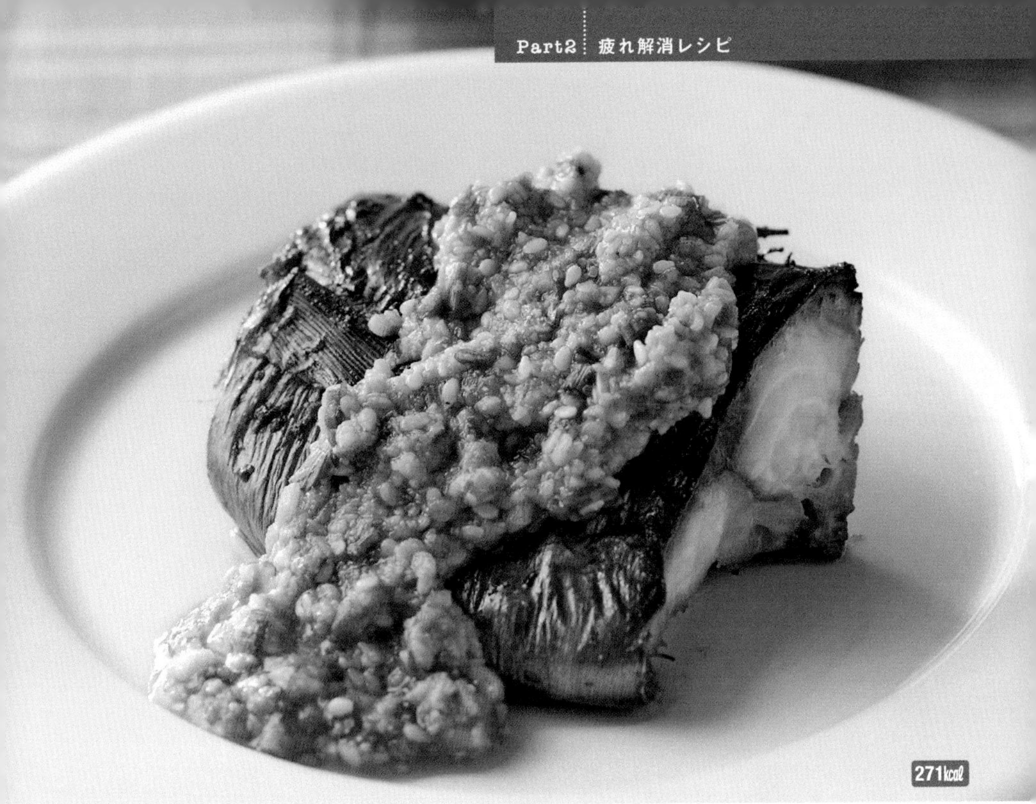

271kcal

主菜

脂ののったさばを梅だれでさっぱりと

さばのしょうが焼き 梅だれがけ

材料（2人分）

さば……………………2切れ

A
- おろししょうが ….大さじ½
- はちみつ…………大さじ½
- しょうゆ…………大さじ½

B
- 万能ねぎ（小口切り）……2本
- すり白ごま………大さじ2
- 梅干し…………………1個
- ポン酢しょうゆ ………………大さじ1½

作り方

1 ポリ袋かバットにAを入れ、さばを加えて5～10分つける。

2 梅干しは種を除いてこまかく刻む。

3 さばを魚焼きグリルで焦げないように15～20分焼く。

4 器に**3**を盛り、Bをかける。

（ダンノ）

子宝食材memo

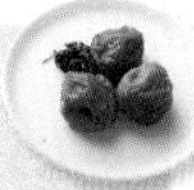

梅干し

クエン酸を含む梅干しには、疲労物質の原因・乳酸をエネルギーに変える疲労回復や、消化を助ける働きが。

子宝Point

良質なたんぱく質が豊富なさばにごまを加えてビタミン、ミネラルを強化し、梅干しで消化を助ける働きもプラス。あっさりでも精力アップに！

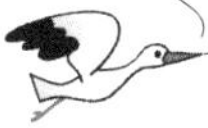

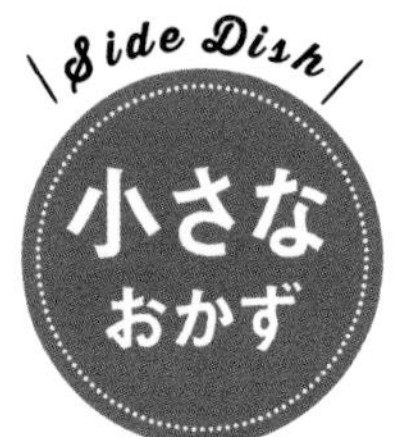

副菜

とうふにしみ込んだ味がじんわりと口に広がる

枝豆と変わり卯の花

子宝Point

枝豆には、疲労回復の働きがあるアスパラギン酸が多く含まれています。あっさりめのたんぱく質をとりたいときにもおすすめ。

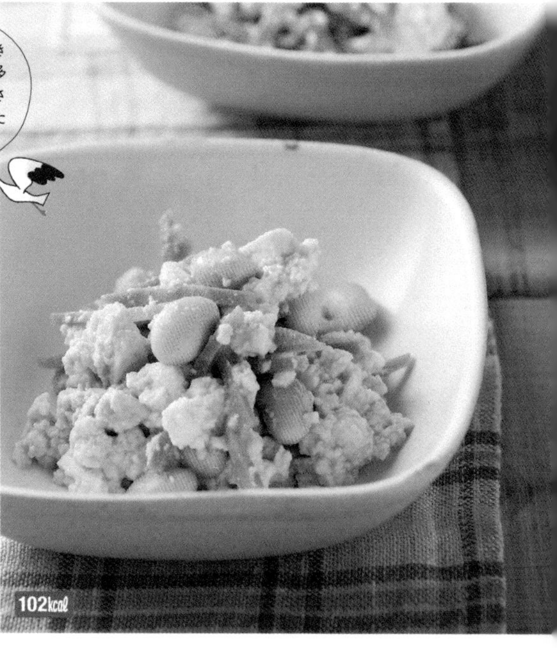

材料(2人分)

ゆで枝豆(むき)……………………大さじ2～3
木綿どうふ……………………¼丁(100g)
にんじん……………………………2cm
A きび砂糖……………………小さじ1
A しょうゆ……………………小さじ1
A かつお節……………………5g

作り方

1とうふは電子レンジで30～40秒加熱し、キッチンペーパーで水けをふきとる。
2にんじんはせん切りにし、耐熱皿に入れてラップをかけ、電子レンジで30秒ほど加熱する。
3ボウルに1を入れて泡立て器でつぶし、枝豆と2、Aを加えてまぜ合わせる。(ダンノ)

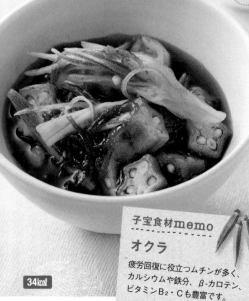

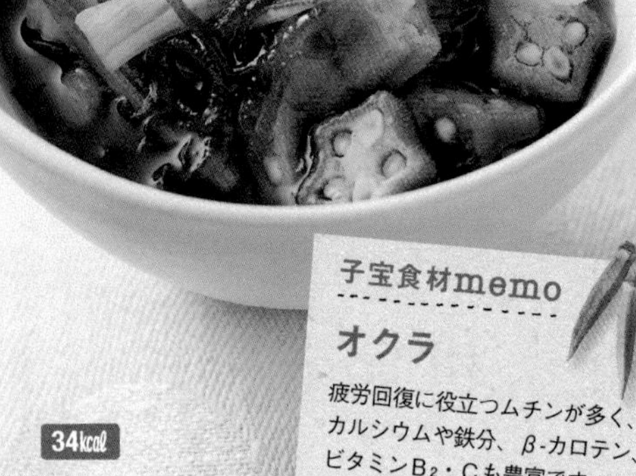

副菜

甘ずっぱさの中にみょうがの香りが引き立つ

オクラともずくの甘酢サラダ

材料(2人分)

オクラ……………………………2本
もずく(味つきでないもの)……………50g
みょうが……………………………2個
A きび砂糖……………………大さじ1
A しょうゆ……………………大さじ1
A 酢……………………………大さじ1½

作り方

1オクラはへたとがくを除いて小口切りにする。みょうがは縦半分に切ってから縦に薄切りにする。
2ボウルにAと1、もずくを入れてあえる。(ダンノ)

※味つきのもずくを使う場合は、そのままオクラとみょうがをあえる。オクラはさっとゆでても。

子宝食材memo

オクラ

疲労回復に役立つムチンが多く、カルシウムや鉄分、β-カロテン、ビタミンB_2・Cも豊富です。

子宝Point

オクラのムチン+酢のクエン酸で、疲労回復にダブルで働きます。消化を助けるみょうがを加えて、栄養素の吸収率もアップ。

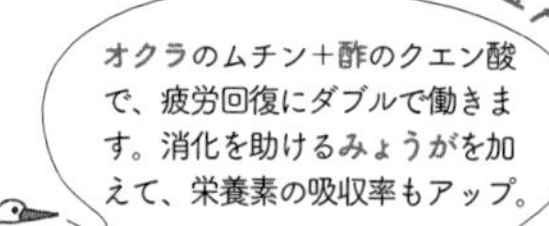

副菜
ほのかな辛さとごま油の香りで食欲アップ！
モロヘイヤの納豆キムチあえ

子宝Point
納豆やキムチは消化吸収されやすい発酵食品。モロヘイヤも栄養の吸収を高めるので、ムダなく栄養がとれます。ピリ辛味で食欲もアップ。

材料（2人分）
納豆………………1パック
白菜キムチ………20g程度
モロヘイヤ………4～5本
ごま油………小さじ1～2

作り方
1 キムチはあらく刻む。モロヘイヤはかたい茎の部分を切り落とし、ゆでてあらく刻む。
2 納豆はよくまぜ、**1**を加えてさらにまぜ、ごま油を加えて軽くまぜる。（ダンノ）

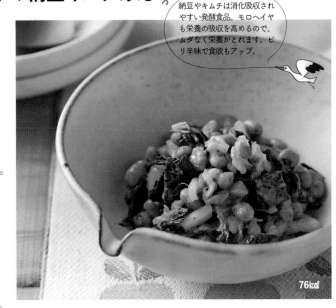

子宝Point
食物繊維たっぷりのきのことわかめは、デトックスにおすすめ！ 新陳代謝を上げるとうがらしをプラスしても。

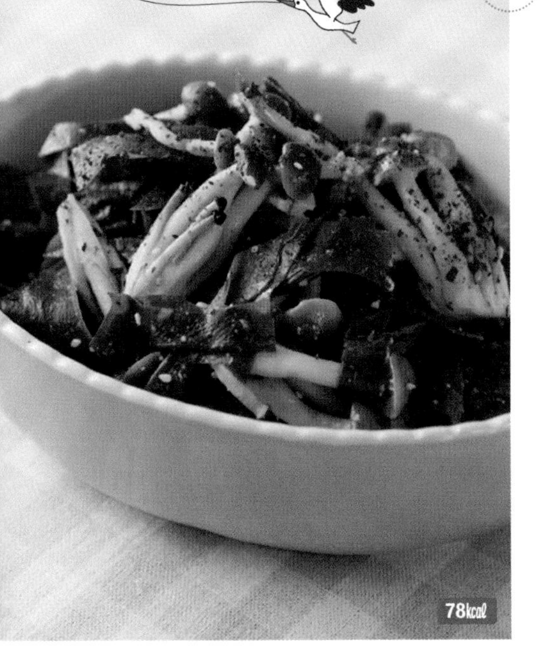

副菜
電子レンジですぐに完成。
もう1品ほしいときのお手軽サブメニュー
わかめとしめじのナムル

材料（2人分）
しめじ……………………1パック
わかめ（塩蔵）……………50g
酒……………………小さじ1
A
- おろしにんにく……………少々
- すり白ごま……………小さじ2
- ごま油……………小さじ2
- あらびき赤とうがらし（または一味とうがらし）……少々
- 塩……………小さじ1/3

作り方
1 しめじは石づきを除き、小房に分ける。わかめは水で5分もどし、水けをしぼって一口大に切る。
2 耐熱皿にしめじを入れ、酒を振ってラップをかけ、電子レンジで2分加熱する。わかめとAを加えてあえ、器に盛り、好みであらびき赤とうがらしを振る。（藤井）

ホルモンバランスが
乱れている…

子宮内膜が薄い

PMSがつらい

お悩み4

ホルモンバランスをととのえるには？

低温期・高温期それぞれをサポートする食材をとり入れましょう

大豆や大豆製品に含まれるイソフラボンは、卵胞ホルモン・エストロゲンと似た働きがあります。エストロゲンが分泌される低温期には、イソフラボンや子宮内膜の材料になる鉄分で内膜を厚くするサポートをしましょう。

高温期には血液をつくって血のめぐりをよくし、しっかり子宮内膜に血液を送ることがたいせつ。赤身の肉やあさりなど、血液の材料になる鉄分を多く含む食材と、青背の魚や玉ねぎなど、血液サラサラ食材をとり入れて。

おすすめ食材

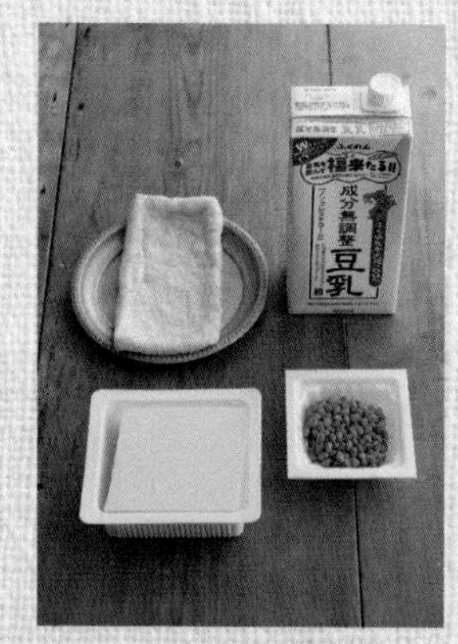

イソフラボンの多い食材

1日に豆乳130g、豆腐100g、納豆50gのどれかひとつでOK。または油揚げ、厚揚げなどでも

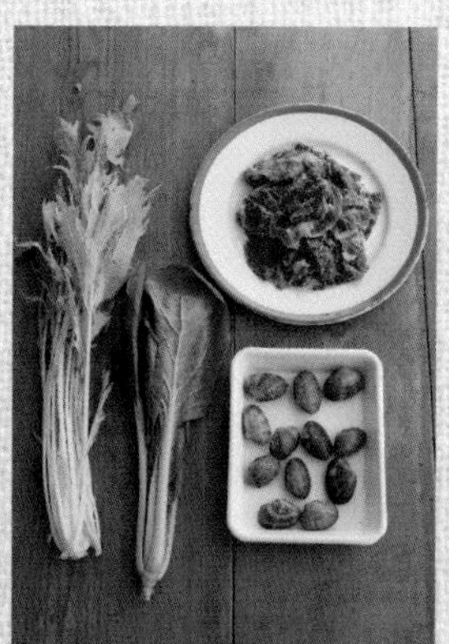

鉄分の多い食材

牛赤身肉、豚赤身肉、レバー、赤身の魚、あさり、納豆、青菜、海藻など

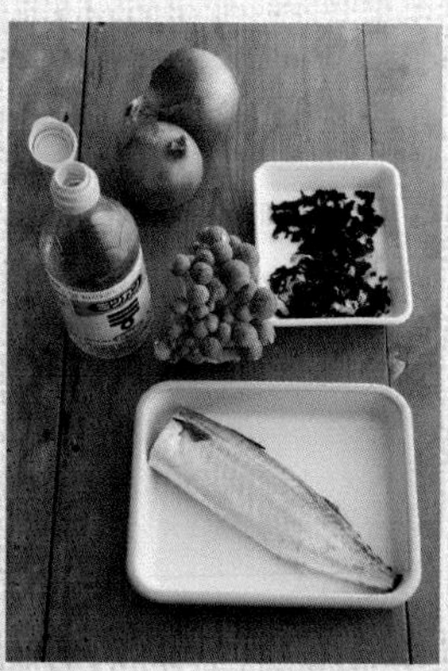

血液サラサラ食材

青背の魚、海藻、きのこ、ねぎ類、玉ねぎ、納豆、酢など

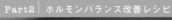

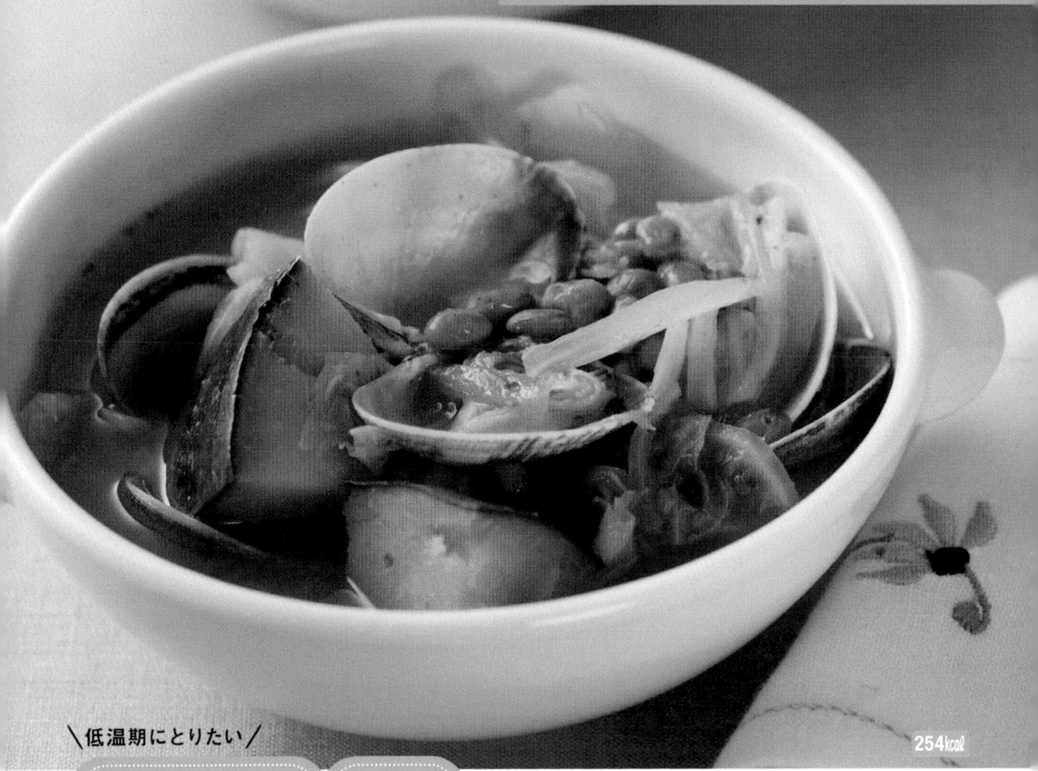

254kcal

＼低温期にとりたい／

イソフラボン&鉄分 食材

副菜

納豆×キムチの独特な風味があさりのだしとからんで深い味わいに

納豆とあさりのキムチスープ

材料(2人分)

あさり(殻つき)	200g
玉ねぎ	½個
かぼちゃ	⅙個(100g)
白菜キムチ	100g
納豆	100g
酒	大さじ2
みそ	大さじ1
ごま油	大さじ½

作り方

1 あさりは3%程度の塩水(分量外)にひたし、薄暗い場所に2～3時間おいて砂出しをし、よく洗う。玉ねぎは7～8㎜厚さのくし形に切る。かぼちゃは種とわたをとり、1㎝厚さの一口大に切る。

2 なべにごま油を入れて強火で熱し、あさりをいためる。全体に油が回ったら酒と水600㎖を加え、煮立ったら玉ねぎ、かぼちゃを加えてさらに煮る。

3 かぼちゃがやわらかくなったらキムチを加えて2～3分煮、みそをとき入れて納豆を加え、ひと煮する。

(藤井)

低温期のポイント

イソフラボンの多い食材は女性ホルモン・エストロゲンに似た働きをするので、低温期にとると、子宮内膜を厚くする働きがあります。ただし、とりすぎには注意を。子宮内膜を厚くしていく時期なので、血液の材料になる鉄分も合わせてとりましょう。

子宝Point

納豆やキムチなどの発酵食品は腸内環境をととのえます。あさりに含まれる鉄分は血液の材料になります。

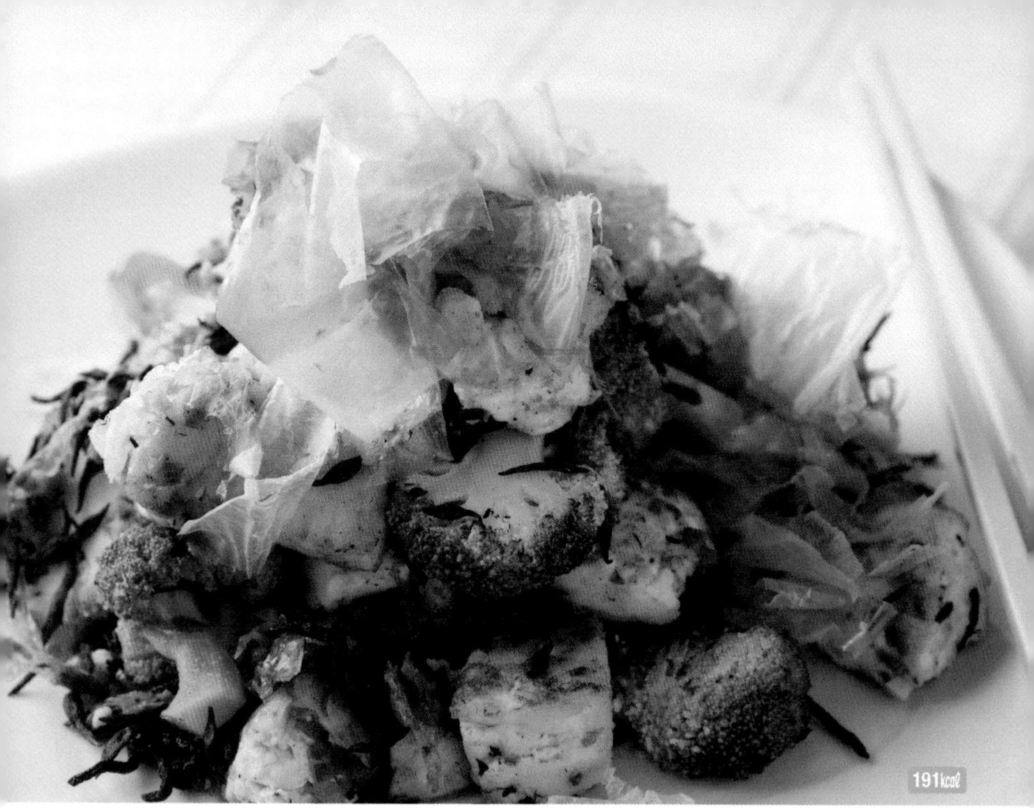

191kcal

ヘルシーなのに食べごたえあり！ 風味豊かなごま油で食欲増進

主菜

ひじきとブロッコリーのとうふチャンプルー

材料（2人分）

木綿どうふ…………½丁（200g）
ひじき（乾燥）…………10g
ブロッコリー…………½個
かつお節…………10g
A しょうゆ…………小さじ½
A 塩…………小さじ½
A きび砂糖…………小さじ½
ごま油…………大さじ1⅓

作り方

1 とうふはキッチンペーパーで包み、重しをして15分ほど水きりする。ひじきはたっぷりの水で15分もどし、ざるに上げる。ブロッコリーは小房に分ける。

2 フライパンにごま油大さじ⅓を入れて強火で熱し、とうふを一口大にちぎって加え、こんがり焼き色がついたらとり出す。同じフライパンにごま油大さじ１を入れて中火で熱し、ブロッコリー、ひじきを順に加え、水大さじ２を加えていためる。

3 ブロッコリーの色があざやかになったら、とうふを戻し入れてさっとまぜる。かつお節の⅔量を加えていため、Aを加えてさらにいため合わせる。器に盛り、残りのかつお節をのせる。 （藤井）

子宝Point

ひじきとブロッコリーには、カルシウム、鉄分、ビタミンがたっぷり。かつお節は疲労回復にも役立ちます。

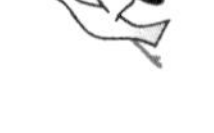

子宝食材memo

とうふ

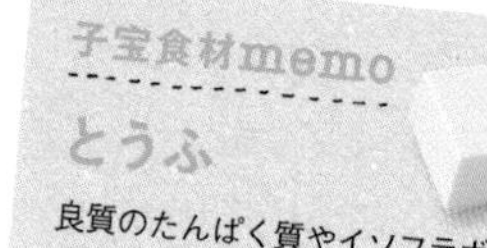

良質のたんぱく質やイソフラボンを含み、コレステロールや中性脂肪を減らす働きがあります。

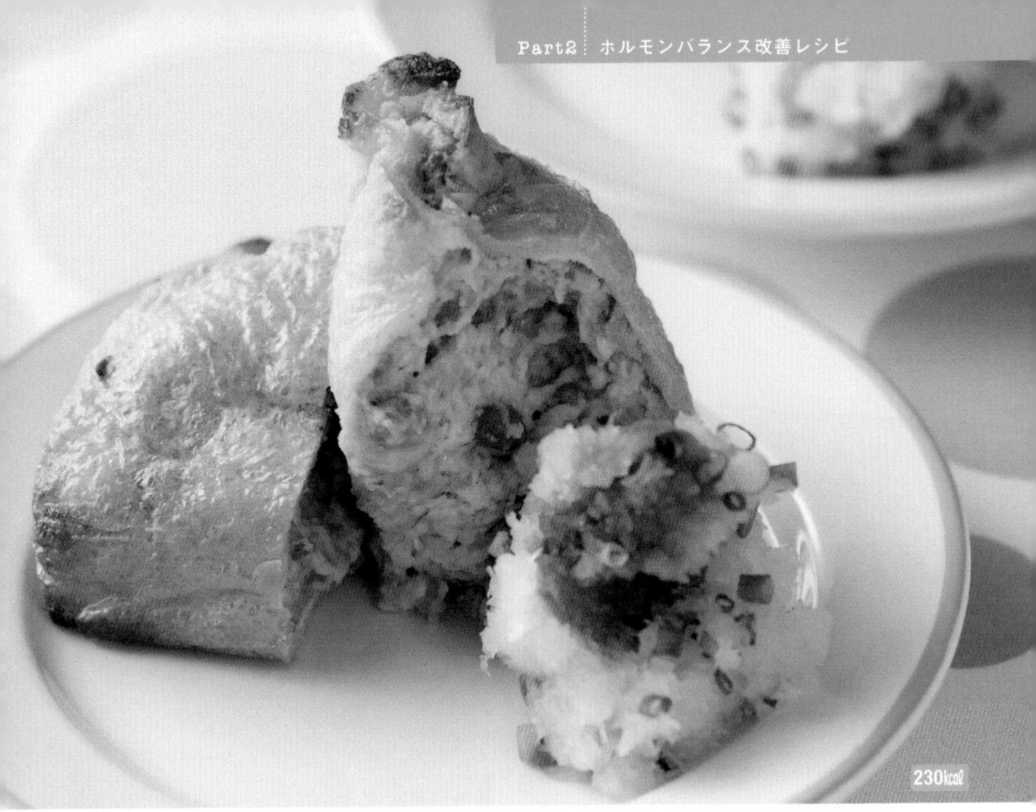

230kcal

カリカリ香ばしいお揚げの中にスタミナがつくネバとろの具がぎっしり！

主菜

納豆きんちゃく

材料（2人分）

油揚げ……………………………1枚
納豆………………1パック（40g）
A［山いも（すりおろし）…100g
かつお節…………………5g
しょうゆ…………小さじ2］
B［万能ねぎ（小口切り）……3本
大根おろし……………大さじ4
おろししょうが……小さじ1］
しょうゆ……………………少々

作り方

1 油揚げは横半分に切り、袋状に開く。納豆とAをまぜ合わせ、油揚げに詰めて口をようじでとめる。
2 魚焼きグリルに入れ、弱めの中火で両面を4～5分こんがり焼き、半分に切って器に盛る。Bをまぜ合わせて添え、しょうゆをかける。

（藤井）

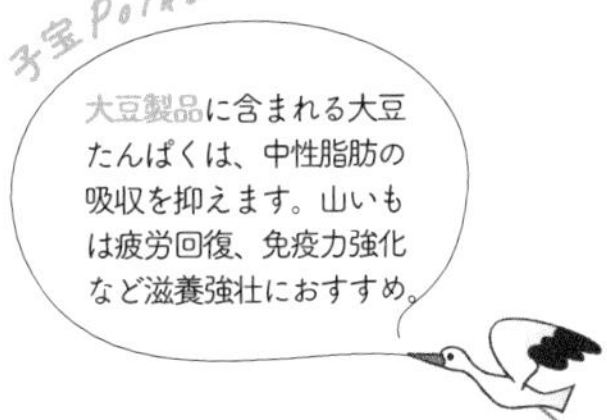

大豆製品に含まれる大豆たんぱくは、中性脂肪の吸収を抑えます。山いもは疲労回復、免疫力強化など滋養強壮におすすめ。

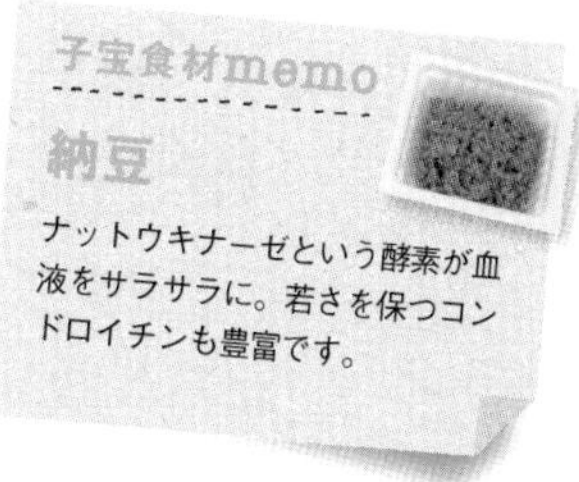
子宝食材memo
納豆
ナットウキナーゼという酵素が血液をサラサラに。若さを保つコンドロイチンも豊富です。

＼高温期にとりたい／

鉄分&血液サラサラ食材

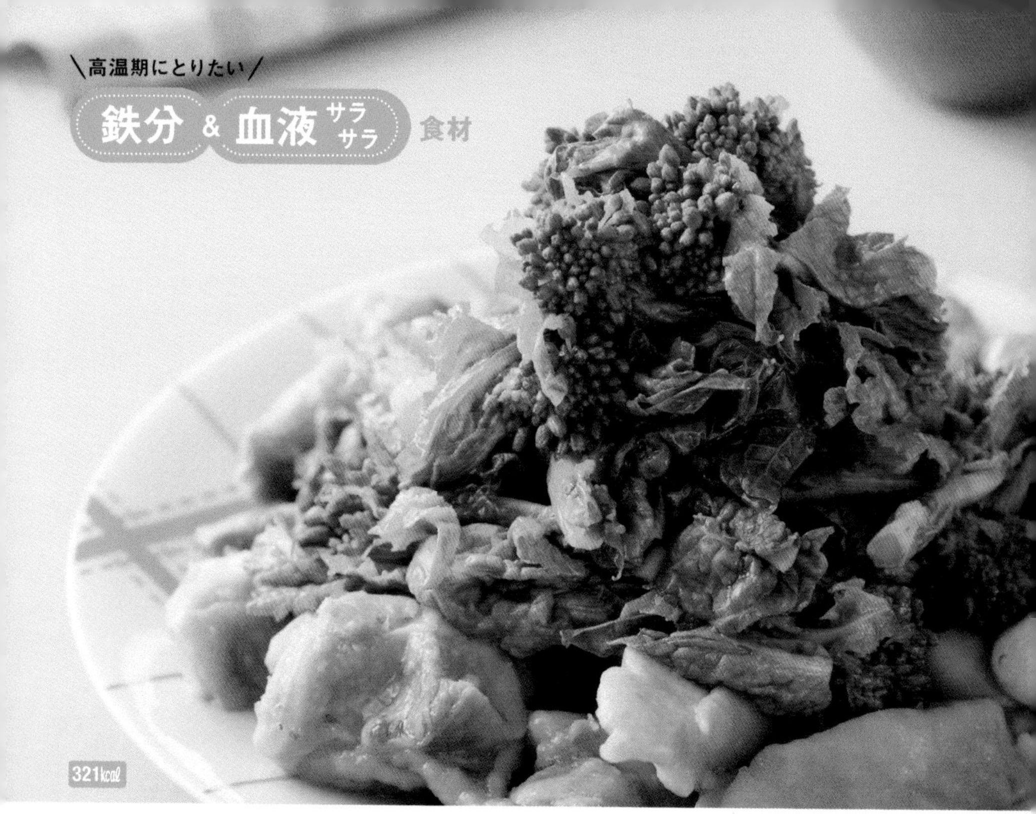

321kcal

ほんのりとした苦みが春の味。ぷりぷり食感の肉に思わずうっとり

主菜 菜の花と鶏肉のゆずこしょう蒸し

材料（2人分）

菜の花……………………………1束
鶏もも肉…………………………1枚

A
- 酒……………………大さじ2
- しょうゆ……………小さじ1
- オリーブ油…………小さじ1
- かたくり粉…………小さじ1
- ゆずこしょう……小さじ1 ～大さじ½

作り方

1 菜の花は長さを半分に切る。
2 鶏肉は一口大に切り、耐熱皿に入れてAをもみ込み、平らに並べる。ラップをかけて電子レンジで4分加熱する。
3 とり出して、鶏肉に菜の花をのせて再びラップをかけ、電子レンジで3分加熱する。よくまぜてから器に盛る。（藤井）

高温期のポイント

鉄分や葉酸をとると、効率よく赤血球がつくられます。高温期にとると、受精卵の着床をサポートします。子宮内膜をやわらかくしたい時期なので、血液サラサラ食材も組み合わせるのがベスト。

子宝Point

菜の花はβ-カロテンが豊富。油といっしょとると、吸収率が上がります。良質なたんぱく質を含む鶏肉とも相性抜群。

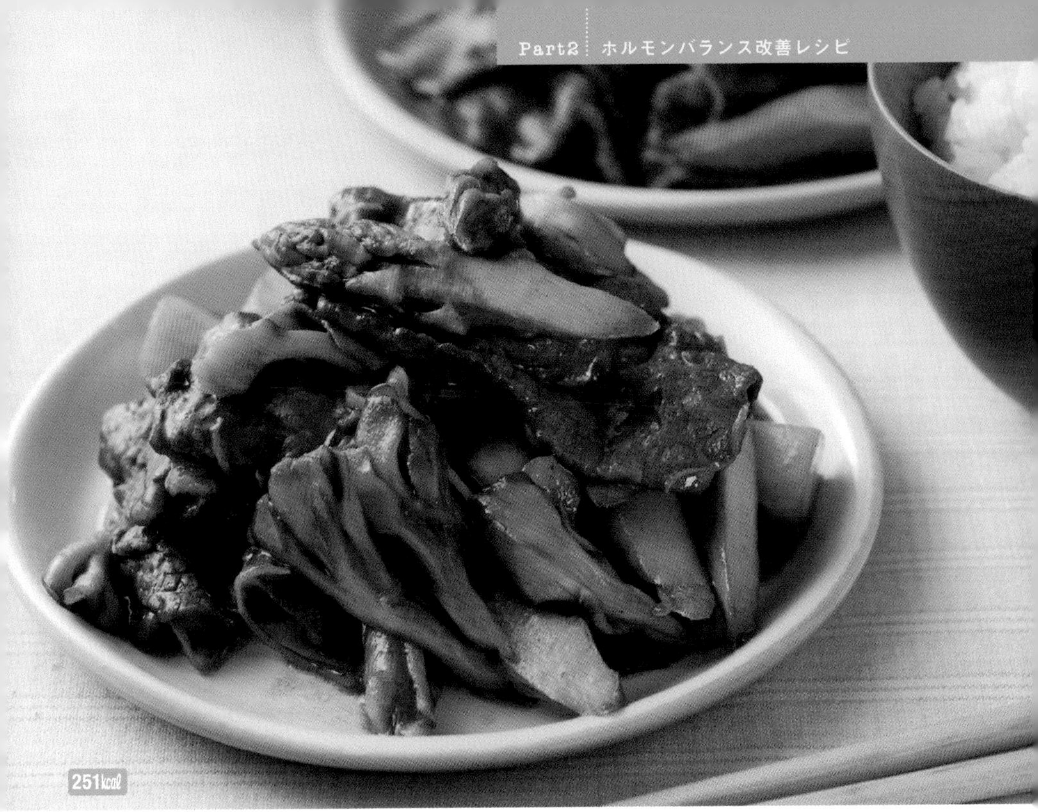

251kcal

主菜

ごはんがすすむ、ガッツリ系おかず。こっくり味のお肉が男心をつかみます♥

牛肉とアスパラのオイスターソースいため

材料(2人分)

牛もも薄切り肉……150g

A
- かたくり粉……小さじ2
- 酒……小さじ1
- しょうゆ……小さじ1

まいたけ……1パック

グリーンアスパラガス……4本

しょうが(せん切り)……1かけ

B
- きび砂糖……小さじ½
- オイスターソース…小さじ2
- 酒……小さじ2
- しょうゆ……小さじ1

塩……少々

ごま油……大さじ1

作り方

1 牛肉は5～6㎝幅に切り、Aをもみ込む。まいたけは小房に分け、アスパラは根元のかたい皮をむき、1㎝厚さの斜め切りにする。

2 フライパンにごま油大さじ½を入れて強火で熱し、まいたけ、アスパラをいためる。全体に油が回り、アスパラの色があざやかになったら塩を振り、とり出す。

3 同じフライパンにごま油大さじ½を入れて中火で熱し、しょうがを加えていためる。香りが立ったら牛肉を加え、ほぐしながらいためる。肉に火が通ったら**2**を戻し入れ、まぜ合わせたBを加えていためる。 (藤井)

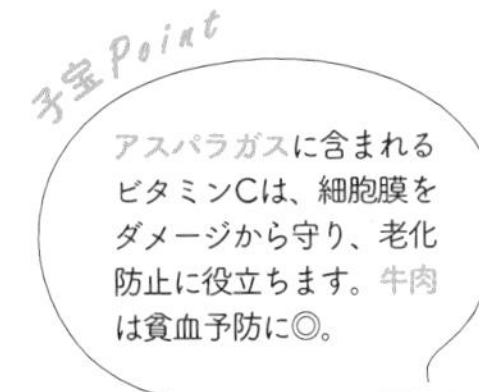

子宝Point
アスパラガスに含まれるビタミンCは、細胞膜をダメージから守り、老化防止に役立ちます。牛肉は貧血予防に◎。

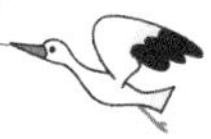

主菜

にんにくたっぷりでおいしさもスタミナも倍増

まぐろのソテー トマトソース

材料(2人分)

まぐろ(刺し身用さく)……200g
しょうゆ……小さじ1
みりん……小さじ1
かたくり粉……適量
さつまいも……4cm
しめじ……⅓パック
オリーブ油……適量
〈トマトソース〉
トマト缶……½缶
オリーブ油……大さじ1
にんにく(薄切り)……1かけ
固形スープ……½個
塩、こしょう……各適量

※妊活中～妊娠中に食べるまぐろは「キハダ、ビンナガ、メジマグロ」がおすすめです。
「クロマグロ(本マグロ)、ミナミマグロ(インドマグロ)」は控えめに。

作り方

トマトソースを作る

1 フライパンにオリーブ油とにんにくを入れ、色づくまで中火で熱する。
2 トマトと固形スープを加えて全体をよくまぜ、汁けがなくなるまで中火で煮詰める。
3 火を止めて、まぜながら塩、こしょうで味をととのえる。

まぐろのソテーとつけ合わせを作る

1 しょうゆとみりんを合わせ、まぐろにからめて10分ほどおく。キッチンペーパーで軽く汁けをふき、かたくり粉を軽くまぶす。
2 しめじは石づきを切り落とし、さつまいもは1cm厚さの輪切りにして耐熱皿に入れ、ラップをかけて電子レンジで1～2分加熱する。
3 フライパンにオリーブ油を薄く引いて中火にかけ、**2**を軽く焼いてとり出す。
4 **3**のフライパンにオリーブ油大さじ1を入れて熱し、**1**を表面がきつね色になるまで強火で焼く。
5 食べやすい大きさに切って器に盛り、トマトソースをかけ、好みで生クリームをかける。**3**を添える。 (ダンノ)

副菜

ほのかに甘ずっぱく、あと味もさっぱり

マリネ風 緑のサラダ

材料(2人分)

ブロッコリー……6房
グリーンアスパラガス……2本
A 酢……大さじ1
A きび砂糖……小さじ1強
A オリーブ油……小さじ½
A 塩、こしょう……各少々

作り方

1 アスパラははかまをとって3cm長さに切り、ブロッコリーとともに耐熱皿に入れる。ラップをかけて電子レンジで1分ほど加熱する。
2 あたたかいうちにAであえ、10分ほどおいて味がなじんだら器に盛る。 (ダンノ)

主食

発芽玄米ごはん

副菜

あめ色玉ねぎの香ばしさでコクがアップ!

玉ねぎのしょうがコンソメスープ

材料(2人分)

玉ねぎ……½個
しょうが……1かけ
固形スープ……1個
しょうゆ……小さじ½
オリーブ油……小さじ1
パセリ(みじん切り)……少々

作り方

1 玉ねぎは薄切り、しょうがはせん切りにする。
2 なべにオリーブ油と**1**を入れ、中火でいためる。
3 玉ねぎが茶色くなったら、水400mlと固形スープを加えて強火にし、煮立ったら弱火にして15～20分煮て、しょうゆを加える。
4 器に盛り、パセリを散らす。 (ダンノ)

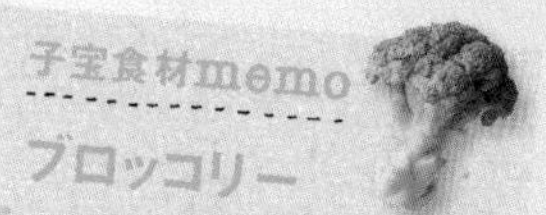

かぜ予防や疲労回復に効果的なビタミンC、抗酸化作用のあるβ-カロテン、妊活中に必須の葉酸など、栄養素が豊富です。

子宝Point

まぐろには鉄分やたんぱく質、EPAやDHAといった良質な脂質が含まれています。まぐろの種類によっては水銀濃度が高いものもあるので注意しましょう。

主食 249kcal

副菜 37kcal

副菜 38kcal

主菜 348kcal

合計 672kcal

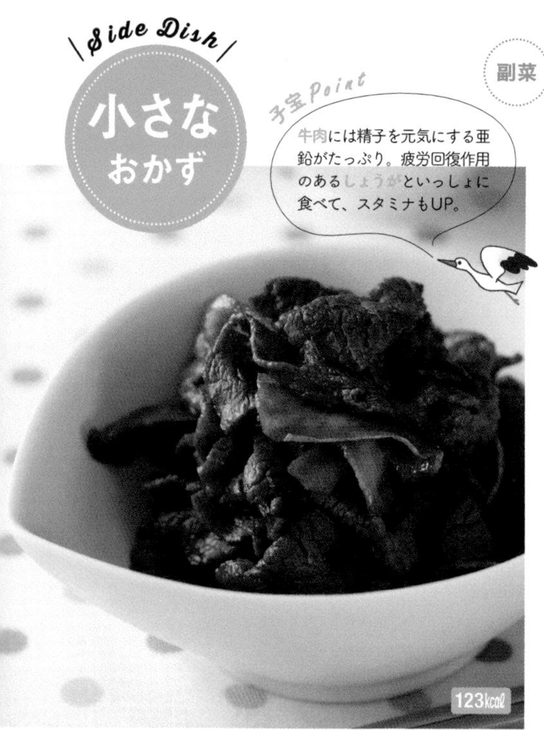

子宝Point

牛肉には精子を元気にする亜鉛がたっぷり。疲労回復作用のあるしょうがといっしょに食べて、スタミナもUP。

123kcal

副菜

しょうがをきかせた甘辛味のごはんの友

牛肉としょうがのしぐれ煮

材料(5回分)

牛もも薄切り肉……200g

A
- しょうが(薄切り)……2かけ
- 酢……小さじ1
- 酒……大さじ3
- きび砂糖……大さじ1

B
- はちみつ……大さじ½
- みりん……大さじ½
- しょうゆ……大さじ1.5

作り方

1 牛肉は5～6㎝幅に切る。

2 なべにAと水大さじ3を入れて煮立たせ、**1**を加えてほぐしながら中火で3～4分煮て、とり出す。

3 同じなべにBを入れてまぜ、とろみがつくまで煮詰める。牛肉を戻し入れて照りよく煮からめる。

(藤井)

副菜

あさりのうまみがギュギュッと詰まった定番

レンジで簡単！　あさりの酒蒸し

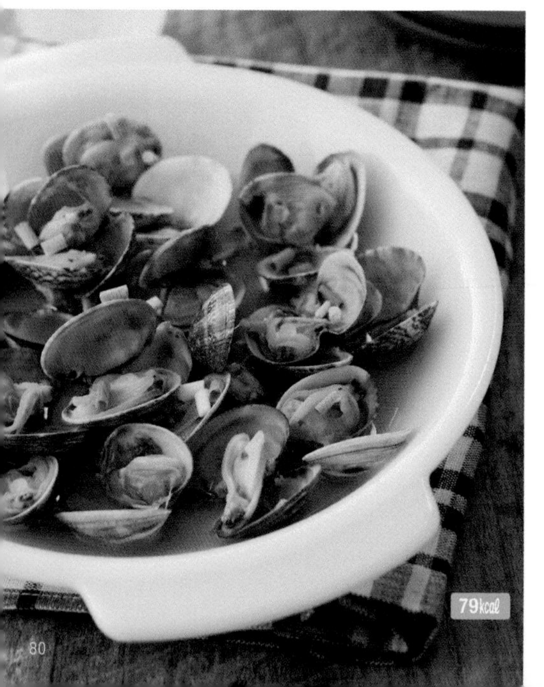

79kcal

材料(2人分)

あさり(殻つき)……1パック(300g)

A
- バター……小さじ1
- 酒……大さじ2
- 塩、こしょう……各少々
- しょうゆ……小さじ1

万能ねぎ(小口切り)……少々

作り方

1 あさりは砂出しをし、殻をこすり合わせて洗う。

2 耐熱皿に入れてAを全体に振り、ラップをふんわりとかける。

3 電子レンジで4分～ 4分30秒加熱し、仕上げに万能ねぎを振る。

(ダンノ)

子宝Point

あさりには鉄分、カルシウム、亜鉛などのミネラルやビタミンB_{12}が含まれています。みそ汁やパスタ、煮込みなどのメニューにも。

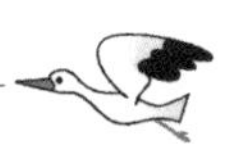

副菜

歯ごたえのよさとほどよい塩味がGood

大根と海藻の浅漬け

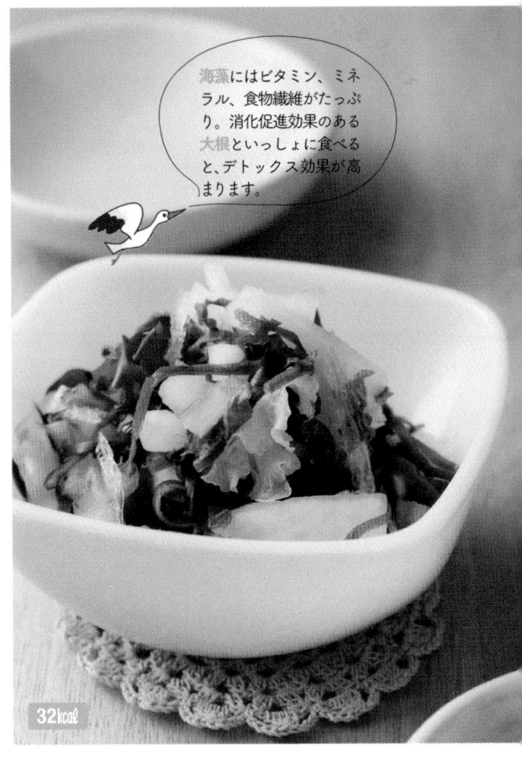

海藻にはビタミン、ミネラル、食物繊維がたっぷり。消化促進効果のある大根といっしょに食べると、デトックス効果が高まります。
32kcal

材料（2人分）

海藻サラダミックス（乾燥）……………… 10g
大根……………………………………… 4cm
大根の葉（小口切り）…………………… 100g
青じそ（せん切り）……………………… 10枚
塩………………………………………… 小さじ1
しょうゆ………………………………… 小さじ½

作り方

1 海藻サラダミックスはたっぷりの水でもどし、水けをしぼる。大根は2～3mm厚さの短冊切りにする。

2 ポリ袋にすべての材料を入れてまぜ、空気をしっかり抜いて口をしばる。常温で30分ほどおき、しんなりさせる。 （藤井）

子宝Point
食物繊維が豊富な小松菜とのりは、便秘解消におすすめ。ビタミンに加えミネラルもとれます。
86kcal

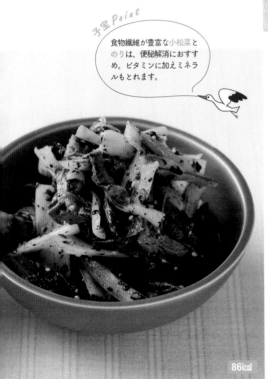

副菜

風味豊かなのりとにんにくで食欲が増す！

小松菜ののりあえ

材料（2人分）

小松菜…………………………… 1束（250g）
焼きのり………………………………… 2枚
A
すり白ごま……………………… 小さじ2
しょうゆ………………………… 小さじ2
ごま油…………………………… 小さじ2
おろしにんにく………………… 少々

作り方

1 小松菜は熱湯でさっとゆでてざるに上げ、あら熱がとれたら3～4cm長さに切り、水けをしぼる。のり（しけっていたら、さっと火であぶる）はポリ袋に入れてもみ、こまかくする。

2 ボウルにのり、Aを入れてまぜ、全体がなじんだら小松菜を加えてあえる。 （藤井）

受精卵が育つか心配…

赤ちゃんの成長を助けたい

葉酸サプリは必要？

お悩み5

元気な赤ちゃんを育むには？

↓

妊活を始めたら食事＋サプリメントで葉酸を１日640μgとりましょう

葉酸はビタミンB群の一種で、おなかの赤ちゃんの成長を助ける栄養素。妊娠のごく初期に不足すると、二分脊椎症などの障害が起こるリスクがあります。厚生労働省では、妊娠１カ月以上前から妊娠３カ月までの間、葉酸を食事で240μgに加え、サプリメントで400μgを追加摂取するように推奨しています。

妊活を始めたら、葉酸を多く含む栄養バランスのよい食事を心がけ、同時に葉酸のサプリメントもとるようにしましょう。

1日に摂取したい葉酸推奨量

妊活中〜妊娠3カ月	食事で240μg ＋ サプリメントで400μg
妊娠3カ月以降〜出産まで	480μg

おすすめ食材

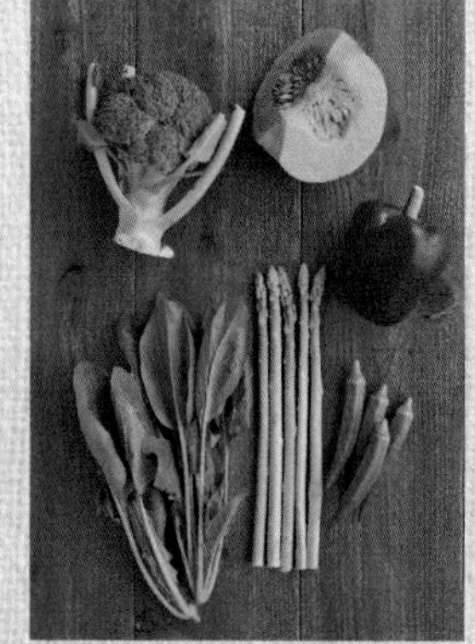

緑黄色野菜

ほうれんそう、小松菜、水菜、ブロッコリー、グリーンアスパラガス、オクラ、かぼちゃ、赤パプリカなど

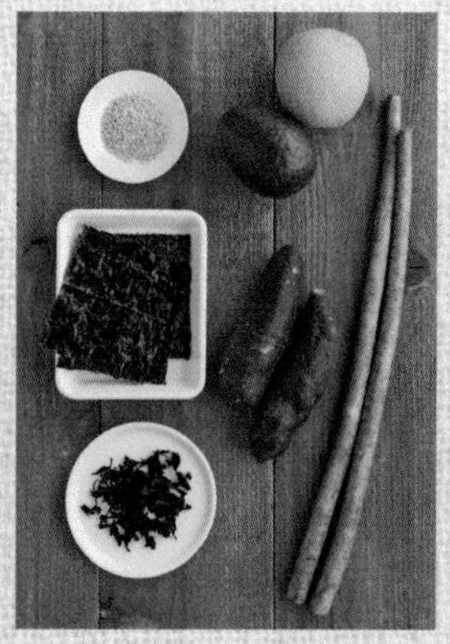

果物・いも・根菜・乾物

アボカド、いちご、オレンジ、さつまいも、ごぼう、のり、わかめ、ごまなど

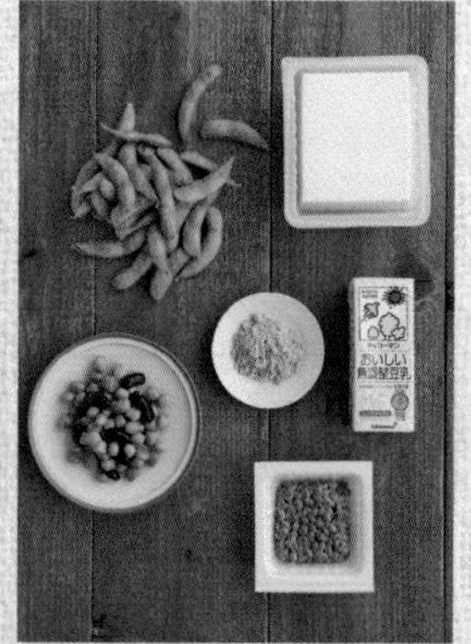

大豆製品・豆類

とうふ、納豆、豆乳、きな粉、枝豆、そら豆、ミックスビーンズなど

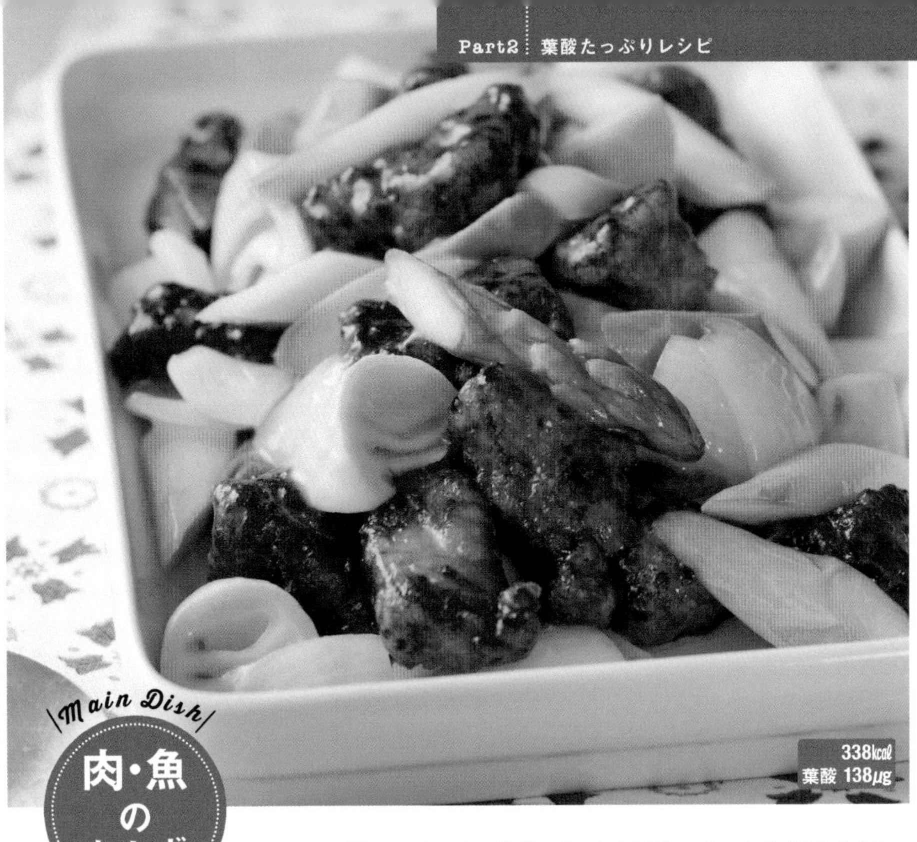

Main Dish
肉・魚のおかず

コクのある甘ずっぱいあんがジューシーな肉をさわやかに

主菜 たけのことアスパラの酢豚風

材料（2人分）

豚ももかたまり肉……200g
ゆでたけのこ……小1本
グリーンアスパラガス……4本
玉ねぎ……½個
A しょうがのしぼり汁…小さじ½
A 酒……小さじ½
A しょうゆ……大さじ½
B 鶏ガラスープのもと……小さじ⅓
B かたくり粉……大さじ½
B 酢……大さじ1½
B きび砂糖……大さじ1½
B しょうゆ……小さじ⅔
B 塩……小さじ⅔
B 湯……100mℓ
揚げ油……適量
オリーブ油……大さじ1

作り方

1 たけのこは一口大の乱切り、アスパラは2cm厚さの斜め切り、玉ねぎは2cm角に切る。豚肉は2cm角に切ってAをもみ込み、かたくり粉少々（分量外）をまぶす。Bは合わせておく。

2 フライパンに揚げ油を深さ5mmほど入れて強めの中火にかけ、豚肉を2〜3分こんがりと揚げる。

3 フライパンにオリーブ油を熱し、玉ねぎ、たけのこ、アスパラを入れて中火でいためる。全体に油が回って玉ねぎが透き通ってきたら、Bをまぜながら加える。全体をよくまぜて煮立たせ、とろみが出てきたら豚肉を戻し入れてまぜる。

（藤井）

子宝Point

アスパラガスにはアミノ酸の一種、アスパラギン酸が含まれます。豚肉といっしょに食べることで、疲労回復やダイエットに◎。

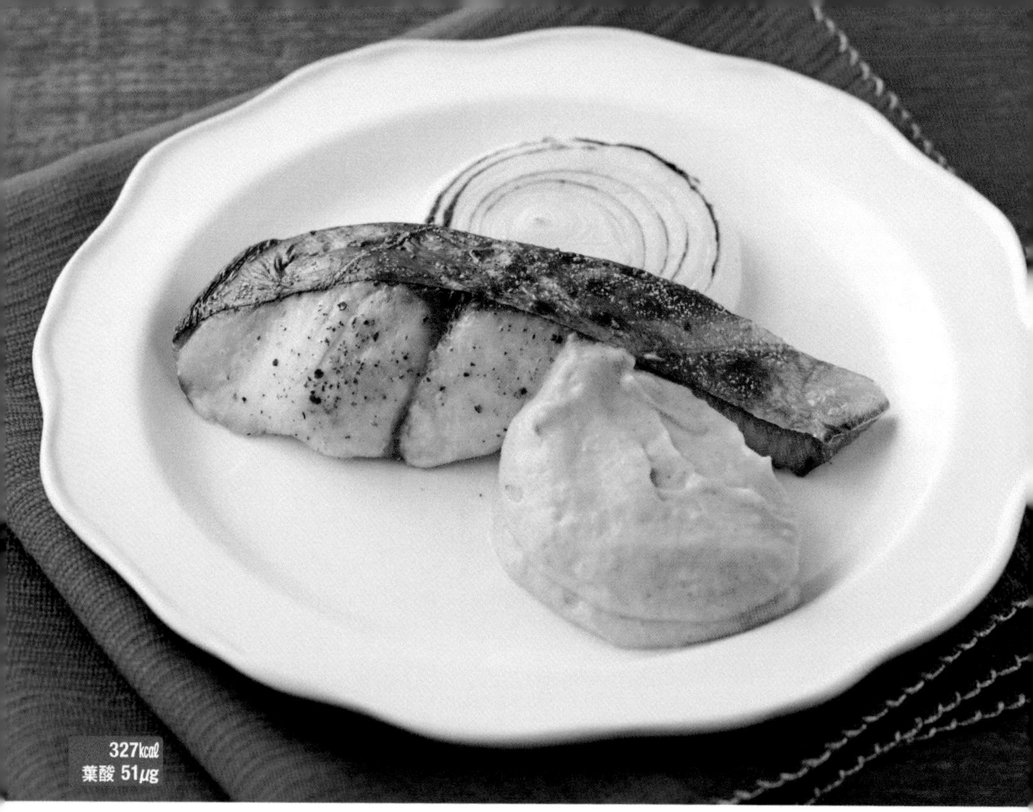

327kcal
葉酸 51μg

主菜

まろやかでコクのある絶品ソースは、お魚と相性抜群

さわらのアボカドソース添え

材料(2人分)

さわら……2切れ
塩、こしょう……各少々
玉ねぎ……½個
アボカド……½個

A
- 水……50mℓ弱
- 固形コンソメ……⅓個

B
- レモン汁……小さじ1
- カレー粉……小さじ1
- 生クリーム……大さじ2
- 塩、こしょう……各少々

作り方

1 さわらは塩、こしょうを振る。玉ねぎは輪切りにして耐熱皿にのせ、ラップをかけて電子レンジで1分加熱する。アボカドは種と皮を除き、四つ割りにする。
2 Aを合わせてコンソメをとかす(とけにくいときは、電子レンジで少し加熱する)。
3 ミキサーにアボカド、2、Bを入れて回し、なめらかにする。
4 魚焼きグリルにさわらと玉ねぎを並べ、両面をこんがりと焼いて火を通す。器に盛り、3を添える。

(ダンノ)

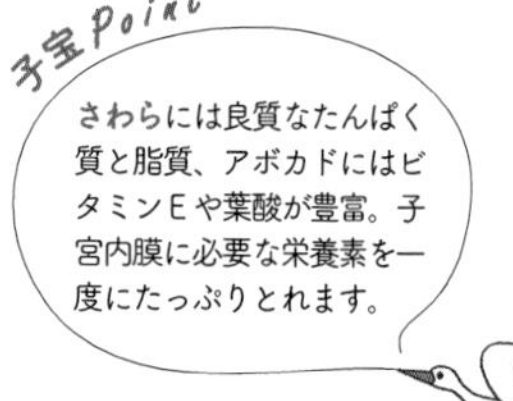

子宝Point
さわらには良質なたんぱく質と脂質、アボカドにはビタミンEや葉酸が豊富。子宮内膜に必要な栄養素を一度にたっぷりとれます。

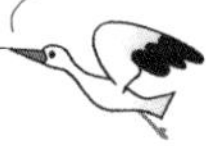

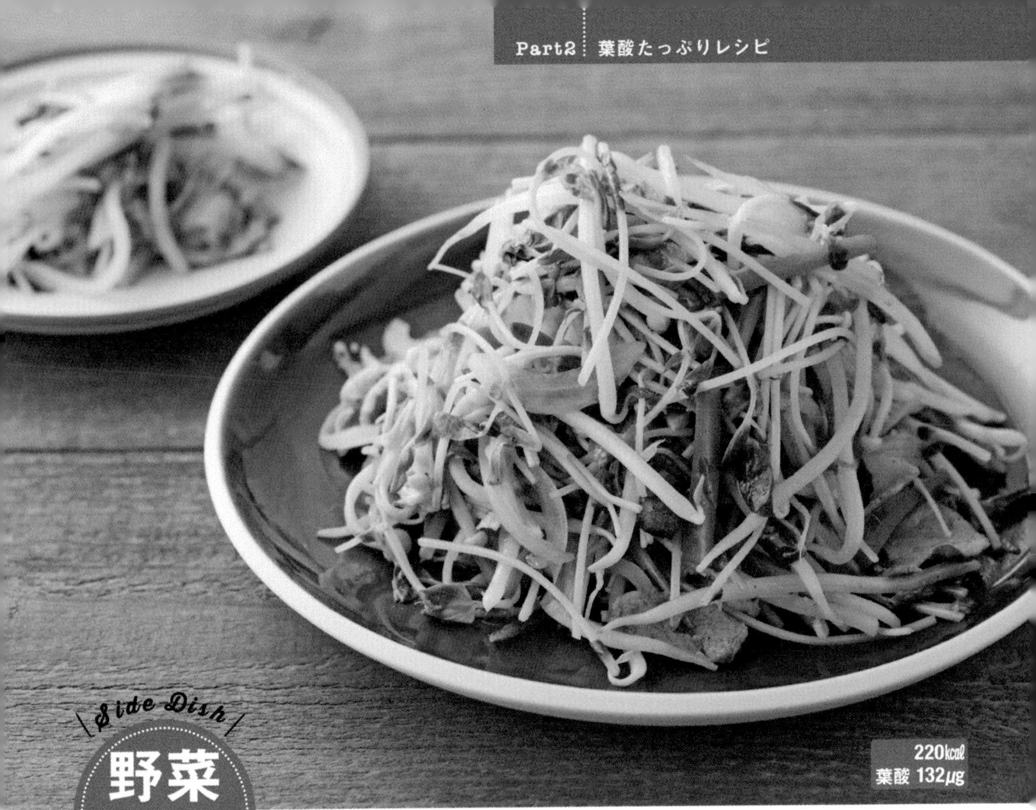

220kcal
葉酸 132μg

Side Dish
野菜のおかず

お肉のうまみとごま油の香りで、野菜がモリモリ進む！

副菜 豆苗のシンプル野菜いため

材料（2人分）

- 豆苗……1袋
- もやし……½袋
- 玉ねぎ……½個
- にんじん……3～4㎝
- えのきだけ……小1袋
- 豚薄切り肉……50g
- ごま油……大さじ1～2
- 塩、こしょう……各少々

作り方

1 豆苗は根元を切り落とし、長さを半分に切る。玉ねぎは薄切り、にんじんはせん切りにする。えのきだけは石づきを切り落とし、長さを半分に切り、根元は縦に裂いてほぐす。豚肉は一口大に切る。

2 フライパンにごま油を入れて中火で熱し、豚肉、玉ねぎ、にんじんをいため、えのきだけ、もやし、豆苗の順に加えていためる。

3 塩、こしょうで味をととのえる。

（ダンノ）

子宝Point

豆苗は「えんどう豆の苗」。栄養たっぷりの緑黄色野菜で、葉酸も豊富です。さっと火が通るので、いため物や汁物に活用して。

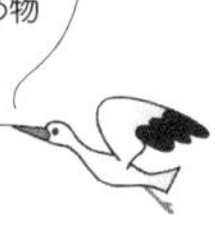

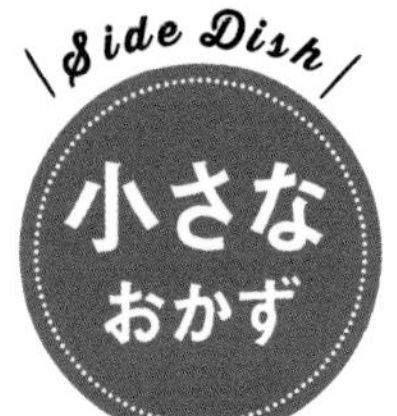

定番のごまあえをマヨネーズでアレンジ

副菜

ブロッコリーのごまマヨあえ

子宝Point

レンチン野菜で手軽に葉酸補給！　ごまはビタミン・ミネラルが豊富で、血流をよくし、体をあたためてくれます。

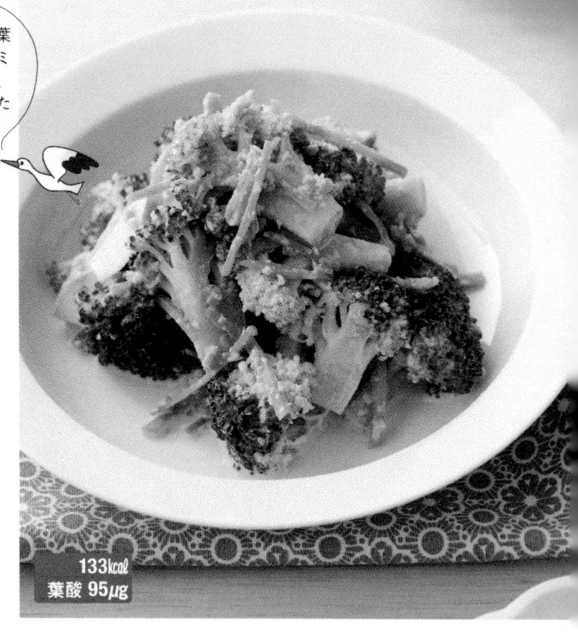

133kcal
葉酸 95μg

材料（2人分）

ブロッコリー……½個
にんじん……3〜4cm
A　すり白ごま……大さじ2
　しょうゆ……大さじ½
　マヨネーズ……大さじ1½

作り方

1ブロッコリーは小房に分け、にんじんはせん切りにして耐熱皿にのせ、ラップをかけて電子レンジで1分強加熱する。
2ボウルにAを合わせてまぜ、1があたたかいうちに加えてあえる。　（ダンノ）

缶詰で手軽においしく、栄養もアップ

副菜

ほうれんそうとあさりのおひたし

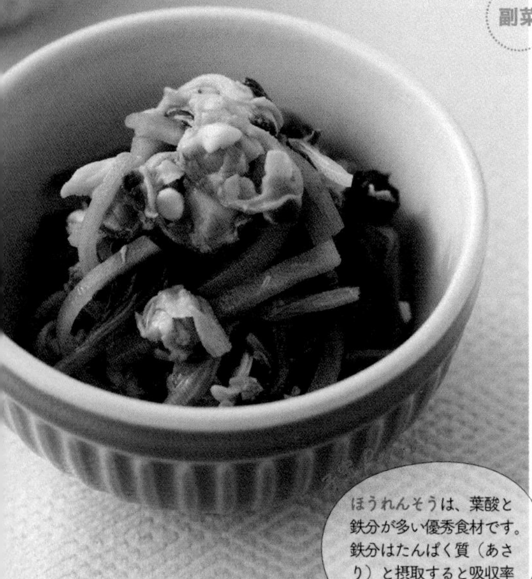

38kcal
葉酸 131μg

ほうれんそうは、葉酸と鉄分が多い優秀食材です。鉄分はたんぱく質（あさり）と摂取すると吸収率がアップ。

材料（2人分）

ほうれんそう……4株
にんじん……10g
あさり（水煮缶）……30g
めんつゆ（3倍濃縮）……大さじ1

作り方

1ほうれんそうは食べやすい長さに切り、にんじんはせん切りにする。
2塩少々（分量外）を入れた熱湯で1を1分ほどゆで、ざるに上げる。冷水で冷やし、水けをしぼる。
3ボウルに2、汁けをきったあさり、めんつゆを入れてあえる。　（ダンノ）

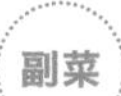

マヨネーズベースのドレッシングでまろやか

アボカドとわかめのサラダ

材料（2人分）

アボカド……………………………………1個
わかめ（塩蔵）………………………………20g
ツナ缶……………………………………小1缶
〈ドレッシング〉
マヨネーズ…………………………………大さじ2
ねりがらし…………………………………小さじ1
しょうゆ……………………………………小さじ½

作り方

1 アボカドは縦半分に切って種を除き、皮をむいて縦8等分に切る。わかめは洗い、たっぷりの水でもどし、水けをしぼって一口大に切る。ドレッシングの材料はまぜ合わせる。

2 器にアボカド、わかめ、ツナを盛り、ドレッシングをかける。（藤井）

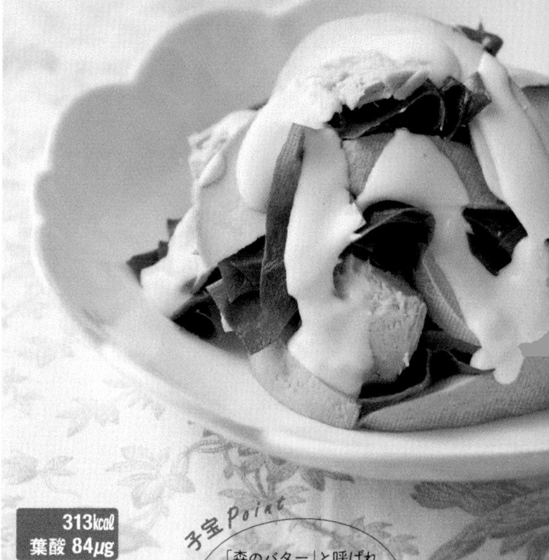

313kcal
葉酸 84μg

子宝Point

「森のバター」と呼ばれるアボカドは、栄養価が高く、ビタミンC・Eが豊富で、強力な抗酸化作用があります。

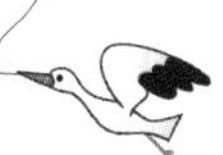

子宝食材memo

ほうれんそう

100gで200μg分の葉酸がとれます。たっぷり含まれるβ-カロテンは、アンチエイジングにおすすめ。

食物繊維たっぷりの元気が出る小鉢。朝食の1品としてごはんに合わせても◎

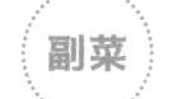

ほうれんそうとえのきだけの納豆あえ

材料（2人分）

ほうれんそう‥1束（200g）
えのきだけ…………1袋
納豆……1パック（40g）
A［だし………大さじ5
　 しょうゆ…大さじ1

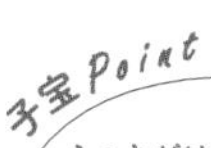

えのきだけには、精神を安定させる「ギャバ」というアミノ酸が含まれ、ストレス解消にお役立ち。食物繊維も豊富。

作り方

1 熱湯に塩（分量外）を加え、えのきをさっとゆでてざるに上げる。同じ湯でほうれんそうをゆでて水にとり、水けをしぼって3～4cm長さに切る。

2 ほうれんそうにAを大さじ2かけてあえ、汁けをしぼる。ボウルに残りのA、納豆、ほうれんそう、えのきを入れてあえる。（藤井）

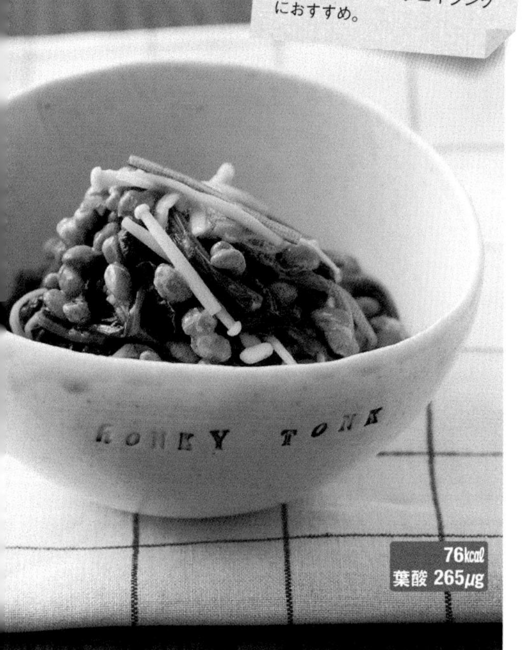

76kcal
葉酸 265μg

塩こぶのほどよい塩けで
モリモリ食べられる

副菜

緑野菜のナムル風サラダ

材料(2人分)

サニーレタス……………………………10枚
水菜………………………………………½束
塩こぶ……………………………大さじ3
ごま油……………………………大さじ1

作り方

1 サニーレタスと水菜は洗ってから食べやすく切り、水けをよくきる。
2 ボウルに1と塩こぶ、ごま油を入れてよくまぜる。

(ダンノ)

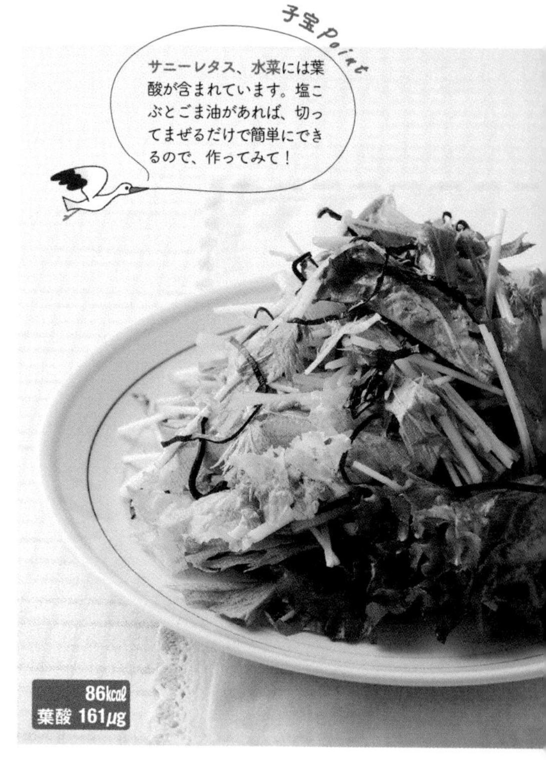

子宝Point

サニーレタス、水菜には葉酸が含まれています。塩こぶとごま油があれば、切ってまぜるだけで簡単にできるので、作ってみて!

86kcal
葉酸 161μg

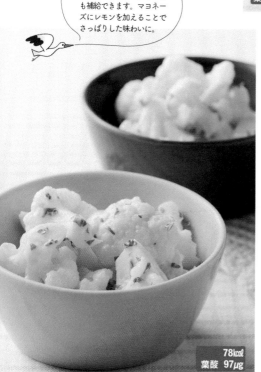

子宝Point

カリフラワーとパセリは葉酸を多く含み、ビタミンCも補給できます。マヨネーズにレモンを加えることでさっぱりした味わいに。

78kcal
葉酸 97μg

レモンの風味でマヨ味がさわやかに

副菜

カリフラワーのレモンマヨあえ

材料(2人分)

カリフラワー…………………8～10房
パセリ………………………………1本
マヨネーズ……………………大さじ1
レモン汁………………………小さじ1
塩…………………………………少々

作り方

1 カリフラワーは食べやすい大きさに切り、なべに湯を沸かしてやわらかくゆで、ざるに上げて湯をきる。
2 パセリはあらみじんに切り、マヨネーズ、レモン汁と合わせる。
3 ボウルに1と2を入れてよくまぜ、塩で味をととのえる。

(ダンノ)

新鮮な甘ずっぱさ！
ビタミン・ミネラルたっぷり

副菜

トマトとキウイの酢の物

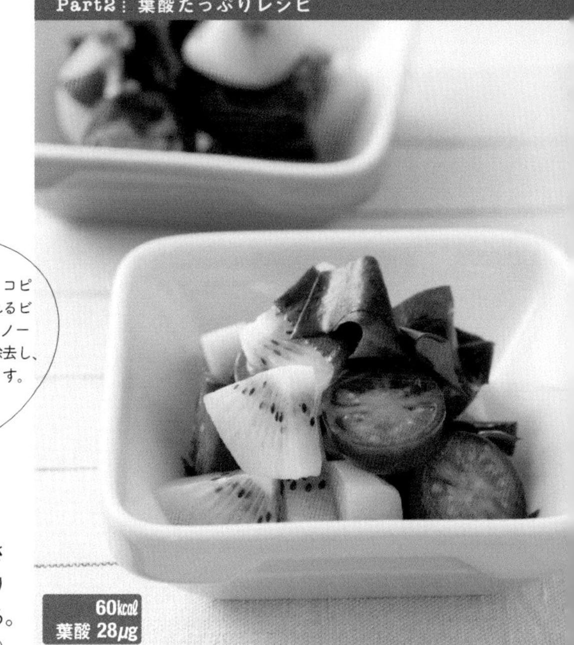

60kcal
葉酸 28μg

材料（2人分）

ミニトマト……………10個
キウイ …………………1個
わかめ（塩蔵）………10g
A［
酢 …………大さじ2
はちみつ…小さじ1
だし ………大さじ1
塩 …………小さじ⅓
］

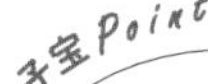

トマトに含まれるリコピン、キウイに含まれるビタミンC、ポリフェノールは、活性酸素を除去し、体を若々しく保ちます。

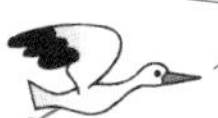

作り方

1 ミニトマトは縦半分に切り、キウイは1cm厚さのいちょう切りにする。わかめは洗ってたっぷりの水で5分もどし、水けをしぼって一口大に切る。
2 ボウルにAを入れ、**1**を加えてあえる。 （藤井）

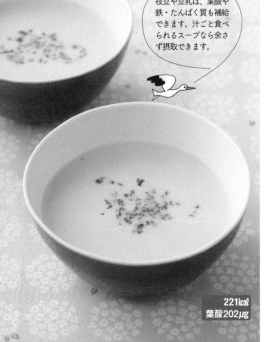

枝豆や豆乳は、葉酸や鉄・たんぱく質も補給できます。汁ごと食べられるスープなら余さず摂取できます。

221kcal
葉酸202μg

お豆にも葉酸は豊富！ やさしい味わい

副菜

枝豆と豆乳のポタージュ

材料（2人分）

枝豆（さやつき） ……………………………100g
玉ねぎ ……………………………………¼個
オリーブ油…………………………………大さじ1
A［
水 ……………………………………150mℓ
固形コンソメ ……………………………½個
］
豆乳（無調整） ……………………………300mℓ
塩…………………………………………小さじ½
こしょう、刻みパセリ ……………………各少々

作り方

1 枝豆はゆでてさやから豆を出す。玉ねぎは薄切りにする。
2 なべにオリーブ油を中火で熱し、玉ねぎをいため、枝豆、Aを加えて強火にし、豆がやわらかくなるまで煮て、火を止める。
3 **2**のあら熱がとれたらミキサーに入れて回し、なめらかになったらなべに戻す。豆乳を加えてひと煮立ちさせ、塩、こしょうで調味し、器に盛り、パセリを振る。 （ダンノ）

主菜

ヘルシーだけれどボリュームたっぷり！

いろいろ野菜の豚肉巻き 香味ソースがけ

材料（２人分）

- 豚ロース肉（しゃぶしゃぶ用）……10枚
- 酒……大さじ１
- サラダ菜、青じそ……各６枚
- スプラウト……１パック
- 赤パプリカ……½個

〈香味ソース〉

- 長ねぎ（みじん切り）……５cm
- しょうが（みじん切り）……１かけ
- ごま油、きび砂糖……各大さじ１
- しょうゆ、酢……各大さじ２

作り方

1 なべにたっぷりの水と酒を入れて沸騰させ、豚肉を１枚ずつさっとくぐらせて氷水にとる。キッチンペーパーで水けをふく。

2 スプラウトは根元を切り落としてほぐし、パプリカは細切りにする。

3 香味ソースの材料はよくまぜ合わせる。

4 野菜を1で巻いて器に盛り、3をかけて食べる。（ダンノ）

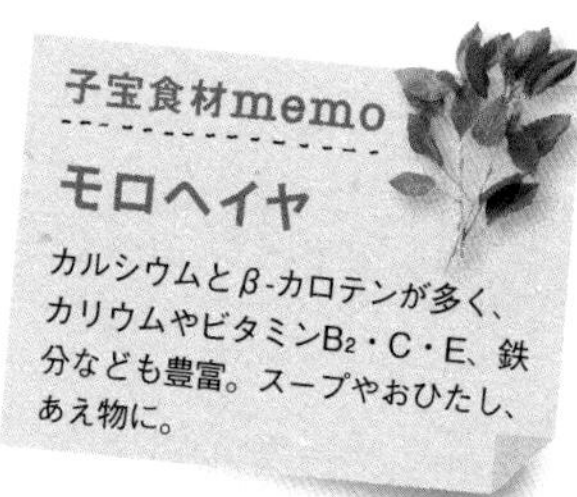
子宝食材memo
モロヘイヤ
カルシウムとβ-カロテンが多く、カリウムやビタミンB_2・C・E、鉄分なども豊富。スープやおひたし、あえ物に。

副菜

やわらかい味で心も体もほっこり

モロヘイヤ中華スープ

材料（２人分）

- 白菜……１枚
- にんじん……２cm（20g）
- モロヘイヤ……４～５本
- 鶏ガラスープのもと……大さじ１
- 酒……大さじ１
- しょうゆ……小さじ½
- 塩……小さじ¼

作り方

1 白菜は1cm幅の細切り、にんじんはせん切り、モロヘイヤは葉をつんでからざく切りにする。

2 なべに水350mℓと鶏ガラスープのもと、酒、しょうゆを入れて中火で煮立て、白菜とにんじんを加える。

3 白菜がやわらかくなったらモロヘイヤを加え、１～２分煮て塩で味をととのえる。（ダンノ）

子宝Point

モロヘイヤ以外にスプラウト、サラダ菜、青じそ、キウイも葉酸を多く含みます。生野菜やフルーツを食べるときは、あたたかい汁物と。

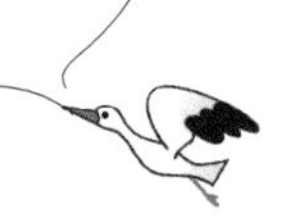

主食

胚芽米ごはん

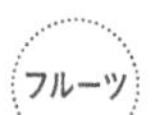
フルーツ

葉酸たっぷりのペアで召し上がれ

さっぱりフルーツ

材料（２人分）

- オレンジ……1個
- キウイ……1個

作り方

オレンジは半分に切って小房に分け、キウイとともに食べやすい大きさに切って器に盛る。

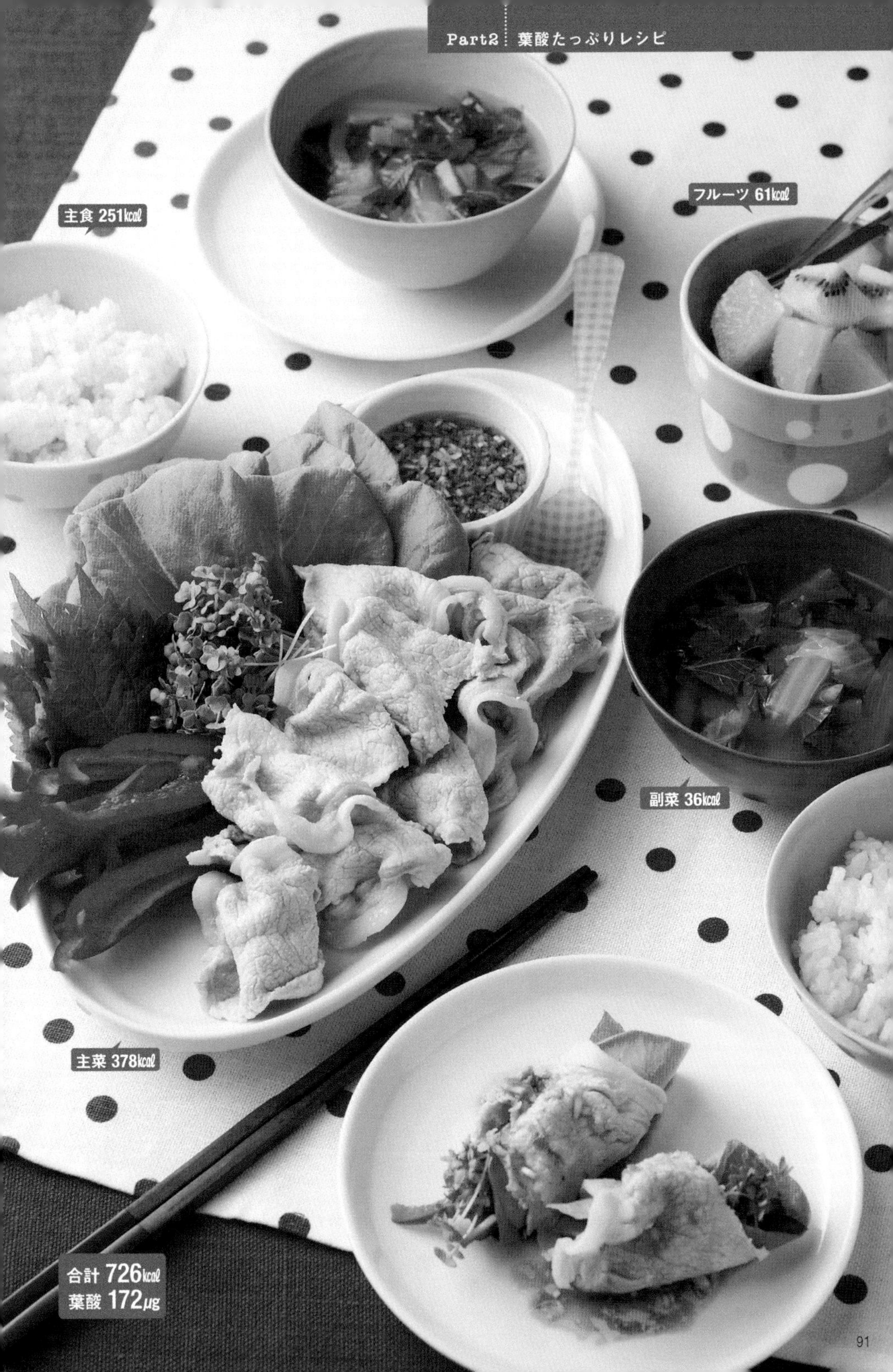
主食 251kcal
フルーツ 61kcal
副菜 36kcal
主菜 378kcal
合計 726kcal
葉酸 172μg

体がむくみやすい　便秘がち　肌荒れしやすい

お悩み6

デトックスするには？

腸内環境をととのえて体の中をきれいにする食材をチョイス

体にたまった老廃物をすっきり出すには、発酵食品で腸内の善玉菌をふやす、ぜん動運動を促す食物繊維をとるなどして、腸内環境をととのえることが有効です。強い抗酸化作用のあるケルセチン、塩分排出に役立つカリウムが豊富な食材も意識して使いましょう。

また、肝臓には解毒作用があります。肝臓の細胞をつくる良質なたんぱく質は、毎日欠かさずに。肝機能を高める亜鉛、セレン、タウリンなどの栄養素は、特に魚介に豊富です。

おすすめ食材

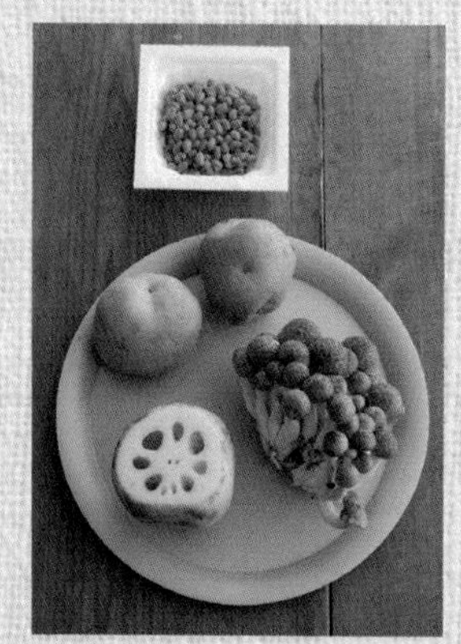

腸内環境をよくする食材

食物繊維：いも類、れんこん、おから、納豆、しめじなど

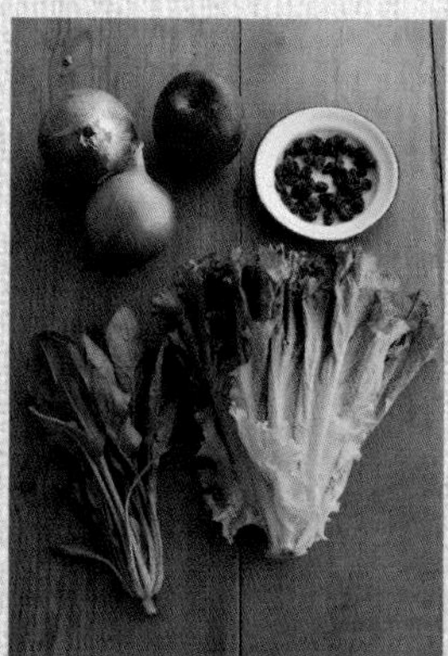

体内を浄化する食材

ケルセチン：玉ねぎ、りんご、サニーレタス、モロヘイヤなど
カリウム：野菜、果物など

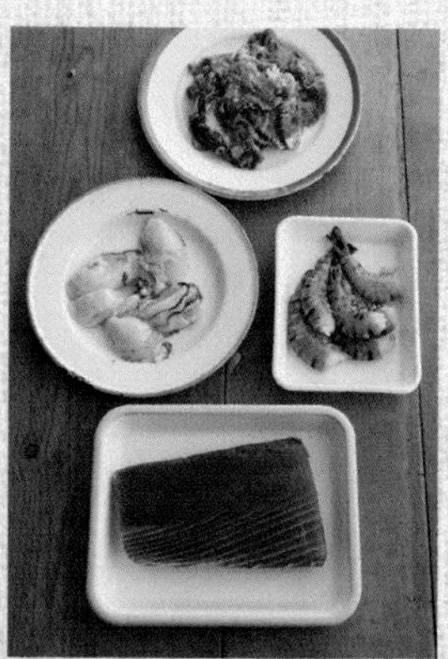

肝臓の機能をアップさせる食材

亜鉛：
カキ、牛もも肉、卵黄など
セレン：
まぐろ、いわし、ほたてなど
タウリン：
えび、いか、たこ、かつおなど

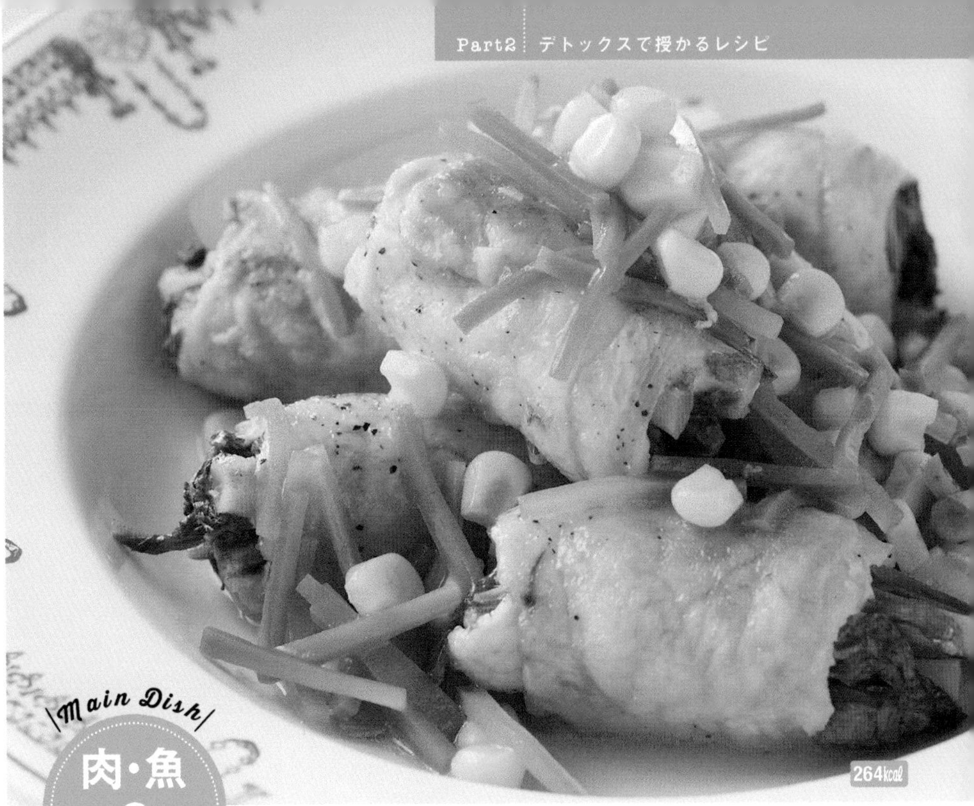

Main Dish

肉・魚のおかず

264kcal

菜の花のほろ苦さとコーンの甘さがマッチ

主菜 豚肉の菜の花巻き

材料（2人分）

豚ロース薄切り肉（またはもも肉）……6枚
塩、こしょう……各少々
かたくり粉……大さじ1～2
菜の花……12本
にんじん（せん切り）……3cm
コーン缶……大さじ3
オリゴ糖（またははちみつ）……大さじ1～1½
しょうゆ……大さじ1
ごま油……小さじ1

作り方

1 豚肉は塩、こしょうを振り、かたくり粉をまぶす。
2 菜の花は食べやすい長さに切り、たっぷりの湯で1～2分ゆでてざるに上げる。
3 2を1で巻く。フライパンにごま油を入れて中火で熱し、巻いた豚肉を入れて焼き色をつける。水150～200mℓ、オリゴ糖、にんじん、コーンを加え、煮汁にとろみがつくまで中火で5～6分煮る。
4 しょうゆで味をととのえ、ひと煮する。

（ダンノ）

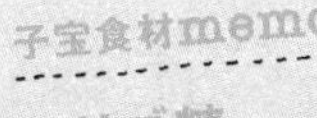

子宝食材memo

オリゴ糖

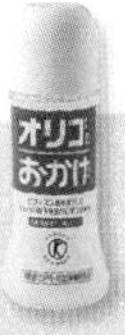

ビフィズス菌など腸内の善玉菌のエサとなって、善玉菌をふやす働きがあります。腸がきれいになって、すっきり。

子宝Point

菜の花はβ-カロテンやビタミンB群などが豊富で、肝機能アップに役立ちます。鉄分も豊富なので、貧血ぎみの人にもおすすめ。

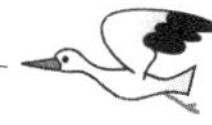

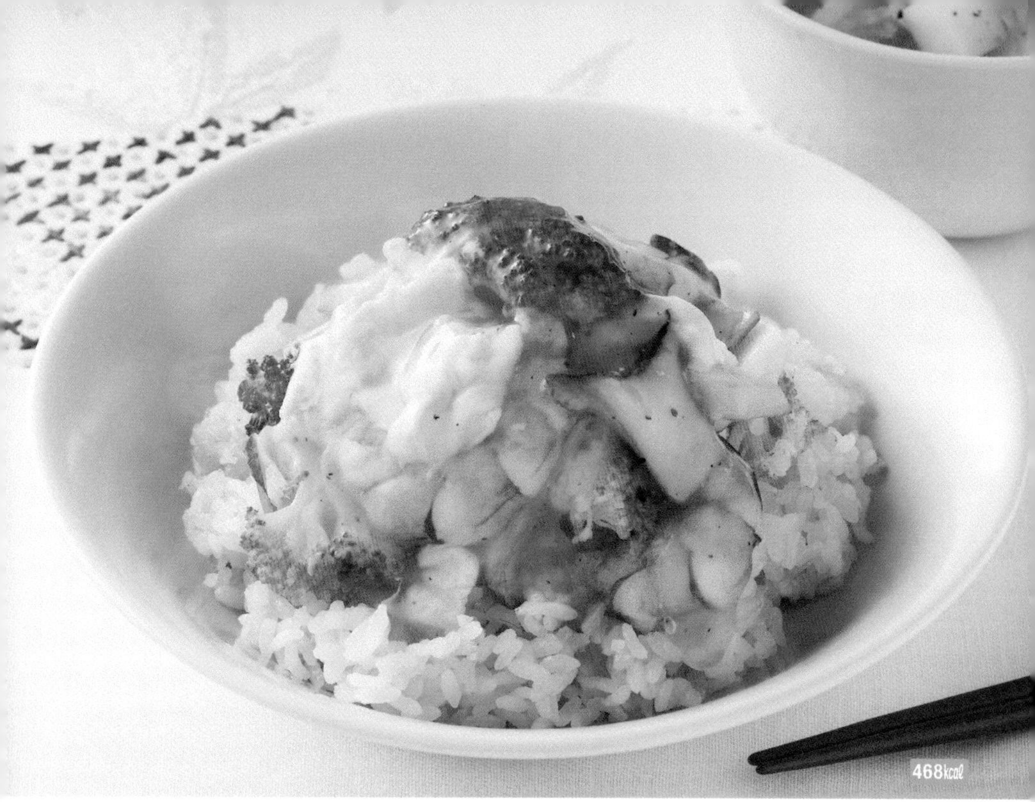

468kcal

お花畑のように色あざやかで栄養も満点!

華やかあんかけ丼

材料(2人分)

えび……………………………8尾
ブロッコリー…………………6房
卵………………………………2個
エリンギ………………………2本
鶏ガラスープのもと … 小さじ1
塩、こしょう……………各少々
水どきかたくり粉
（かたくり粉、水各大さじ½）
オリーブ油……………小さじ2
発芽玄米ごはん……茶わん2杯分

作り方

1 ブロッコリーは小房に分けて縦半分に切り、下ゆでする。エリンギは一口大に切り、えびは背わたをとり除いて殻をむく。卵は割りほぐす。

2 なべに水150mlを入れて中火で熱し、沸騰したら鶏ガラスープのもと、塩、こしょう、水どきかたくり粉を順に加えてまぜ、とろみがついたら火を止める。

3 フライパンにオリーブ油を中火で熱し、エリンギを入れていためる。えびを加え、色が変わったらブロッコリーを加えてさらにいため、とき卵を加えて全体を大きくまぜる。

4 器にごはんを盛り、3をのせて2をかける。 （ダンノ）

子宝Point

タウリンの多いえびと亜鉛が多い卵をいっしょにとって肝機能をアップ。ビタミンCやケルセチンも含むブロッコリーも合わせて。

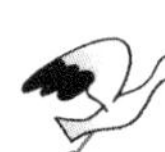

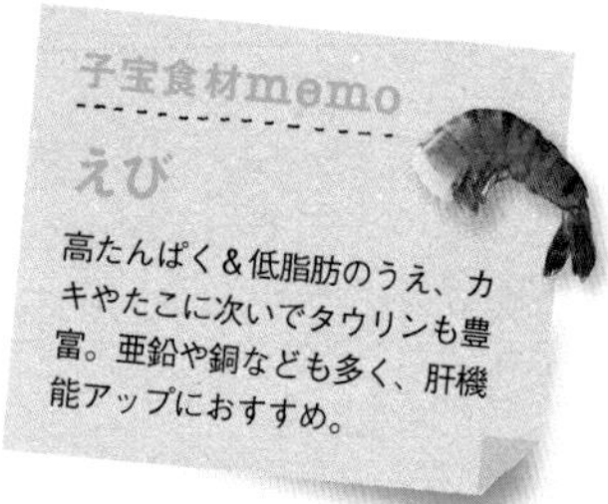

子宝食材memo
えび
高たんぱく＆低脂肪のうえ、カキやたこに次いでタウリンも豊富。亜鉛や銅なども多く、肝機能アップにおすすめ。

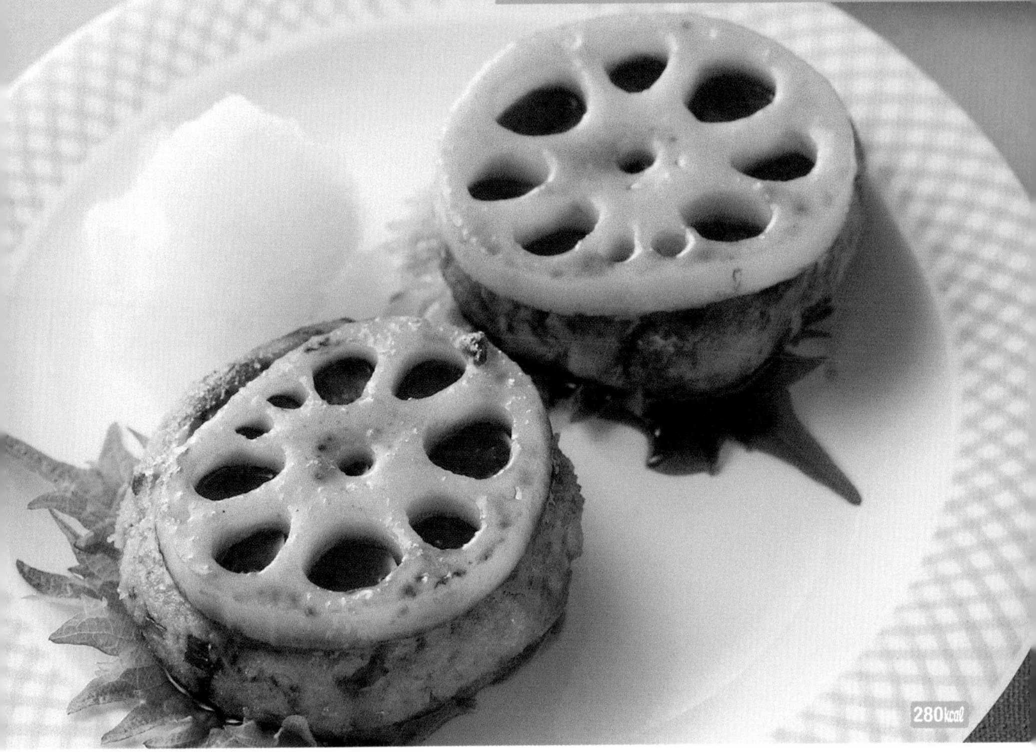

280kcal

主菜

れんこんのシャキシャキ感と香ばしさがたまらない

いわしとれんこんの照り焼き

材料(2人分)

いわし(三枚おろし)		4尾分
れんこん		5cm
しょうが(すりおろし)		½かけ
酒		大さじ1
かたくり粉		大さじ½
おから		60g
万能ねぎ(小口切り)		2本
A	きび砂糖	大さじ1
	みりん	大さじ1
	しょうゆ	大さじ2
オリーブ油		適量
青じそ		4枚
大根(すりおろし)		10cm

作り方

1いわしはすり鉢(またはフードプロセッサー)ですり身(120g)にする。れんこんは厚さを4等分に切る。

2ボウルにいわしのすり身とおから、万能ねぎ、酒、しょうが、かたくり粉を順に入れてまぜ、4等分して小判形にする。

3フライパンにオリーブ油を入れて中火で熱し、れんこんを両面に焼き色がつくまで焼いてとり出す。**2**を入れて両面を焼き、れんこんを戻し入れ、Aを加えて照りが出たら火を止める。

4器に大根おろしを盛り、青じそを敷いてつくね、れんこんをのせ、フライパンに残ったたれをかける。

(ダンノ)

子宝Point

おからやれんこんは食物繊維が豊富なので、腸内環境の改善に役立ちます。いわしのDHAやEPAには血液サラサラ効果も。

子宝食材memo

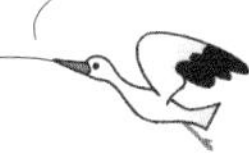

青じそ

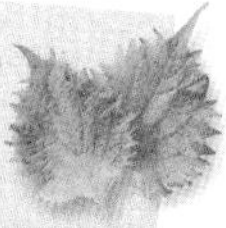

抗酸化作用のあるβ-カロテンが多く、抗アレルギーや抗炎症作用をもつルテオリンも含んでいます。

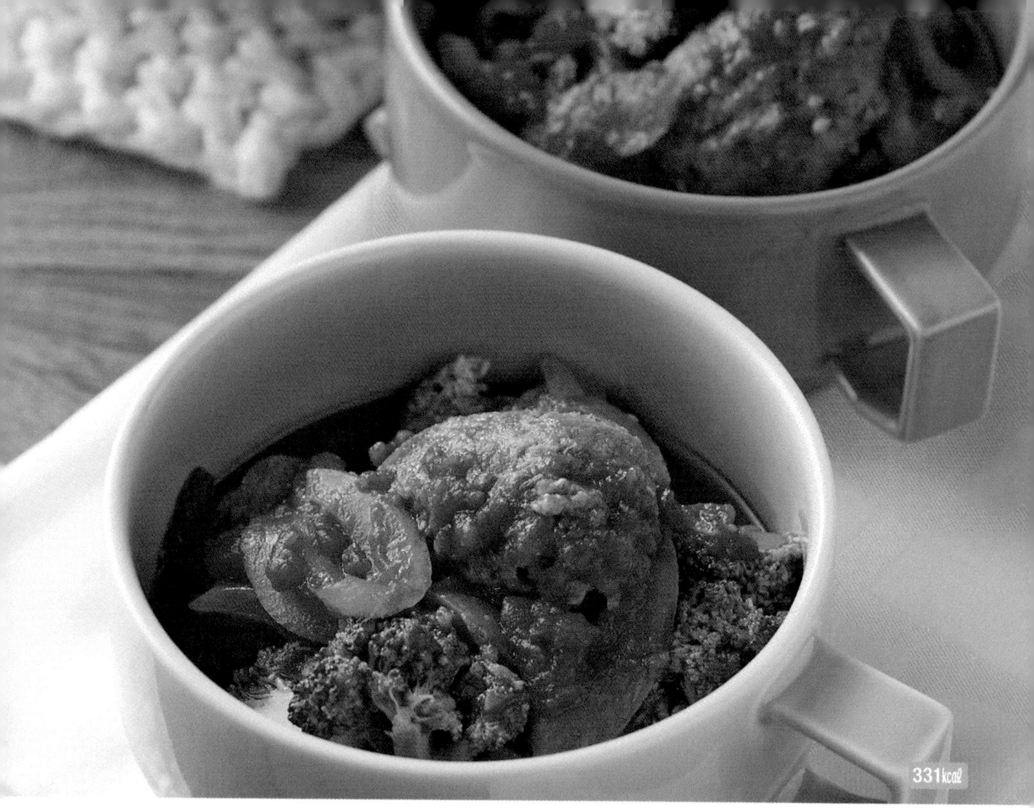

331kcal

主菜

しょうがの風味でさっぱりさわやか♪ 青魚の栄養がたっぷり

いわしのつみれ トマト煮込み

材料(2人分)

いわし(三枚おろし) ····3～4枚
玉ねぎ ························½個
ブロッコリー ····················4房
おろししょうが ·······大さじ1½
しょうゆ ·················大さじ1
かたくり粉················大さじ2
トマト缶 ·······················1缶
塩、こしょう ···············各少々

作り方

1 いわしは小さめに切る。玉ねぎは厚めの薄切り、ブロッコリーは一口大に切る。

2 すり鉢(またはフードプロセッサー)にいわし、しょうが、しょうゆ、かたくり粉を入れ、なめらかになるまですりつぶす。大きめのだんご状に丸め、なべに湯を沸かして2～3分ゆでる。

3 別のなべにトマト、水100mℓ、玉ねぎを入れて中火で煮立て、2を加えて10分ほど煮る。

4 ブロッコリーを加えて2分ほど煮、塩、こしょうで味をととのえる。

(ダンノ)

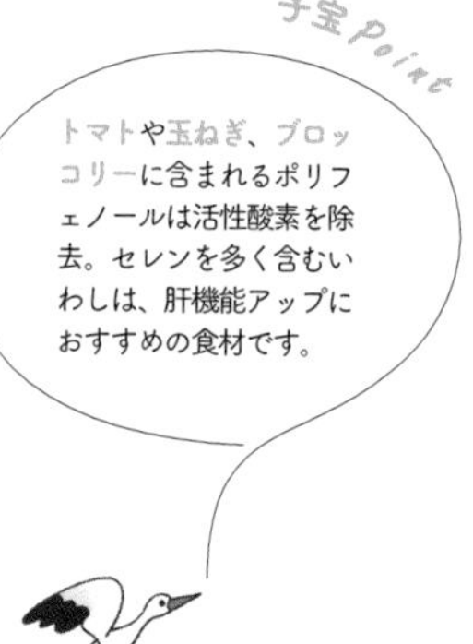

子宝Point
トマトや玉ねぎ、ブロッコリーに含まれるポリフェノールは活性酸素を除去。セレンを多く含むいわしは、肝機能アップにおすすめの食材です。

Side Dish

小さなおかず

子宝Point

玉ねぎは血液をサラサラにするアリシンを含み、ケルセチンの宝庫です。新玉ねぎだと皮が薄く水分が多くてやわらかく、甘みも強いです。

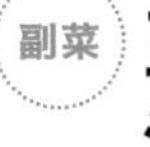

ベーコンのうまみと塩けでワンランクおいしくなる

副菜 玉ねぎとキャベツの温サラダ

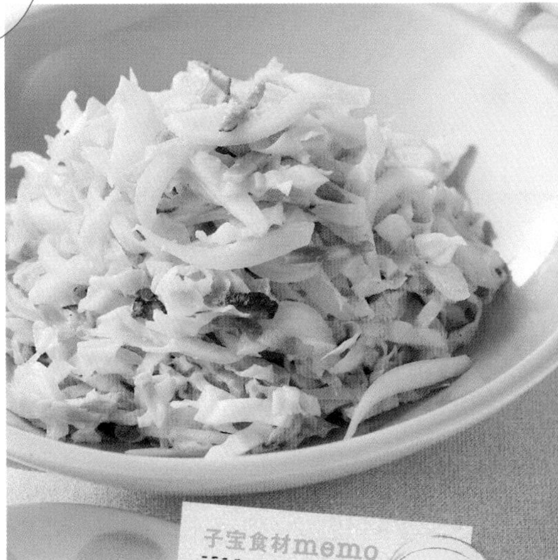

139kcal

材料(2人分)

玉ねぎ(薄切り)……¼個
キャベツ(太めのせん切り)……4枚
ベーコン(細切り)……1枚
A［マヨネーズ……大さじ1
　すり白ごま……大さじ1
塩、こしょう……各少々

作り方

1 フライパンを中火で熱し、ベーコンを少しカリッとするまでいためる。玉ねぎ、キャベツを加えて30秒〜1分30秒いためて火を止め、余熱でしんなりするまでいためる。

2 ボウルにAと1を入れてあえ、塩、こしょうで味をととのえる。

(ダンノ)

子宝食材memo

ごま

良質な脂質やビタミンE、カルシウム、鉄分が豊富。強力な抗酸化作用で肝臓機能の活性化やアンチエイジングにも◎。

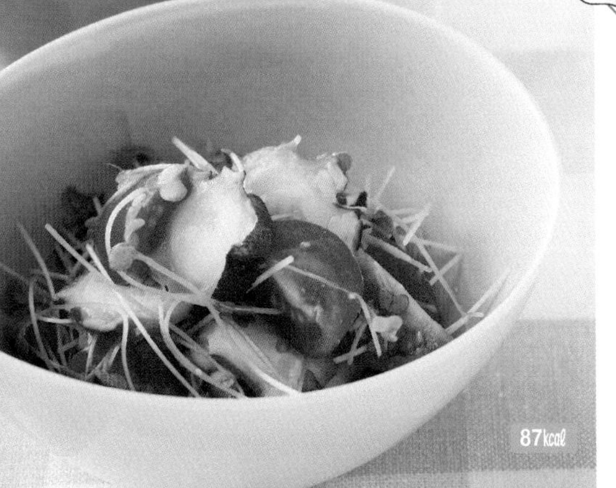

87kcal

子宝Point

たこは魚介類の中でもタウリンの含有量がトップクラス。ビタミンB_2もほかの魚介類の2倍以上と、多く含まれています。

ほんのりわさび味がきいています

副菜 たことスプラウトのあえ物

材料(2人分)

ゆでだこ(薄切り)……1本
ブロッコリースプラウト……1パック
ミニトマト……4個
A［ねりわさび……小さじ½
　しょうゆ……小さじ1½
　酢……小さじ1

作り方

1 スプラウトは根を切り落とす。ミニトマトは4等分のくし形に切る。

2 たこと1、Aをまぜ合わせる。

(ダンノ)

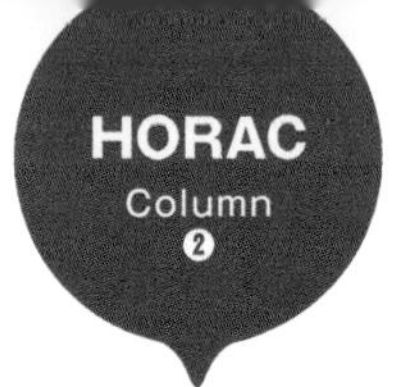

AGE（終末糖化産物）は不妊治療の成果に影響する!?

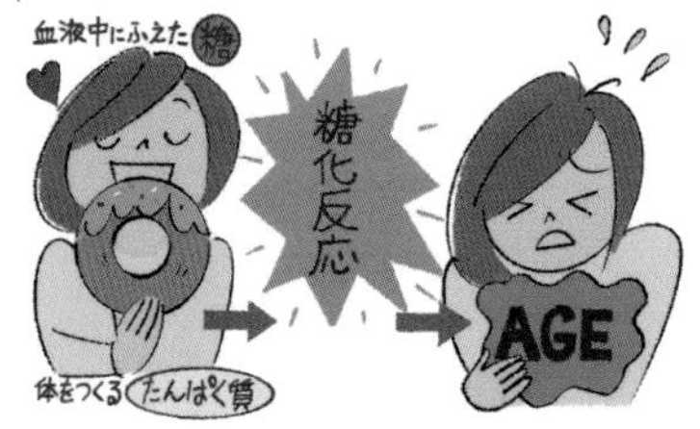
AGEって何？
血液中にふえた糖
糖化反応
AGE
体をつくるたんぱく質

老化を進めるAGEは不妊とも相関関係がありました

近年、「老化を進める原因」としてAGEという物質が注目を集めています。これはシミやシワ、脳梗塞や認知症の一因とされており、不妊との関係も指摘されています。

そこで、通院されている女性148人のAGE値と体外受精での治療成績などの相関を調べました。その結果、「子宮筋腫」「胚（受精卵）の質の不良」が不妊原因になっている人は、女性側に原因がない人よりも、高いAGE値を示す傾向がありました。また体外受精の成績では、妊娠した人よりも妊娠しなかった人のAGE値が明らかに高くなっており、AGE値と不妊には相関関係があることがわかったのです。AGE値は血液検査で調べられるほか、皮膚に光を当てるだけで測定できる機器もあります。今後は卵巣機能や不妊原因の診断をする際、AGEがひとつの指標になりうるかもしれません。

減りにくいAGE。食事や生活習慣で改善を

老化を進める原因物質としては活性酸素もありますが、活性酸素にはよい働きもあり、適度な量は必要です。しかし、AGEにはメリットはなく、体にとっては完全に不必要な物質。しかも、とても減らしにくいものです。

対策としては、細胞、血液、血管をできるだけ若い状態に保つような食事や生活習慣を送ることがたいせつです。インスタント食品や加工食品をできるだけ控える、高温調理した食品をできるだけ控える、禁煙する、運動するなどがよいでしょう。

AGEから身を守るためには？

① 高GI食品、過酸化脂質、トランス脂肪酸の摂取を控える

高GI食品：血糖値が上がりやすい食材。白米、小麦粉、白砂糖など精製されているもの
過酸化脂質、トランス脂肪酸：インスタント食品、加工食品、お菓子などに多い

② 低GI食品、良質の脂質、抗酸化物質、食物繊維をとる

低GI食品：血糖値が上がりにくい食材。ごはんやパン、めんなら精製されていないもの
良質の脂質：魚、ナッツ、オリーブ油など
抗酸化食材：緑黄色野菜、果物、ナッツなどビタミンやポリフェノールの多い食材

③ 高温調理した食品をできるだけ控える

油を使って高温で揚げたり、焼いたりするとAGEが多く発生する。

（低）
生
蒸す、煮る、炊く
焼く、いためる
揚げる
（高）

④ 塩分控えめにする

⑤ 過度の飲酒をしない

⑥ 禁煙

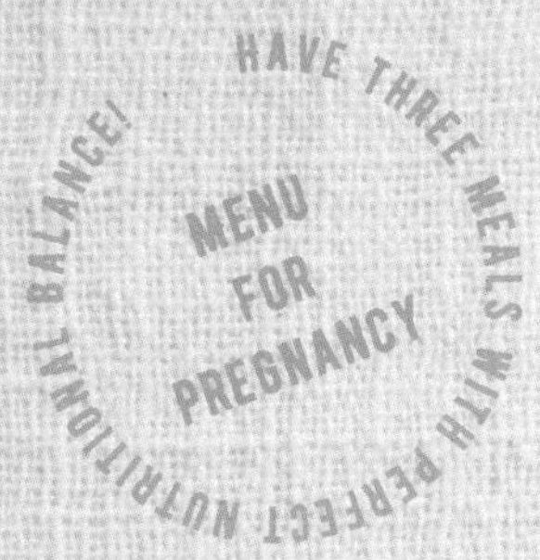
HAVE THREE MEALS WITH PERFECT NUTRITIONAL BALANCE!
MENU
FOR
PREGNANCY

Part3

栄養バランス満点！ 朝昼晩ごはん献立

栄養素は朝昼晩で分けてとることが大切。
忙しいと、朝や昼は簡単にすませてしまいがちですが、
３食に「主食・主菜・副菜」をそろえるように心がけましょう。
お昼はお弁当を作るのもおすすめです。

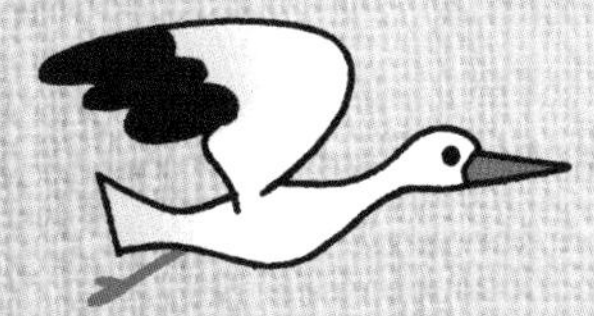

忙しくても簡単

朝ごはん献立

しっかり朝食をとることが冷え解消＆ホルモンバランス改善の第一歩。

栄養たっぷり

朝スープセット

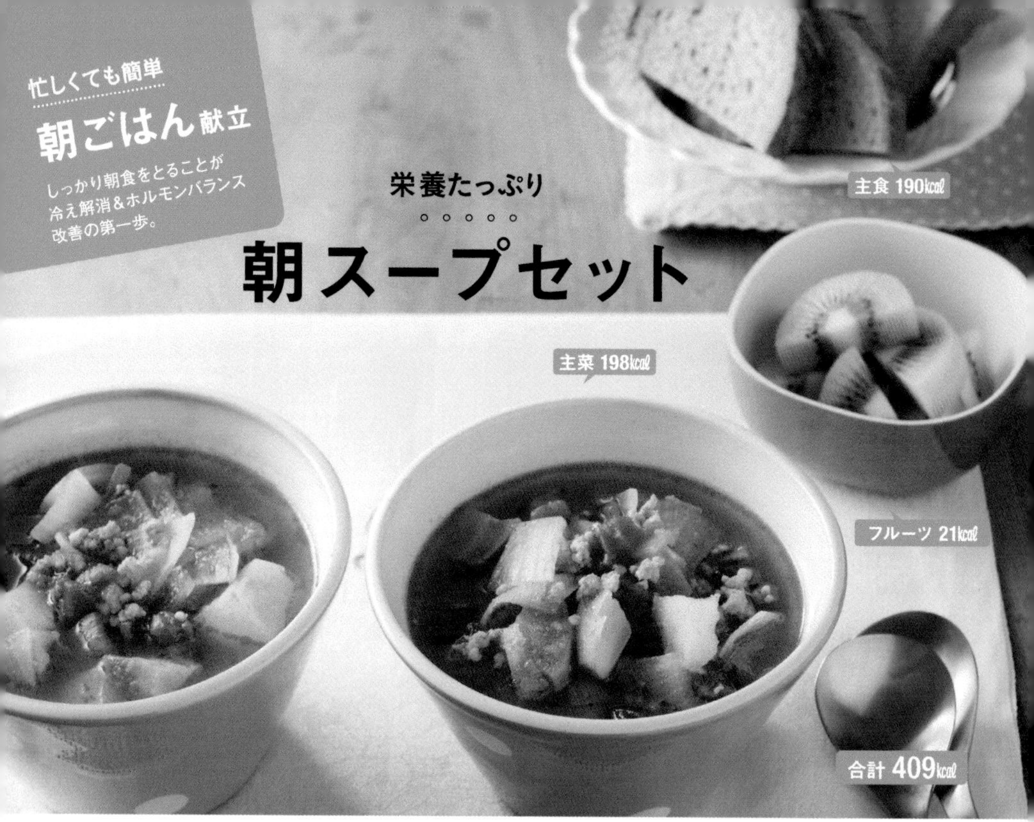

主食 190kcal

主菜 198kcal

フルーツ 21kcal

合計 409kcal

主菜　鶏肉のうまみがスープにしみわたる幸せ味

野菜たっぷりミネストローネ

材料（2人分）

鶏ひき肉……160g
玉ねぎ……½個
にんじん……⅓本
じゃがいも……½個
塩、こしょう……各少々
A［トマト缶（カットタイプ）……½缶
　固形スープ……1個
　水……400mℓ］
オリーブ油……小さじ1

作り方

1 玉ねぎ、にんじん、じゃがいもは1cm角に切る。
2 なべにオリーブ油を入れて中火で熱し、ひき肉をいためる。色が変わったら、1を加えてさらにいためる。
3 玉ねぎがしんなりしたら、Aを加える。ふたをして野菜がやわらかくなるまで弱火で15分ほど煮て、塩、こしょうで味をととのえる。器に盛り、好みで粉チーズを振る。

（ダンノ）

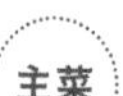

子宝Point

ミネストローネには、トマトのリコピン、にんじんのβ-カロテン、じゃがいものビタミンCなど、抗酸化力の高い食材がいっぱい！

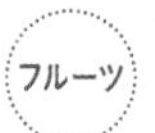

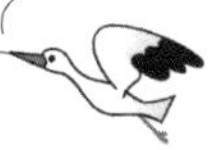

子宝食材memo

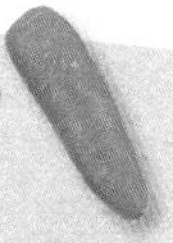

にんじん

β-カロテンが多く含まれ、体内で必要なだけビタミンAに変わります。残りは抗酸化作用を発揮してくれます。

主食　茶色いパンなら栄養豊富で味わい深い

ライ麦パン、胚芽パン、玄米パンなど

2～4切れ

フルーツ　抗酸化作用があるビタミンCがいっぱい

キウイ

1個を一口大に切って器に盛る。

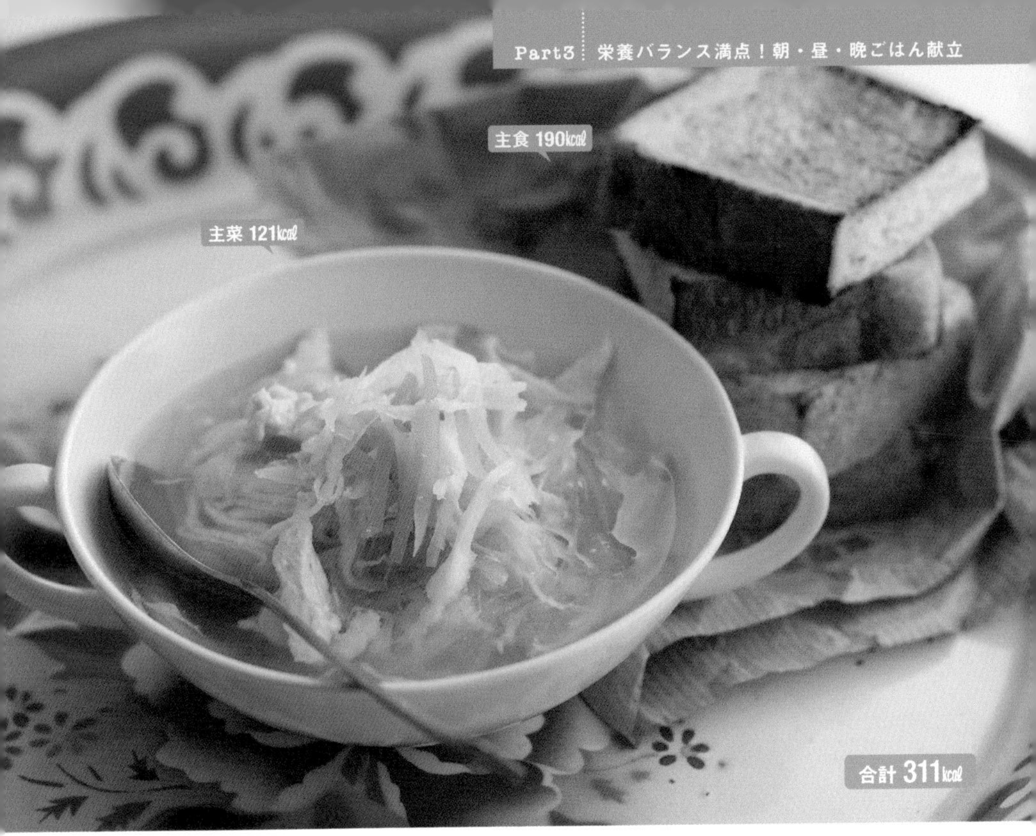

主食 190kcal

主菜 121kcal

合計 311kcal

主菜

早煮え野菜が、ほどよいシャッキリ感で食べやすい

鶏ささ身とせん切り野菜のスープ

材料（2人分）

鶏ささ身……………………160g
玉ねぎ………………………¼個
キャベツ……………………小2枚
にんじん……………………⅓本
A［顆粒コンソメ……小さじ1
　 塩………………………小さじ¼
　 水………………………400mℓ

作り方

1 玉ねぎ、キャベツ、にんじんはせん切りにする。鶏ささ身は細切りにする。

2 なべにA、1を入れて中火にかけ、野菜がしんなりするまで煮る。

（あまこ）

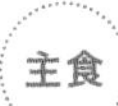

主食

栄養価の高いパンを選ぼう

ライ麦パン、胚芽パン、玄米パンなど

2〜4切れ

子宝Point

鶏ささ身は脂肪が少ないので胃に負担をかけず、朝のたんぱく質補給にうってつけ。キャベツに含まれるキャベジンも、胃の粘膜を守る働きがあります。

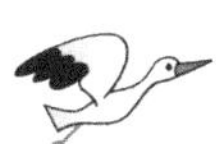

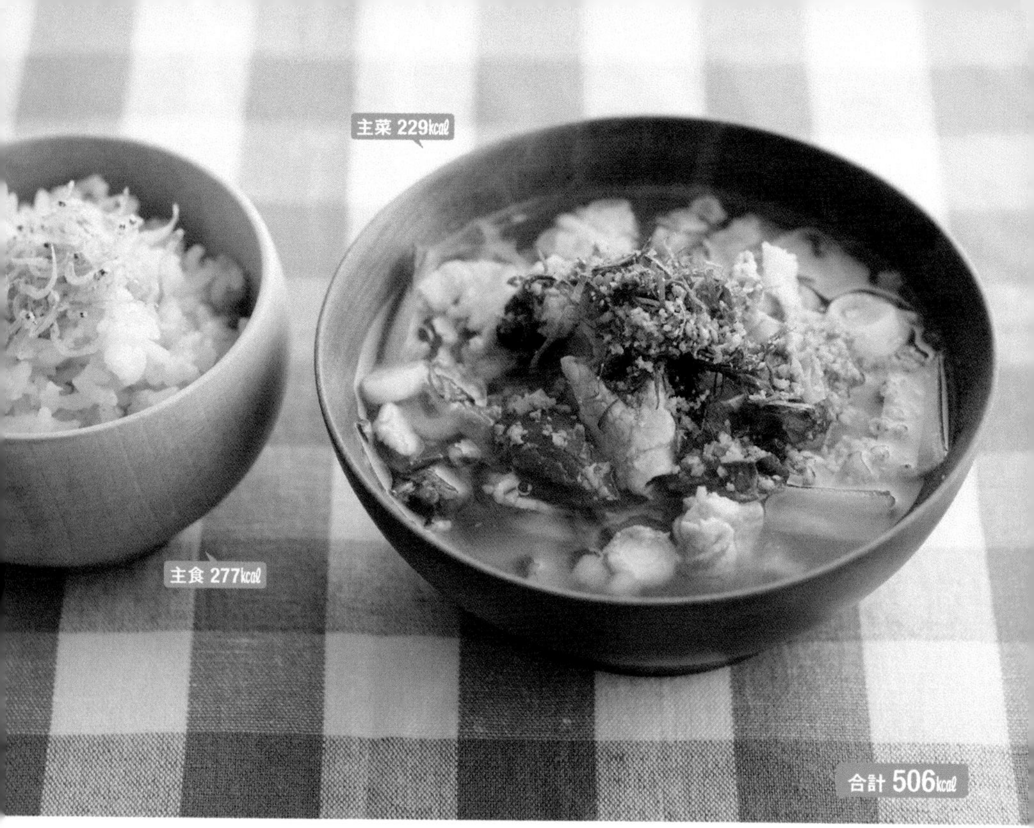

主菜 229kcal

主食 277kcal

合計 506kcal

梅の酸味と青じその香りがさわやかで、食欲がわく

主菜 豚こまと小松菜の梅だし汁

材料(2人分)

豚こまぎれ肉……………160g
小松菜……………½束(100g)
長ねぎ……………⅕本(20g)
梅干し……………大1個
青じそ……………4枚
だし……………400mℓ
すり白ごま……………小さじ1
塩……………適量

作り方

1 小松菜は3㎝長さに切る。長ねぎは小口切りにする。梅干しは種を除く。青じそはせん切りにする。

2 なべにだし、梅干しをくずしながら入れ、小松菜、長ねぎを入れて中火にかける。煮立ったら、豚肉を入れて火を通し、塩で味をととのえる。器に盛り、青じそをのせ、ごまを振る。　(あまこ)

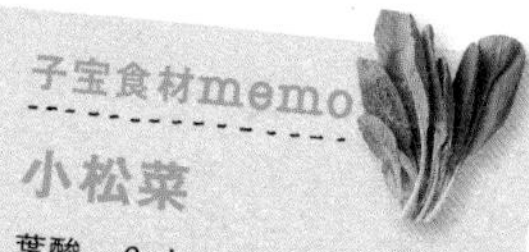

葉酸、β-カロテン、ビタミンCのほか、カルシウムや鉄、カリウムなどのミネラルも豊富です。妊活の敵・活性酸素を撃退!

小魚をのせて
カルシウムアップ!

主食 じゃこのせごはん

発芽玄米入りごはんに、ちりめんじゃこ適量をのせる。

子宝Point

豚肉のビタミンB_1と長ねぎのアリシンは、疲れをとる最強コンビ。梅干しにも疲労回復や殺菌作用があります。酸味をきかせた汁物は、食欲のない朝におすすめ。

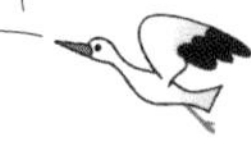

＼忙しいときにも！／

超かんたんスープ

まぜるだけで深〜い味わい

副菜 さくらえびとわかめのすまし汁

材料（１人分）

さくらえび……………小さじ２
カットわかめ…………小さじ１
粉末だし ………………小さじ½
しょうゆ ………………小さじ½

子宝Point

わかめのぬめり成分・アルギン酸には、腸内のナトリウムを体外に排出する働きが。塩分のとりすぎを防ぎ、血圧の上昇を抑えます。

作り方

器にすべての材料を入れ、熱湯150mlを注いでまぜる。（ダンノ）

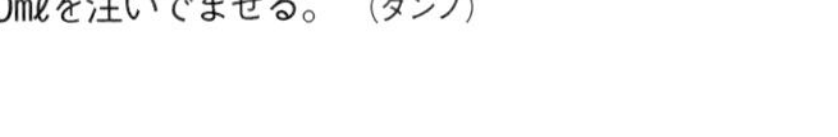

赤・黄・緑のあざやかカラーで一日の元気をチャージ！

副菜 トマたまスープ

材料（２人分）

卵……………………………２個
貝割れ菜 ………………¼パック
ミニトマト…………………３個
鶏ガラスープのもと ….小さじ２
塩、こしょう……………各少々

作り方

１貝割れ菜は長さを３等分に切り、ミニトマトは横半分に切る。卵は割りほぐす。
２なべに水400mlを入れて中火で熱し、沸騰したら鶏ガラスープのもととミニトマトを加え、とき卵を回し入れる。
３卵が固まったら塩、こしょうで味をととのえ、器に盛って貝割れ菜を散らす。（ダンノ）

子宝Point

卵は栄養価が豊富な良質のたんぱく源。冷えや虚弱体質を改善したり、疲労、倦怠感などを回復する働きがあります。

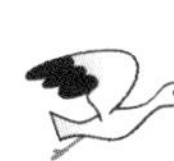

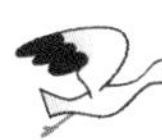

お湯を注ぐだけ！で体ぽかぽかスープが完成

副菜 しょうがなめこ汁

材料（１人分）

なめこ …………………………¼袋
万能ねぎ（小口切り） ………１本
A
- みそ ………………小さじ２
- いり白ごま ……………少々
- 粉末だし……………小さじ½
- しょうが（チューブ）…1cm

作り方

器になめこ、万能ねぎ、Aを入れ、熱湯150mlを注いでまぜる。（ダンノ）

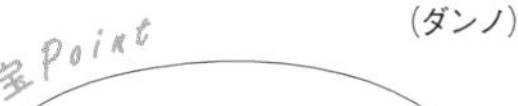

子宝Point

なめこに含まれる水溶性食物繊維には、腸内のコレステロールや糖分、有害物質を排出させる働きがあります。

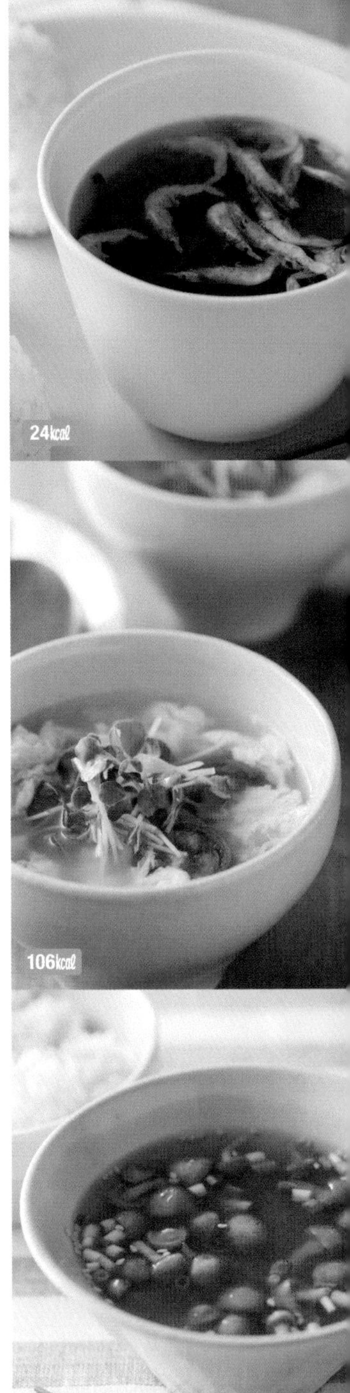

For
ごはん党さん

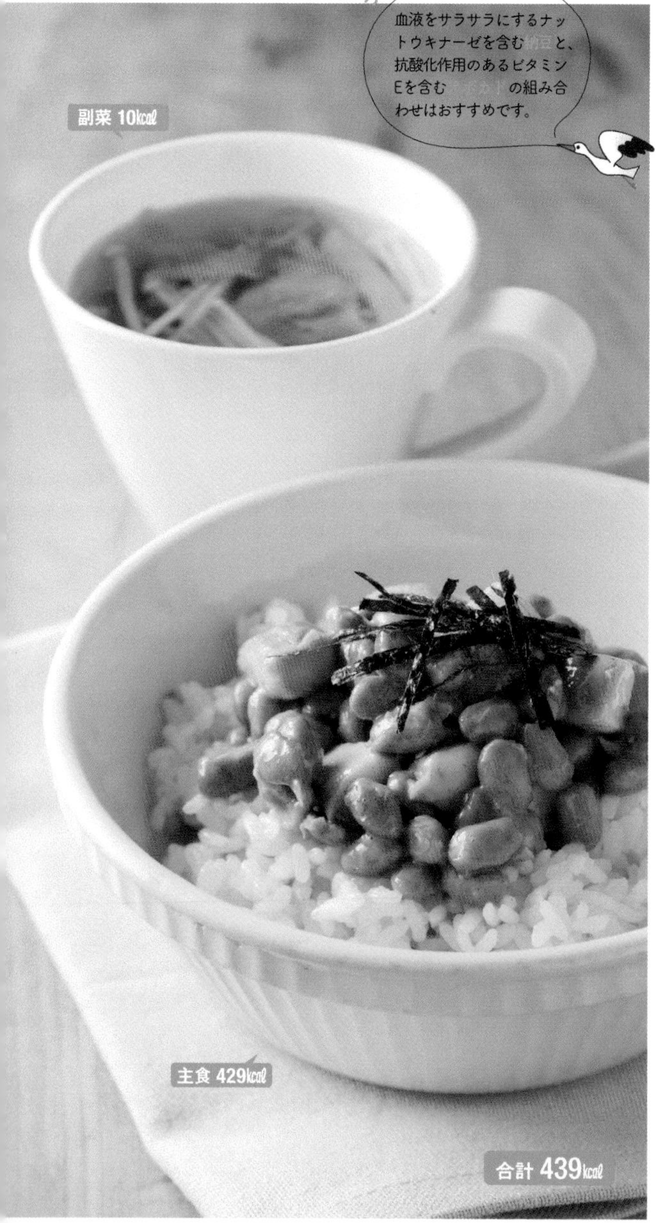

子宝Point

血液をサラサラにするナットウキナーゼを含む納豆と、抗酸化作用のあるビタミンEを含むアボカドの組み合わせはおすすめです。

副菜 10kcal

主食 429kcal

合計 439kcal

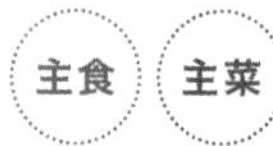

切ってまぜたらでき上がり！の
超スピードメニュー

納豆アボカド丼

材料（2人分）

胚芽米（または玄米）ごはん ……………………茶わん2杯分
アボカド ……………………½個
A［納豆 ……………… 2パック
わさび………………………適量
しょうゆ …………小さじ1］
刻みのり ……………………適量

作り方

1 アボカドは1㎝角に切ってボウルに入れ、Aを加えてまぜ合わせる。

2 器にごはんを盛り、1をのせてのりを散らす。（ダンノ）

電子レンジでチン！するだけ。
シャキシャキ食感がうれしい

レタスとえのきの梅風味スープ

材料（1人分）

レタス …………………………¼枚
えのきだけ……………………10g
A［梅干し……………………½個
粉末だし …………小さじ½
水 ……………………150㎖］
しょうゆ ……………………少々

作り方

1 レタスは一口大にちぎり、えのきは根元を切り落としてほぐす。

2 器に1とAを入れ、電子レンジで2分30秒～3分加熱し、しょうゆで味をととのえる。（ダンノ）

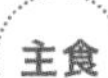

主食 主菜

ほんわかミルク風味が
起きたての体にやさしい

サーモンと青菜のリゾット

子宝食材memo

鮭

疲労回復の働きがあるビタミンB群、カルシウムの吸収を助けるビタミンD、老化防止の働きがあるビタミンEなども豊富。

材料（2人分）

- 胚芽米（または玄米）ごはん……………………茶わん2杯分
- A［水……………………150mℓ ／ 固形スープ……………1個］
- 生鮭（皮と骨を除く）……2切れ
- チンゲンサイ………………1株
- 牛乳……………………100mℓ
- 塩、こしょう……………各少々

作り方

1 チンゲンサイは1㎝長さに切る。
2 なべにAを入れて中火で熱し、煮立ったら弱火にして鮭を加え、火が通ったら軽くほぐす。
3 チンゲンサイの軸とごはんを加え、チンゲンサイに火が通ったら、葉と牛乳を加えて軽くまぜ、塩、こしょうで味をととのえる。
4 器に盛り、好みで粉チーズを振る。 （ダンノ）

味をアレンジ！

- カレー粉をプラス
- 最後にカットトマトを加える
- 鮭のかわりに
じゃこやツナでも！

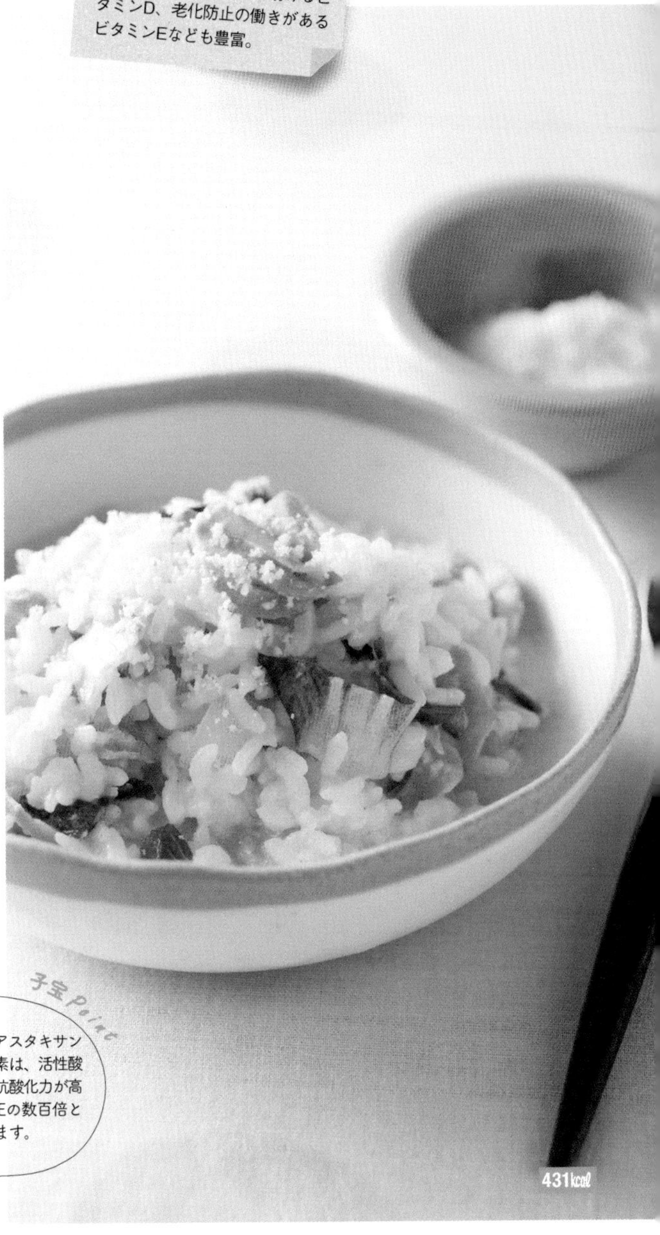

子宝Point

鮭に含まれるアスタキサンチンという色素は、活性酸素を除去する抗酸化力が高く、ビタミンEの数百倍ともいわれています。

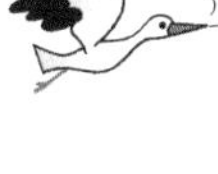

431kcal

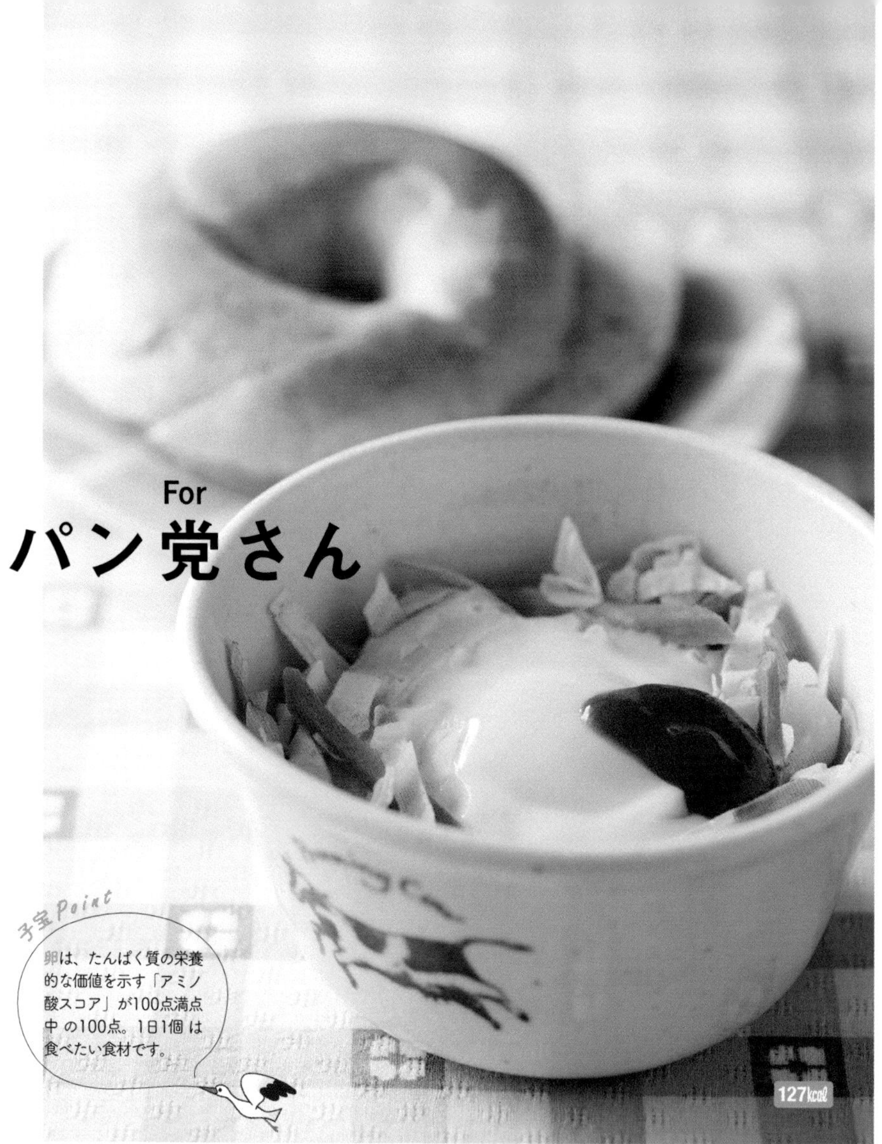
For
パン党さん
子宝Point
卵は、たんぱく質の栄養的な価値を示す「アミノ酸スコア」が100点満点中の100点。1日1個は食べたい食材です。
127kcal

ほんのりカレー味で定番・卵料理が新鮮に！

主菜 カレー風味の巣ごもり卵

材料（2人分）

卵……………………………2個
キャベツ……………⅛個（130g）
にんじん…斜め薄切り6枚（30g）
A［カレー粉………………少々
　 固形スープ…………小さじ½

作り方

1 キャベツ、にんじんは細切りにしてボウルに入れ、Aを加えてまぜ合わせる。

2 耐熱容器を2つ用意し、1を半量ずつ入れる。中央にくぼみをつくり、卵をひとつずつ割り入れ、卵黄にようじで穴をあける。

3 ラップをかけ、1つずつ電子レンジで2分ほど加熱し、好みでトマトケチャップをかける。

（ダンノ）

主食

ツナマヨ味は男子ウケ確実！
こんがりチーズが香ばしい

ツナねぎトースト

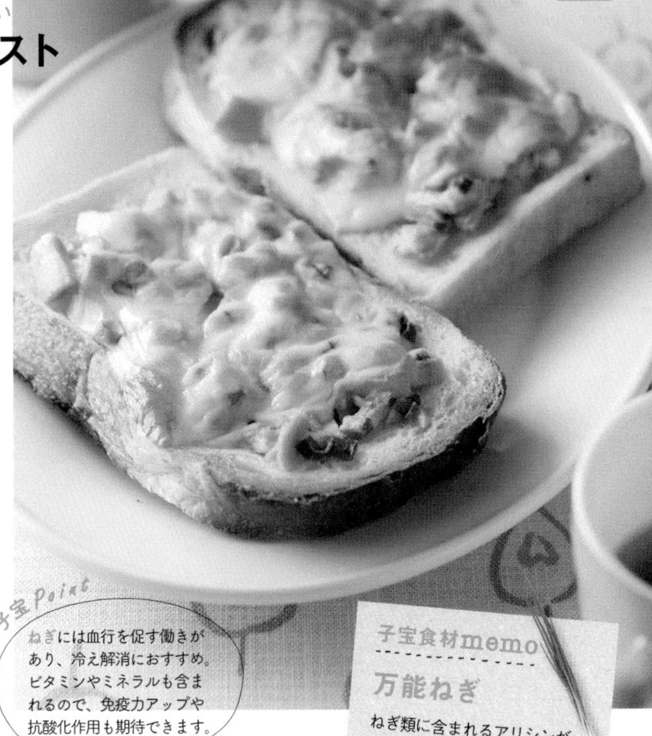

材料（２人分）

食パン（６枚切り）…………２枚
万能ねぎ……………………２本
ツナ缶（ノンオイル）………１缶
A［マヨネーズ………大さじ１
　 塩、こしょう………各少々
スライスチーズ……………２枚

作り方

１ツナは缶汁をきり、万能ねぎは小口切りにしてボウルに入れ、Aを加えてあえる。
２食パン１枚につき１を半量ずつのせて広げ、それぞれチーズをのせ、オーブントースターで焼き色がつくまで焼く。　（ダンノ）

子宝Point
ねぎには血行を促す働きがあり、冷え解消におすすめ。ビタミンやミネラルも含まれるので、免疫力アップや抗酸化作用も期待できます。

子宝食材memo
万能ねぎ
ねぎ類に含まれるアリシンが血行をよくします。抗菌・殺菌作用もあり、のどの痛みやせきをしずめる働きも。

おなか満足スムージー

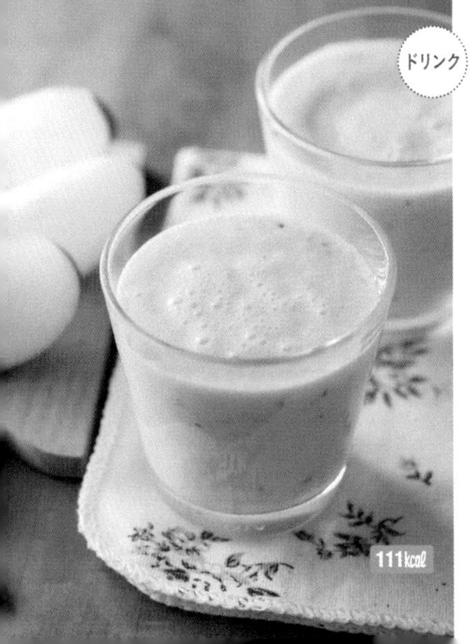

ドリンク

りんごとヨーグルトの甘ずっぱさでさわやかな目覚めに♪

アップルキャロットスムージー

材料（２人分）

にんじん………………8㎝
りんご…………………¼個
A［プレーンヨーグルト…150㎖
　 水…………………50㎖
　 はちみつ…………大さじ１
　 レモン汁…………少々

作り方

１にんじんは皮をむき、りんごは皮つきのまま一口大に切る。
２１とAをミキサーにかける。
（ダンノ）

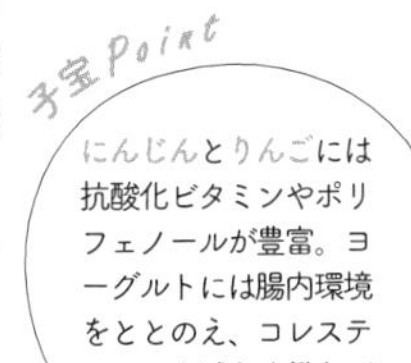

子宝Point
にんじんとりんごには抗酸化ビタミンやポリフェノールが豊富。ヨーグルトには腸内環境をととのえ、コレステロールを減らす働きが。

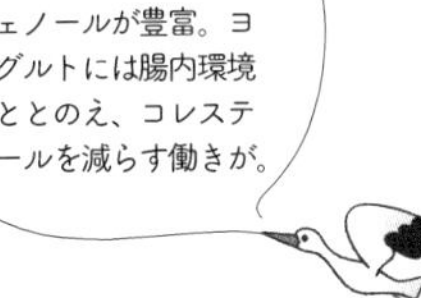

ふたりでも
ひとりでも手軽

昼ごはん献立

休日ランチにおすすめのワンプレートランチから、ひとりランチ・お弁当まで♪

一皿にバランスよく栄養が詰まっています！

和風ワンプレートランチ

葉酸

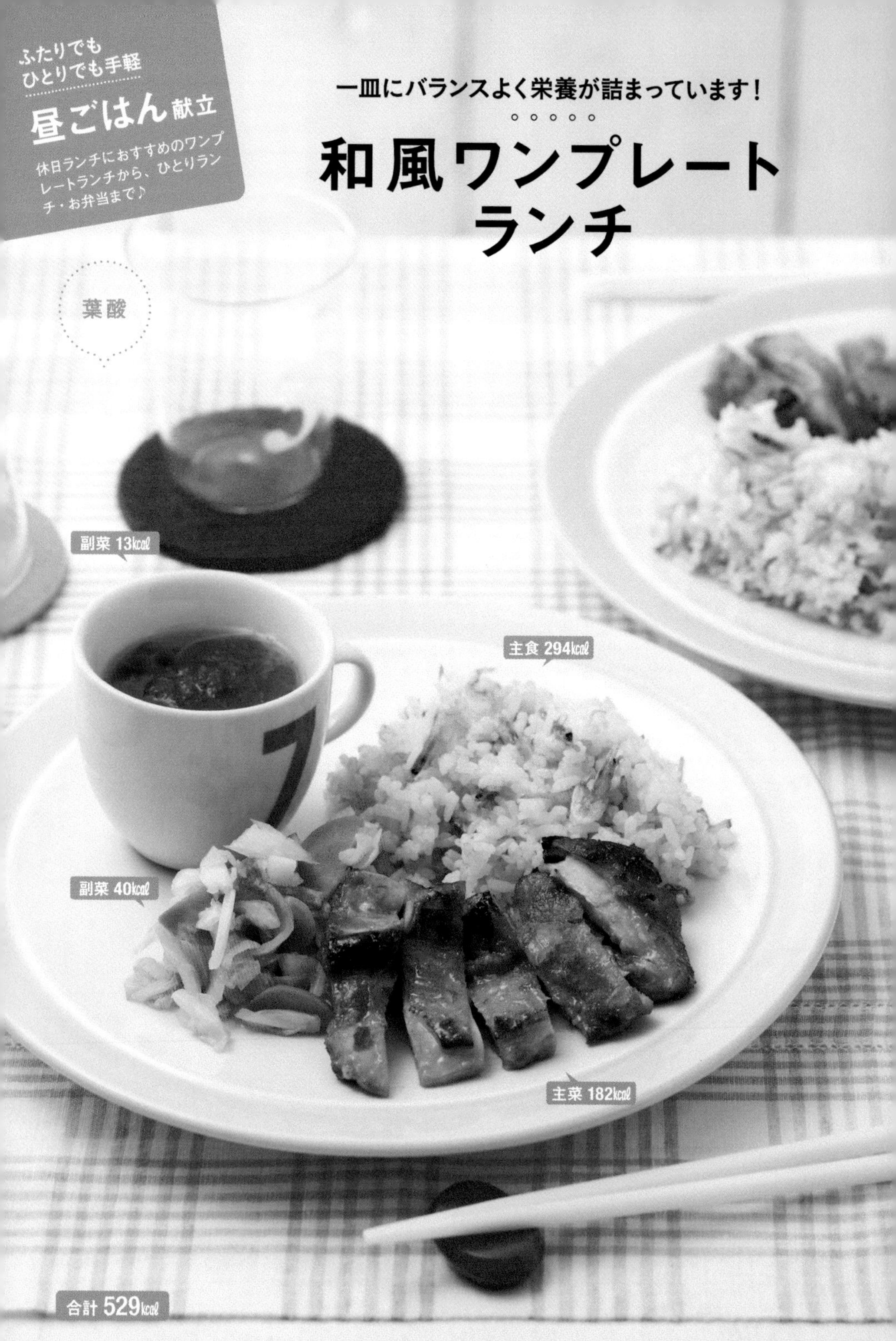

副菜 13kcal

主食 294kcal

副菜 40kcal

主菜 182kcal

合計 529kcal

主食 炊きたてのごはんにまぜて香ばしく
さくらえびのまぜごはん

材料（2人分）
発芽玄米ごはん……茶わん2杯分
さくらえび……………大さじ4
絹さや…………………………4枚
いり白ごま……………大さじ1

作り方
1 絹さやは筋を除いて細切りにする。
2 ごはんに1とさくらえび、ごまを加えてまぜる。（ダンノ）

子宝食材memo
さくらえび
葉酸やビタミンB_{12}、赤ちゃんの骨をつくるカルシウムがたっぷり。妊娠前からしっかりとりたい食材です。

主菜 みそとはちみつのやさしい甘さと香ばしさがたまらない
鶏肉のはちみつみそ焼き

材料（2人分）
鶏もも肉……………………200g
A［みそ………………小さじ4
　 はちみつ…………小さじ2

作り方
1 鶏肉は余分な脂肪を除き、厚みが均一になるように切り開いてから半分に切る。
2 ポリ袋に1とAを入れてもみ、全体に行き渡ったら、口をとじて液がもれないようバットにのせ、冷蔵庫で30分ほどおく。
3 魚焼きグリルの網にのせて弱火で焼き、皮目に焼き色がついたら上下を返し、全体で15～20分焼く。
4 そのまま5～10分おいて余熱で火を通し、とり出して食べやすい大きさに切る。（ダンノ）

副菜 レモンが香るさっぱり味。漬け物がわりの箸休めに
ビタミンたっぷりレモン風味サラダ

材料（2人分）
キャベツ……………………3枚
にんじん…………… 2cm（20g）
セロリ………………………10cm
塩…………………………小さじ1
レモン汁……………大さじ1

作り方
1 キャベツはざく切り、にんじんは薄い半月切り、セロリは斜め薄切りにする。
2 ポリ袋に入れ、全体に塩をまぶしてしんなりするまでもむ。
3 レモン汁を加えてさらにもむ。
（ダンノ）

子宝Point
鶏肉のたんぱく質、さくらえびやこぶなどのミネラル類、キャベツやにんじんなどのビタミン類と、いろいろな栄養素がとれます。

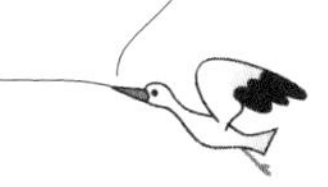

副菜 やわらかとろろに貝割れ菜のシャキシャキ感をプラス
とろろの超カンタンおすまし

材料（2人分）
貝割れ菜………………1パック
とろろこぶ…………ふたつまみ
かつお節……………ふたつまみ
しょうゆ……………小さじ1

作り方
1 貝割れ菜は根元を切り落とす。
2 小なべに水300mlとかつお節を入れて中火にかけ、煮立ったらしょうゆを加える。
3 器に1を入れて2を注ぎ、とろろこぶをのせる。（ダンノ）

カフェ風におしゃれに盛りつけて

洋風ワンプレートランチ

主食　主菜

冷凍シーフードと乾燥バジルで本格的な味がカンタンに

シーフードトマトパスタ

材料（2人分）

冷凍シーフードミックス …150g
スパゲッティ ……………200g
にんにく …………………1かけ
乾燥バジル……………小さじ1
トマト缶 …………………1缶
固形スープ……………½～1個
塩、こしょう……………各少々
オリーブ油……………大さじ2

作り方

1 にんにくはみじん切りにし、フライパンにオリーブ油とともに入れて色づくまで弱火～中火で熱する。
2 バジルを加え、香りが立ったらシーフードミックスを加えて中火～強火でいため、とり出す。
3 同じフライパンにトマトと水100mℓ、固形スープを入れ、中火で10分ほど煮る。
4 なべでスパゲッティをゆでる。
5 フライパンに**2**を戻し入れ、強火で数分煮て塩、こしょうで味をととのえる。
6 **4**がゆで上がったら**5**に加え、全体をまぜ合わせる。　（ダンノ）

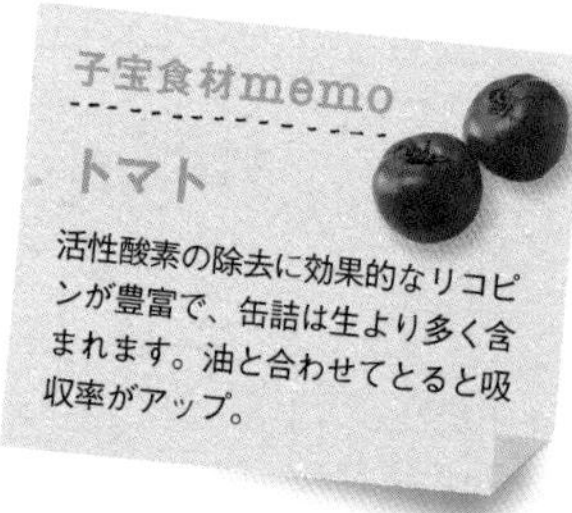
子宝食材memo
トマト
活性酸素の除去に効果的なリコピンが豊富で、缶詰は生より多く含まれます。油と合わせてとると吸収率がアップ。

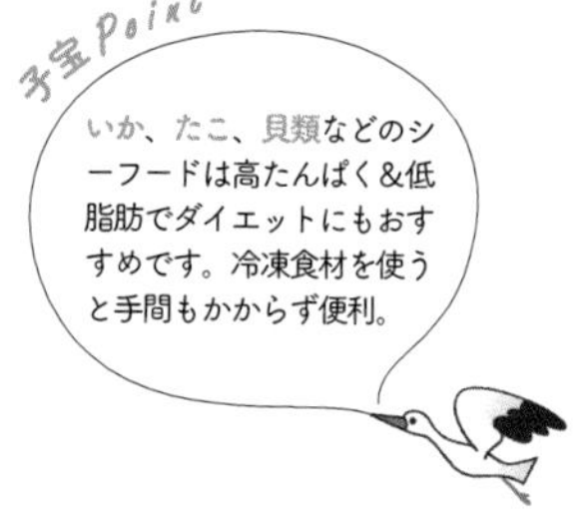
子宝Point
いか、たこ、貝類などのシーフードは高たんぱく&低脂肪でダイエットにもおすすめです。冷凍食材を使うと手間もかからず便利。

副菜

みずみずしい野菜を甘ずっぱい風味で包む

水菜と大根の梅おかかサラダ

材料（2人分）

水菜 ………………………1株
大根 ………………………3cm
〈ドレッシング〉
梅干し（たたいたもの）…小さじ2
かつお節 …………………少々
みりん …………………大さじ1

作り方

1 水菜は3～4cm長さに切り、大根はやや太めのせん切りにする。
2 ドレッシングを作る。梅干しはこまかくたたいてボウルに入れ、かつお節とみりんを加えてしっかりまぜる。水大さじ2～3を少しずつ足して、好みの濃さにする。
3 水菜と大根をまぜ合わせて器に盛り、**2**をかける。　（ダンノ）

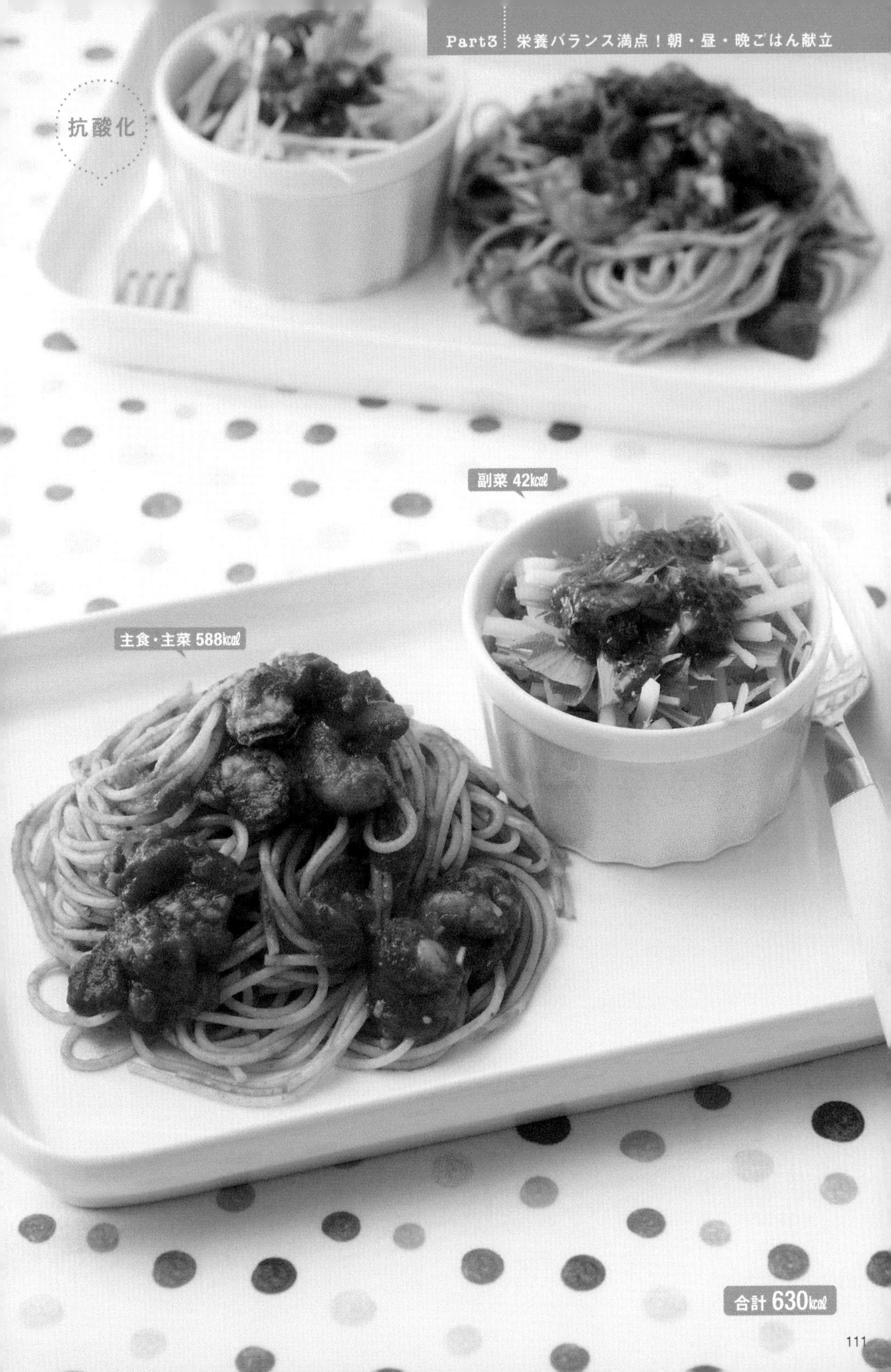
抗酸化
副菜 42kcal
主食・主菜 588kcal
合計 630kcal

残りごはんも栄養たっぷりに大変身！

ごはんでランチ

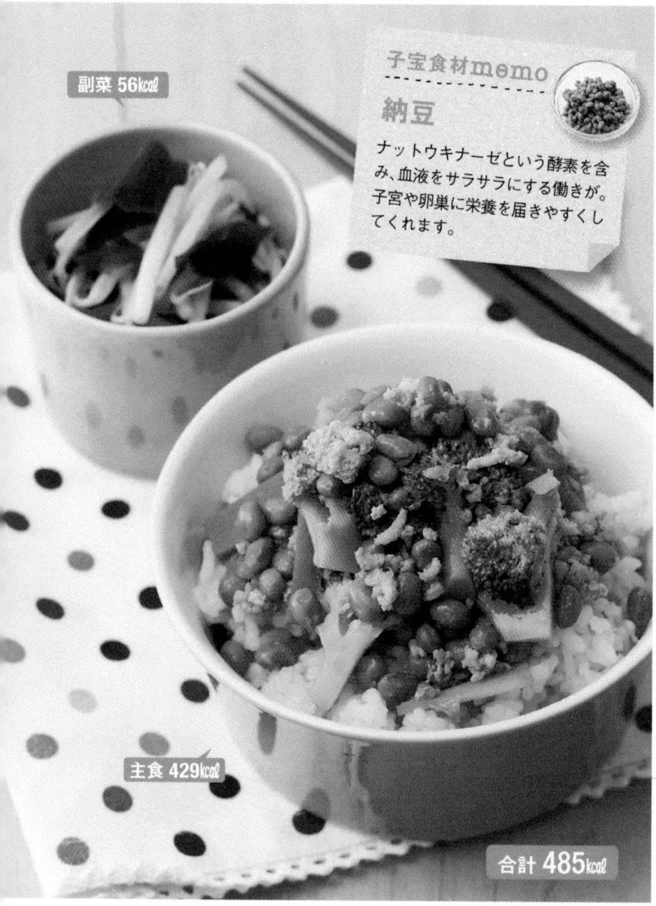

副菜 56kcal

子宝食材memo

納豆

ナットウキナーゼという酵素を含み、血液をサラサラにする働きが。子宮や卵巣に栄養を届きやすくしてくれます。

主食 429kcal

合計 485kcal

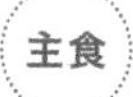

主食　主菜

まろやかな納豆と
やさしいとろみがクセになる

納豆とひき肉のトロッと丼

材料（1人分）

- 納豆……………1パック（45g）
- 鶏ひき肉………………………30g
- おろししょうが………小さじ1
- にんじん…………………1.5cm
- ブロッコリー……………… 1/4個
- きび砂糖………………小さじ1
- しょうゆ………………大さじ1/2
- ごはん……………茶わん1杯分

作り方

1 にんじんは薄い短冊切りにし、ブロッコリーは小房に分ける。
2 なべに水200mℓ、ひき肉、しょうが、にんじんを入れ、ひき肉をほぐしながら中火にかけて10～15分煮る。煮立ったら、きび砂糖を加えて5分ほど煮る。
3 にんじんがやわらかくなったらブロッコリーとしょうゆを加え、ブロッコリーに火が通るまで1～2分煮る。
4 納豆を加えてまぜ、ひと煮立ちさせる。
5 器にごはんを盛り、**4**をかける。

（ダンノ）

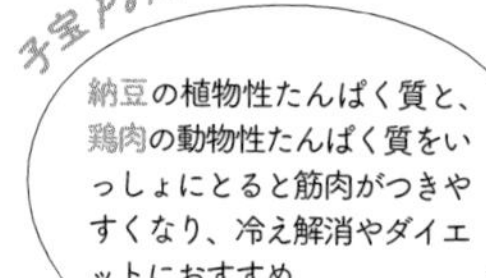

子宝Point

納豆の植物性たんぱく質と、鶏肉の動物性たんぱく質をいっしょにとると筋肉がつきやすくなり、冷え解消やダイエットにおすすめ。

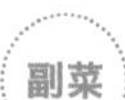

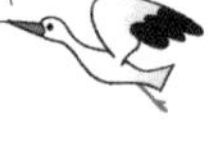

副菜

電子レンジ加熱でもやしの食感を生かして

もやしとわかめの中華風あえ物

材料（1人分）

- もやし………………………… 1/4袋
- わかめ（乾燥）…………大さじ1/2
- しょうゆ………………大さじ1/2
- 酢……………………………小さじ1
- ごま油………………………小さじ1/2

作り方

1 わかめは水でもどす。もやしは耐熱皿に入れてラップをかけ、電子レンジで1分30秒加熱する。
2 ボウルに**1**を入れ、しょうゆと酢を加えてまぜる。
3 ごま油を加えてさっとあえる。

（ダンノ）

野菜と豆乳のスープをプラス。リッチな気分に

パンでランチ

主食 主菜

ひと味違うサクサク食感のサンドイッチ

たっぷりツナサンド

材料(1人分)

食パン(10枚切り)…………2枚
ツナ缶……………小½缶(40g)
玉ねぎのみじん切り….大さじ1
塩…………………………少々
酢………………………小さじ½
セロリ(みじん切り)………2cm
トマト(薄切り)…………… ¼個
サニーレタス………………1枚
マヨネーズ…………大さじ1
こしょう……………………適量

作り方

1 ポリ袋に玉ねぎ、塩を入れてもみ、酢を加えてしばらくおく。
2 サニーレタスは適当な大きさにちぎる。
3 ツナと1、セロリをマヨネーズであえ、こしょうを加えてまぜる。
4 食パンは軽くトーストし、2と3、トマトをはさむ。 (ダンノ)

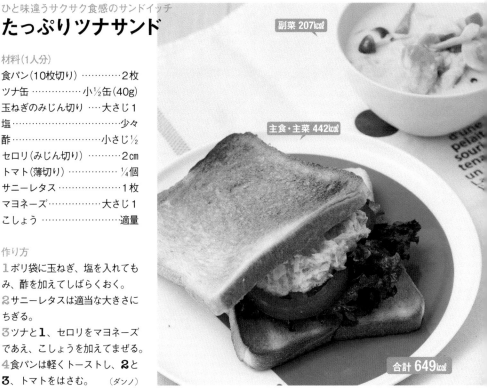

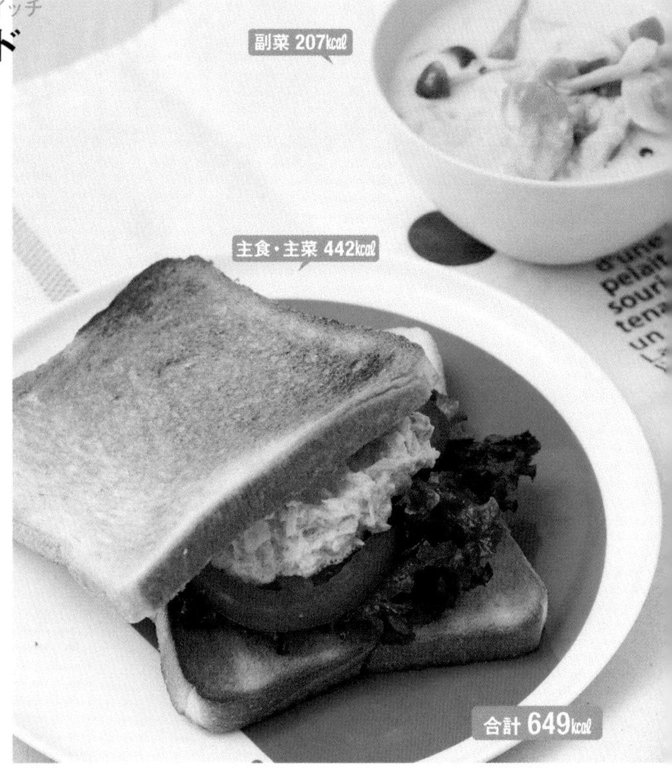

副菜

カレー粉でやさしい豆乳にアクセントを

きのこの豆乳クリームスープ

材料(1人分)

しめじ……………………¼パック
ホワイトマッシュルーム……2個
玉ねぎ……………………… ¼個
にんじん……………………1.5cm
じゃがいも………………… ½個
オリーブ油…………大さじ½
固形スープ………………… ½個
豆乳(無調整)……………150mℓ
A［カレー粉…………小さじ¼
　 塩、こしょう………各少々

作り方

1 しめじは石づきを切り落として食べやすくほぐす。マッシュルームと玉ねぎは薄切り、にんじんは薄い半月切り、じゃがいもは1cm厚さの半月切りにする。
2 なべにオリーブ油を入れて中火で熱し、玉ねぎ、にんじん、しめじ、マッシュルーム、じゃがいもを順に加えていためる。
3 水200mℓと固形スープを加え、ふたをしてじゃがいもに火が通るまで中火で7～8分煮る。
4 豆乳を加え、煮立つ直前にAを加えて火を止める。 (ダンノ)

子宝Point

玉ねぎは生で調理すると、血液をサラサラにする働きが。豆乳は、脂質や糖質、塩分が少ない成分無調整タイプがおすすめ。

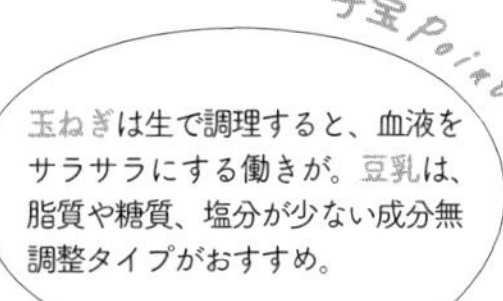

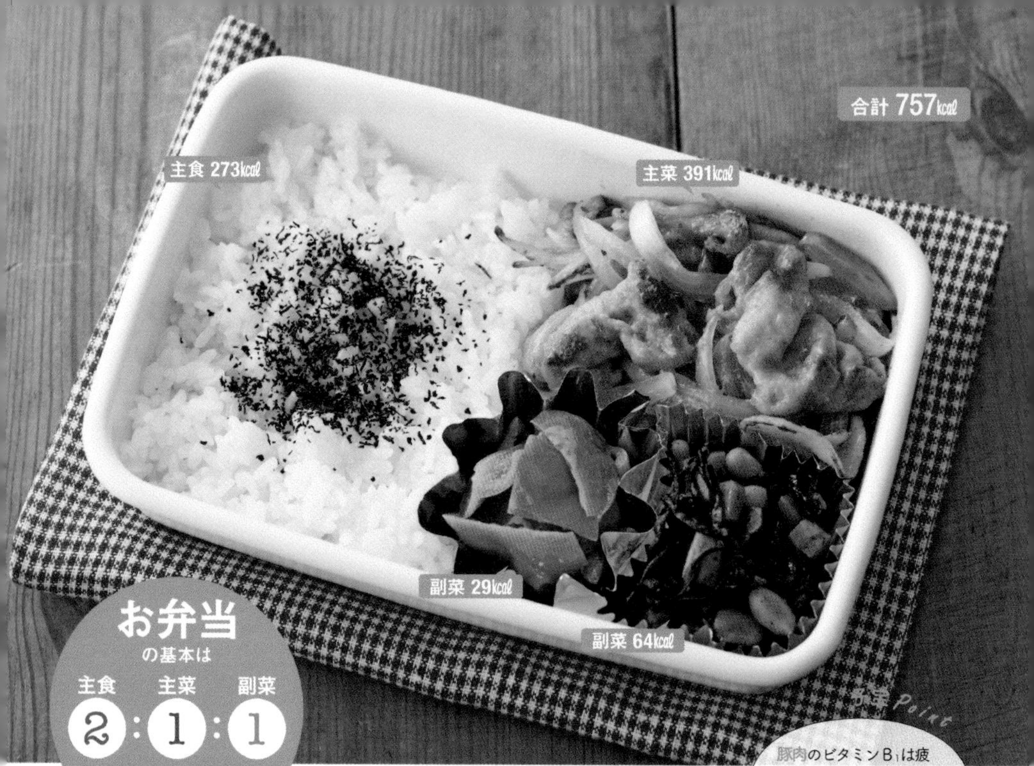

合計 757kcal

主食 273kcal

主菜 391kcal

副菜 29kcal

副菜 64kcal

お弁当の基本は

主食 主菜 副菜

2：1：1

「作りおき」も活用してバランスよく詰めよう！

豚肉のビタミンB_1は疲労回復に効果があり、玉ねぎのアリシンとセットでとると吸収率アップ！

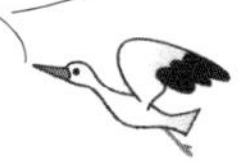

豚肉&玉ねぎで仕事疲れを解消！

子宝弁当1

主菜 豚のしょうが焼き

肉に粉をまぶすから、やわらかい

材料（1人分）

豚薄切り肉（しゃぶしゃぶ用）……………100g
玉ねぎ……………………………………1/8個
A［きび砂糖、酒、しょうゆ………各小さじ2
　 おろししょうが…………………小さじ1/2
小麦粉…………………………………小さじ1
オリーブ油……………………………小さじ1

作り方

1 玉ねぎは5mm厚さに切る。豚肉はAをもみ込み、小麦粉をまぶす。

2 フライパンにオリーブ油を中火で熱し、玉ねぎをいため、透き通ったら豚肉を加え、肉に火が通るまでいためる。

（あまこ）

副菜 ピーマンのナムル

材料と作り方（1人分）

ピーマン1個（乱切り）は耐熱容器に入れ、ラップをかけて電子レンジで40秒加熱する。鶏ガラスープのもとひとつまみ、ごま油小さじ1/2をまぜる。

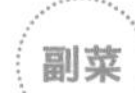

ひじきの五目煮

→p.118

1人分　1/5量

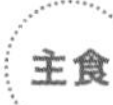

ごはん

ごはん160g（1人分）　ゆかり適量

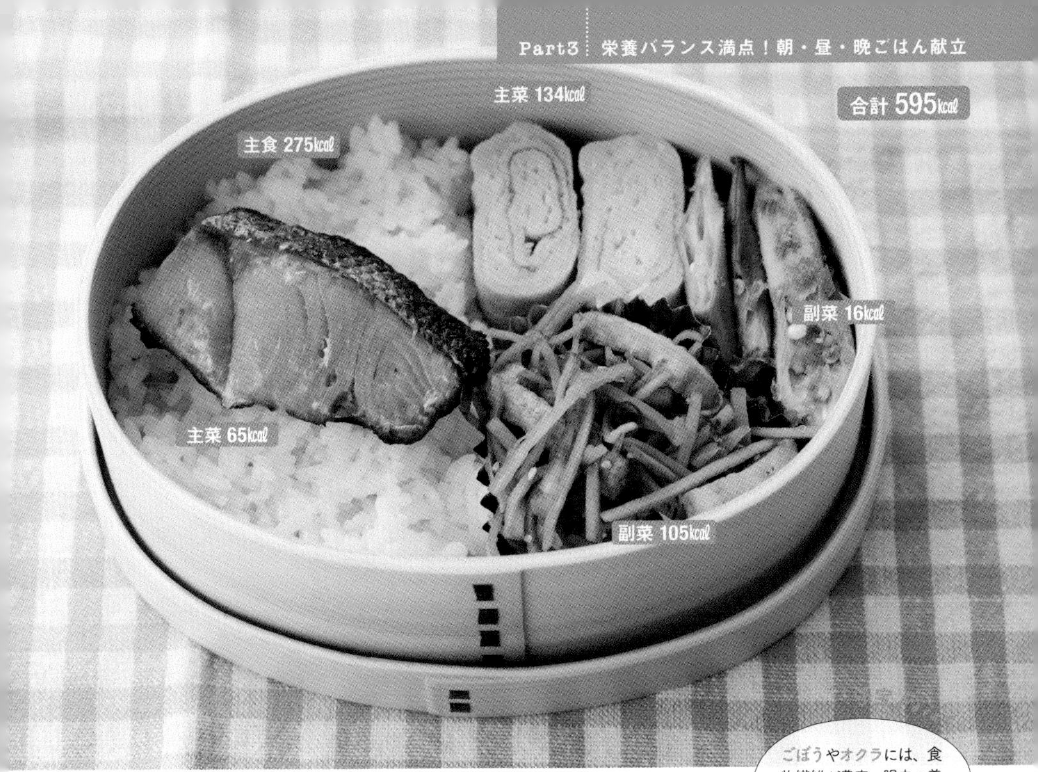

主菜 134kcal

合計 595kcal

主食 275kcal

副菜 16kcal

主菜 65kcal

副菜 105kcal

ごぼうやオクラには、食物繊維が豊富。腸内の善玉菌をふやし、お通じをよくする働きがあります。

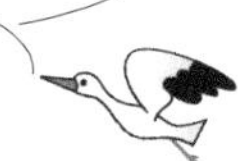

和のおかずで腸内環境をととのえる

子宝弁当2

主菜 抗酸化作用の高い鮭を活用！

焼き鮭

材料（1人分）

甘塩鮭……………………½切れ
酒……………………………少々

作り方

1 鮭は酒を振る。

2 魚焼きグリル（またはフライパン）にのせ、両面をこんがり焼いて火を通す。（あまこ）

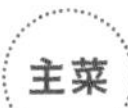

めんつゆで味つけラクラク

卵焼き

材料（2人分・詰めるのは1人分）

卵……………………………2個
めんつゆ（3倍濃縮）……小さじ1
オリーブ油…………………少々

作り方

1 卵は割りほぐし、めんつゆをまぜる。

2 卵焼き器にオリーブ油を中火で熱し、1を半量ずつ流し入れ、奥から手前に巻く。切り分け、半量を詰める。（あまこ）

副菜

オクラのおかかあえ

材料と作り方（1人分）

オクラ3本は3等分の斜め切りにし、耐熱容器に入れてラップをかけ、電子レンジで40秒加熱する。熱いうちにしょうゆ少々、かつお節1gをまぶす。

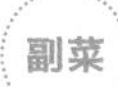

きんぴらごぼう

→p.118

1人分 ¼量

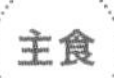

ごはん

ごはん160g（1人分）
いり白ごま少々

カラフルな色に元気をもらえる♪

子宝弁当3

子宝Point

合いびき肉と卵でたんぱく質、桜えびとじゃこ、小松菜で、カルシウムをしっかり摂取！

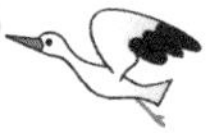

主菜 多めに「作りおき」しておくと便利

王道ハンバーグ

材料(作りやすい分量)

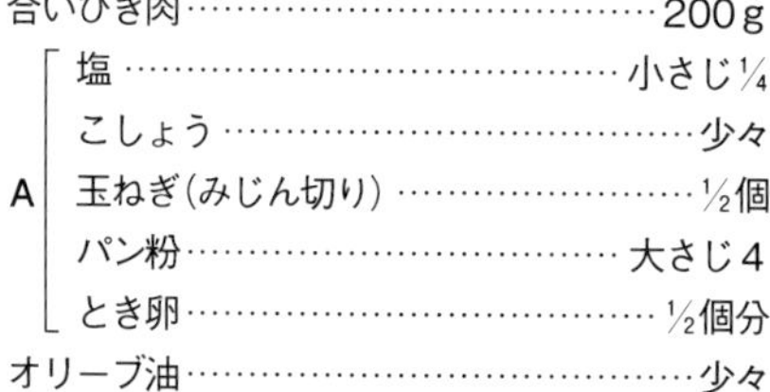

合いびき肉……200g
A
塩……小さじ¼
こしょう……少々
玉ねぎ(みじん切り)……½個
パン粉……大さじ4
とき卵……½個分
オリーブ油……少々

作り方

1 Aの玉ねぎは耐熱皿に広げ、ラップをかけずに電子レンジで3分加熱し、あら熱をとる。

2 ボウルに合いびき肉、Aを入れてまぜ、8等分して小判形に成形する。オリーブ油を中火で熱したフライパンに並べ、焼き色がついたら返し、ふたをして4分焼く。

3 2個(1人分)にトマトケチャップ小さじ1、中濃ソース小さじ½をからめて詰める。（あまこ）

主菜

桜えびと万能ねぎの卵焼き

→p.119

(1人分) 卵1個分

副菜

ミニトマトのカレーピクルス

→p.118

(1人分) ミニトマト4個

副菜

ゆでブロッコリー

(1人分) 3房

主食

じゃこと小松菜のおにぎり

ごはん160g(1人分)にちりめんじゃこ10g、ゆでて刻んだ小松菜1株分をまぜ、2等分して俵形に握る。

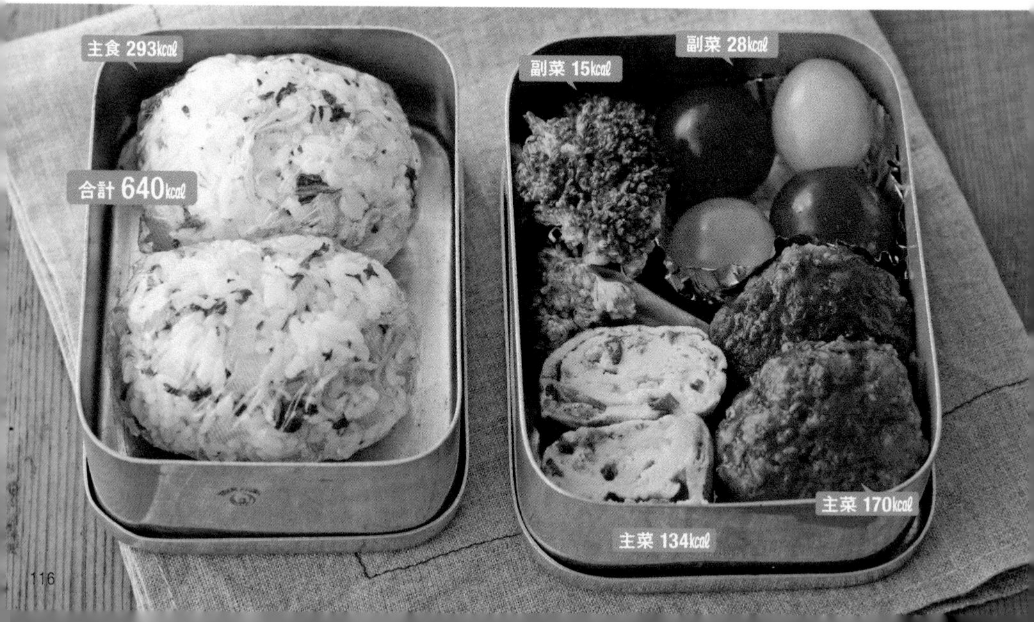

主食 293kcal
合計 640kcal
副菜 15kcal
副菜 28kcal
主菜 170kcal
主菜 134kcal

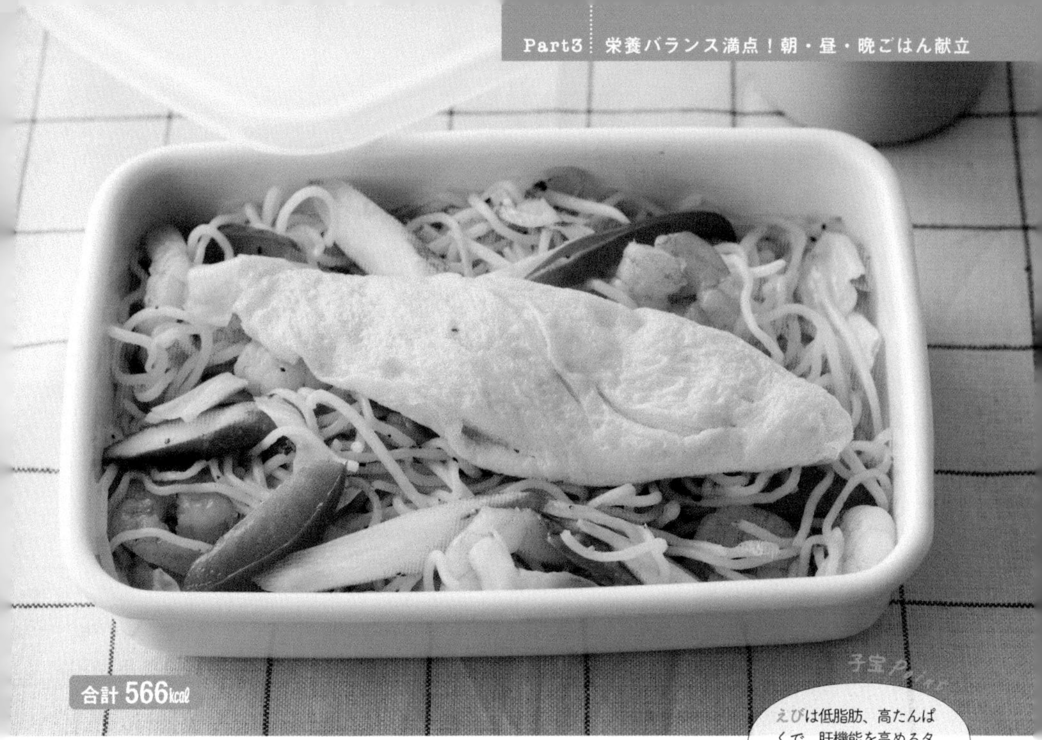

合計 566kcal

子宝Point

えびは低脂肪、高たんぱくで、肝機能を高めるタウリンが豊富。疲れやストレスの解消におすすめ。

単品でラクしても栄養はリッチ！

子宝弁当4

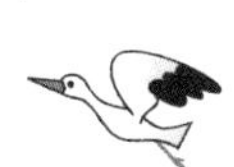

主食 主菜 副菜

塩味のめんとフワフワ卵の相性が最高！

えびの塩焼きそば オムレツのせ

材料（1人分）

むきえび……8尾（40g）
もやし……ひとつかみ（20g）
キャベツ……1/3枚（20g）
グリーンアスパラガス……1本
赤パプリカ……1/8個
A
- 鶏ガラスープのもと……小さじ1/2
- 酒……大さじ1
- 塩……小さじ1/4
- あらびき黒こしょう……少々

中華蒸しめん……1玉
卵……1個
B
- マヨネーズ……小さじ1
- 塩……少々

オリーブ油……適量

作り方

1 えびは背わたをとる。キャベツは2cm幅に切る。アスパラは1cm厚さの斜め薄切り、パプリカも同じくらいに切る。
2 中華めんは袋の端を切り、電子レンジで30秒加熱する。
3 フライパンにオリーブ油少々を中火で熱し、えび、野菜を入れていためる。2を加えてほぐし、Aを加えていため合わせ、弁当箱に詰める。
4 卵を割りほぐしてBをまぜ、オリーブ油を熱したフライパンでオムレツを作り、3にのせる。

（あまこ）

\副菜に役立つ/

作りおき

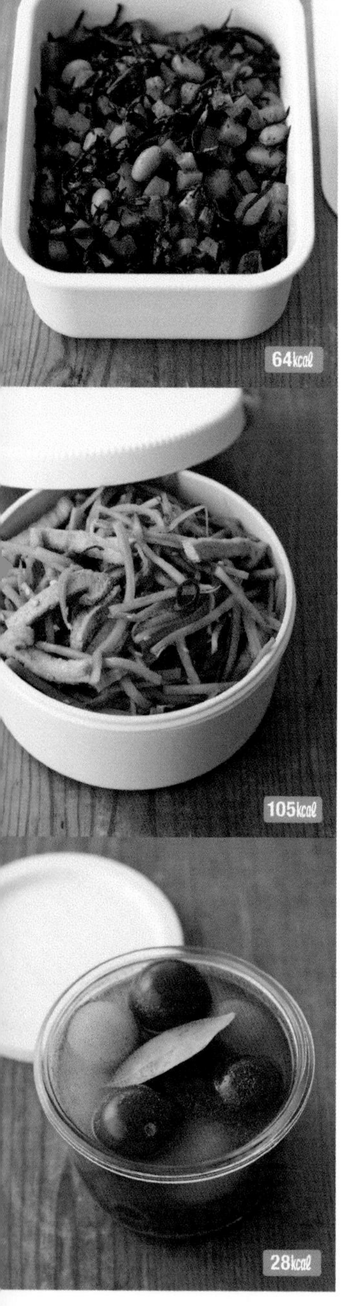

海藻・野菜・大豆で栄養満点!

副菜 ひじきの五目煮

子宝Point

ひじきはカルシウムやマグネシウムなど、女性が不足しがちなミネラルの補給にぴったり。

材料(5回分)

芽ひじき(乾燥)……………6g
にんじん……………⅓本(60g)
大根……………2〜3cm(70g)
いんげん……………4本
大豆(水煮)……………40g
A
 だし……………100mℓ
 みりん、しょうゆ……………各大さじ2
 きび砂糖……………大さじ1
オリーブ油……………適量

作り方

1 ひじきは洗って水でもどす。にんじん、大根は8mm角、いんげんは8mm長さに切る。
2 フライパンにオリーブ油を中火で熱し、1、大豆をいためる。
3 Aを加え、汁けがなくなるまでいため煮にする。(あまこ)

子宝Point

水溶性、不溶性の食物繊維をバランスよく含むごぼう。便通をよくし、有害物質を排出してくれます。

食物繊維がしっかりとれる

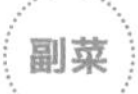

きんぴらごぼう

材料(4回分)

ごぼう……………½本(100g)
にんじん……………⅓本(60g)
油揚げ……………½枚
A
 みりん……………大さじ2
 しょうゆ、酒……………各大さじ1
赤とうがらしの輪切り……………½本分
いり白ごま……………小さじ½
ごま油……………少々

作り方

1 ごぼう、にんじん、油揚げは細切りにする。
2 フライパンにごま油を中火で熱し、赤とうがらし、ごぼう、にんじんを入れていためる。
3 しんなりしたら油揚げ、Aを加え、汁けがなくなるまでいためる。仕上げにごまを振る。(あまこ)

子宝Point

ミニトマトの赤い色素成分・リコピンが、強力な抗酸化作用で細胞の老化を防いでくれます。

スパイシーで食欲をそそる味

副菜 ミニトマトのカレーピクルス

材料(3回分)

ミニトマト(赤、黄)……………12個
A
 酢……………100mℓ
 水……………大さじ4
 きび砂糖……………小さじ2
 塩……………小さじ½
 カレー粉……………小さじ1
 ローリエ……………1枚

作り方

1 小なべにAを入れて中火で熱し、ひと煮立ちしたら火を止め、あら熱をとる。
2 ミニトマトはへたを除いて密閉容器に入れ、1を注ぎ、冷蔵庫に入れて1時間以上おく。(あまこ)

＼栄養価アップ！／

卵焼きバリエーション

●作りやすいように、卵2個を使うレシピです。お弁当には1個分（1人分）を詰めてください。

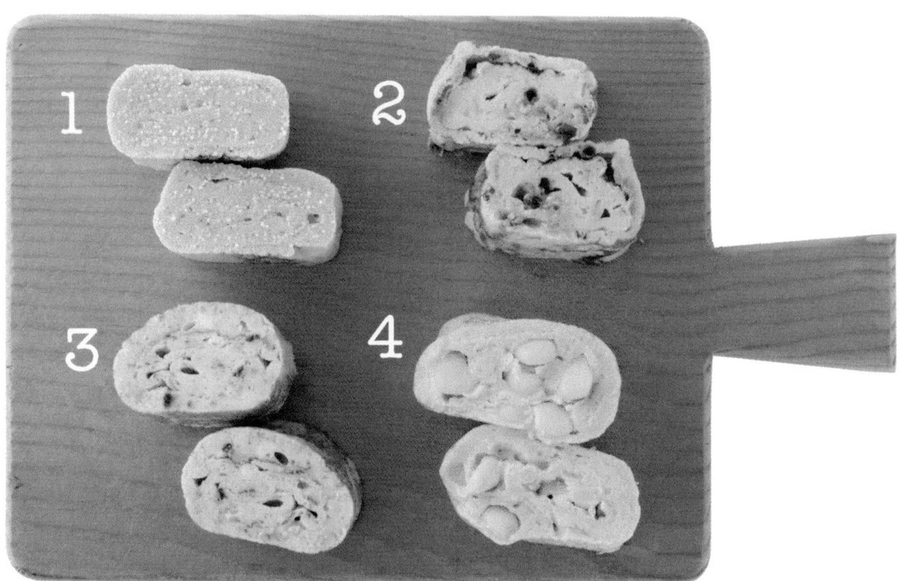

1

プチプチの食感が楽しい♪

めんたいこの卵焼き

材料と作り方（2人分）

1 卵2個を割りほぐし、めんつゆ（3倍濃縮）小さじ½、めんたいこ¼腹（15g）を加えてまぜる。

2 卵焼き器にオリーブ油少々を中火で熱し、**1**を2回に分けて流し入れて焼く。 143kcal

2

お弁当が華やぐ

桜えびと万能ねぎの卵焼き

材料と作り方（2人分）

1 卵2個を割りほぐし、めんつゆ（3倍濃縮）小さじ½、桜えび小さじ2、万能ねぎの小口切り大さじ1を加えてまぜる。

2 卵焼き器にオリーブ油少々を中火で熱し、**1**を2回に分けて流し入れて焼く。 134kcal

3

磯の香りとうまみをプラス

青のりとかつお節の卵焼き

材料と作り方（2人分）

1 卵2個を割りほぐし、めんつゆ（3倍濃縮）小さじ½、青のり小さじ¼、かつお節大さじ2を加えてまぜる。

2 卵焼き器にオリーブ油少々を中火で熱し、**1**を2回に分けて流し入れて焼く。 137kcal

4

洋風弁当にぴったり

コーン＆チーズの卵焼き

材料と作り方（2人分）

1 卵2個を割りほぐし、めんつゆ（3倍濃縮）小さじ½、粉チーズ小さじ2、粒コーン大さじ2を加えてまぜる。

2 卵焼き器にオリーブ油少々を中火で熱し、**1**を2回に分けて流し入れて焼く。 148kcal

＼これもおすすめ／

お弁当のおかず

主菜 さっぱり＆ごま風味で魚が苦手でもイケる♪

ぶりのごまポン酢漬け

子宝Point

ぶりとごまは抗酸化作用のあるビタミンEが豊富。ごまに含まれるセサミンとの相乗効果で、より強力に活性酸素をとり除きます。

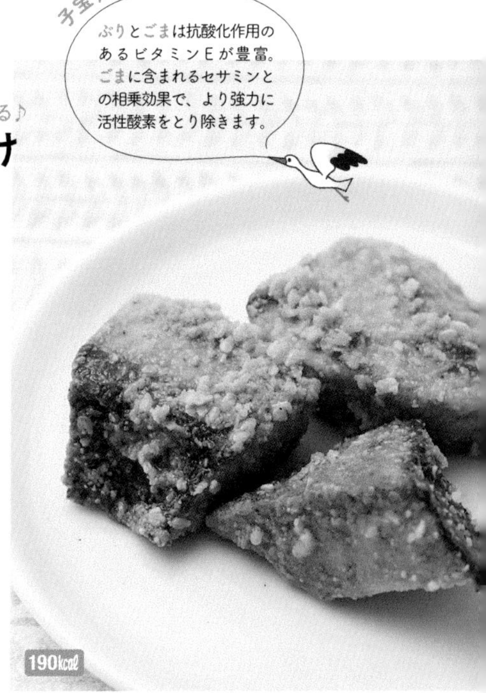

材料（1人分）

ぶり……1切れ
塩、こしょう……各少々
小麦粉……大さじ½
A［ポン酢しょうゆ……大さじ1
すり白ごま……大さじ1］
ごま油……小さじ1

作り方

1 ぶりは一口大に切って塩、こしょうを振り、小麦粉をまぶす。

2 フライパンにごま油を入れて中火で熱し、ぶりを両面が色づくまで焼き、Aをからめる。（ダンノ）

子宝Point

豚肉はビタミンB1が多く、疲労回復やイライラ解消に役立ちます。玉ねぎに含まれるアリシンといっしょにとると吸収が高まります。

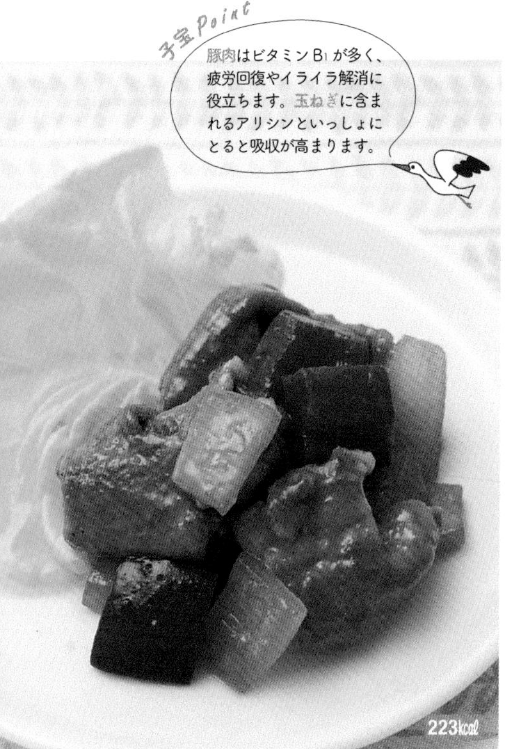

主菜 しっかり味で、揚げなくても大満足！

ヘルシー酢豚

材料（1人分）

豚もも薄切り肉……100g
玉ねぎ、赤パプリカ……各½個
A［塩、こしょう……各少々
しょうゆ……大さじ½］
かたくり粉……小さじ1
オリーブ油……小さじ1
〈甘酢あん〉
はちみつ……大さじ1
しょうゆ、酢、水……各大さじ½

作り方

1 豚肉は食べやすい長さに切り、Aで下味をつけてかたくり粉をまぶす。

2 玉ねぎ、パプリカは2cm角に切る。

3 甘酢あんの材料はまぜ合わせる。

4 フライパンにオリーブ油を入れて中火で熱し、1を入れて火が通ったらとり出す。2をいためてしんなりしたら豚肉を戻し、3を加えてからめる。

（ダンノ）

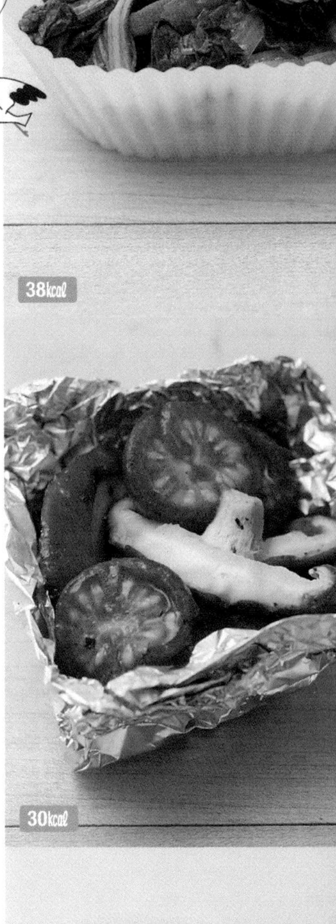

子宝Point
小松菜に多いカルシウムは骨や歯を丈夫にし、イライラをやわらげます。β-カロテンとビタミンCも豊富で肌荒れやシミ・シワ予防にも。

副菜
ゆでてあえるだけのスピードおかず
小松菜のかつおあえ

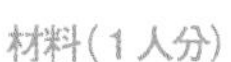

材料（1人分）

小松菜……………………………4株

A［かつお節…………1袋（3g）
　しょうゆ…………小さじ1

作り方

1 小松菜は3㎝長さに切り、さっとゆでてざるに上げる。あら熱がとれたら、水けをしぼってボウルに入れる。

2 Aを加えてあえる。（ダンノ）

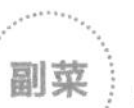

副菜
トースターで焼いたらでき上がり！
きのことミニトマトのホイル焼き

材料（1人分）

しいたけ ……………………4個

ミニトマト……………………3個

A［オリーブ油………小さじ1
　塩、こしょう ………各少々

作り方

1 しいたけはかたい石づきを切り落として半分に切る。ミニトマトは横半分に切る。

2 アルミホイルに**1**を並べ、Aを振って包み、オーブントースターで10分焼く。（ダンノ）

子宝Point
オーブントースターでパンを焼いている横でできる超簡単メニューです。しいたけ以外にえのきだけやしめじ、エリンギなどでも。

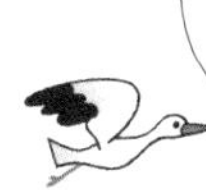

副菜
青じその香りでさわやかに
切り干し大根の酢の物

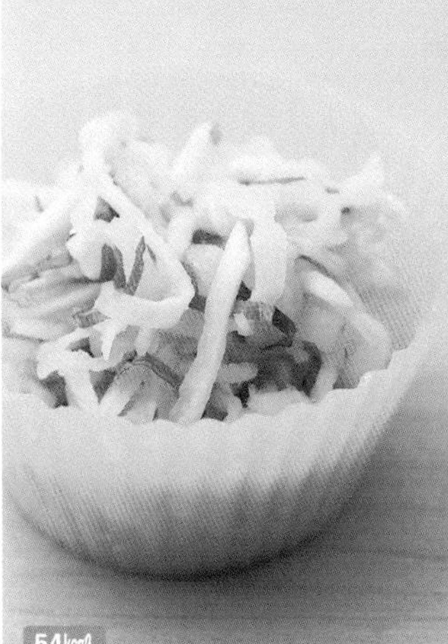

材料（1人分）

切り干し大根………………20g

青じそ（せん切り）…………4枚

A［酢…………………大さじ3
　きび砂糖…………大さじ1
　しょうゆ…………小さじ½
　塩……………………少々

作り方

1 切り干し大根はたっぷりの水に20分ほどつけてもどし、水けをしっかりしぼって食べやすい長さに切る。

2 ボウルにAと**1**を入れてあえる。

3 青じそを加えてさっとまぜる。

（ダンノ）

子宝Point
切り干し大根には生よりもカリウム、カルシウム、ビタミンB_1・B_2が豊富。歯ごたえのある酢の物でひと味違った食感に。

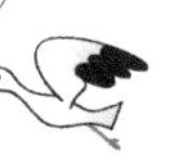

バランスOK
晩ごはん献立
まねして作るだけで
バランス満点の献立に！

赤ちゃんの成長に必要な葉酸もたっぷり！

和風★肉定食

もっちりホクホクの山いもに手羽先のうまみがギューッ！

主菜 手羽先と山いものうま煮

材料（2人分）
鶏手羽先……4本
山いも……160g
オクラ……4本
かたくり粉……大さじ1～2
オリーブ油……大さじ1
A
だし……300mℓ
酒……大さじ1
しょうゆ……大さじ1⅓
みりん……大さじ1
きび砂糖……大さじ1

作り方
1 山いもは長さを4等分に切ってから縦半分に切る。オクラはへたの先を切り落とし、がくのまわりを削りとる。塩少々（分量外）をまぶして板ずりし、さっと湯通しする。手羽先は両面にかたくり粉を薄くまぶす。
2 なべにオリーブ油を中火で熱し、手羽先を焼く。出た脂はキッチンペーパーなどでふきとる。
3 手羽先の両面に焼き色がついたら、山いも、Aを加え、中火で煮る。山いもが煮えたら器に盛り、オクラを添える。（ダンノ）

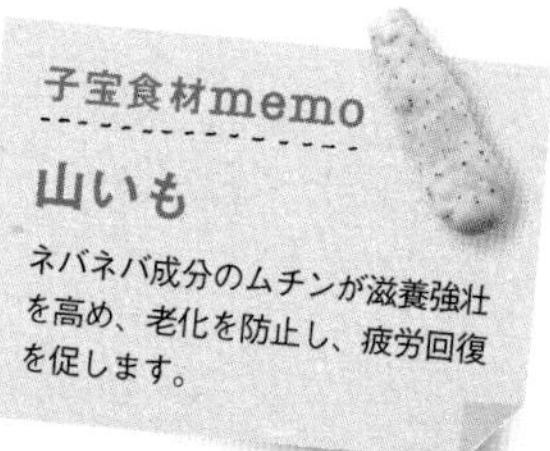

子宝食材memo
山いも
ネバネバ成分のムチンが滋養強壮を高め、老化を防止し、疲労回復を促します。

ほどよいごまの香ばしさと、ほのかな甘みがマッチ

副菜 ブロッコリーのごまあえ

材料（2人分）
ブロッコリー……⅔個（120g）
A
すり黒ごま……小さじ2
しょうゆ……小さじ2
きび砂糖……小さじ2

作り方
1 ブロッコリーは小房に分ける。耐熱皿に並べてラップをかけ、電子レンジで1分～1分30秒加熱する。
2 Aはボウルに入れてまぜ合わせ、ブロッコリーとあえる。（ダンノ）

子宝Point
ブロッコリーは、胎児の成長に欠かせない葉酸がたっぷり。妊娠前からとるのがおすすめ。β-カロテンが豊富な豆苗には、高い抗酸化作用が。

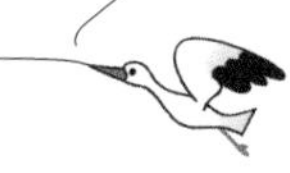

酸味のあるトロッとした口当たりがGood！

副菜 もずくと豆苗のおすまし

材料（2人分）
豆苗……8～10本
もずく（味つき）…1カップ（80g）
塩……少々
A
だし……300mℓ
酒……小さじ½

作り方
1 豆苗は3㎝長さに切る。
2 なべにもずく、Aを入れて中火にかける。煮立ったら豆苗を加えて軽くまぜ、塩で味をととのえて火を止める。（ダンノ）

主食 発芽玄米入りごはん

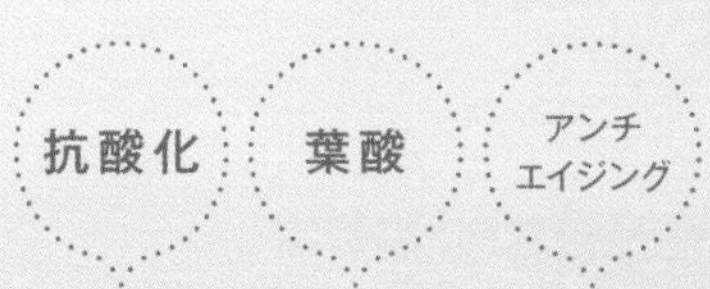

主菜 411kcal

副菜 54kcal

副菜 26kcal

主食 249kcal

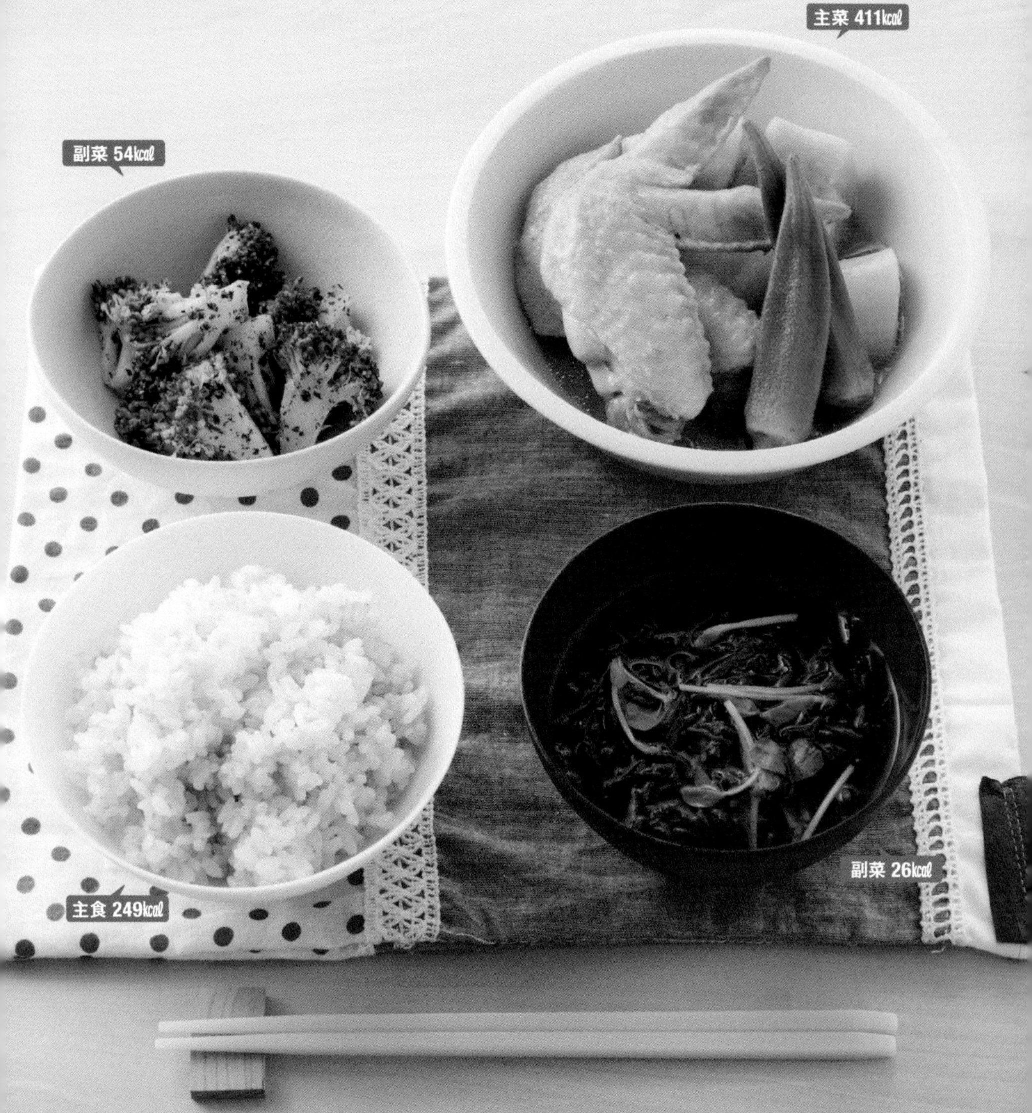

合計 740kcal

さっぱり食べられて、DHAやEPA、ビタミンも豊富

和風★魚定食

さわやかな薬味の香りで食がすすむ

主菜 かつおのたたき

材料(2人分)
かつおのたたき…………160g
玉ねぎ…………½個
にんにく(すりおろし)……½かけ
みょうが…………½個
青じそ…………2枚
A［ポン酢しょうゆ……大さじ2
　 ごま油…………小さじ1

作り方
1玉ねぎは薄切りにし、塩少々(分量外)を振ってもむ。さっと洗い流し、水けをきる。にんにくとAを合わせ、玉ねぎを加えてまぜる。
2みょうがは縦半分に切ってからせん切りにする。青じそは重ねて軸を除き、縦半分に切る。縦にクルクル丸め、せん切りにする。
3かつおは1cm厚さに切って器に盛り、1と2をのせる。(ダンノ)

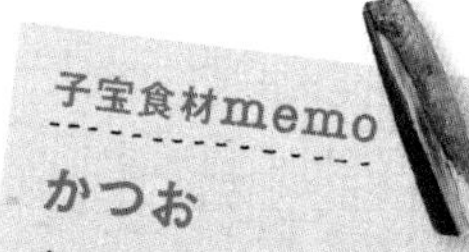

子宝食材memo
かつお
血合いに含まれるビタミンB12は、魚の中でもトップクラス! 月経前症候群を予防するビタミンB6も豊富。

ゴロゴロ根菜が食べごたえ満点。冷えにきくしょうが入り

副菜 根菜のみそ汁

材料(2人分)
大根…………1cm
にんじん…………⅓本
しめじ…………½パック
しょうが(すりおろし)……½かけ
みそ…………大さじ2弱
だしパック…………1個

作り方
1大根、にんじんは短冊切りにし、しめじは石づきを切り落として小房に分ける。
2なべに水500mlとだしパックを入れ、火にかける。沸騰したら袋の表示どおりに煮出す。
3だしパックをとり出し、1を加えて弱めの中火で3～5分煮、みそをとき入れて火を止める。器に盛り、しょうがをのせる。(ダンノ)

まろやかなくるみの風味が、あとを引くおいしさ

副菜 ほうれんそうのくるみあえ

材料(2人分)
ほうれんそう………½束(100g)
くるみ…………6粒(20g)
A［しょうゆ…………小さじ2
　 きび砂糖…………小さじ2

作り方
1ほうれんそうはさっとゆでて冷水にとる。水けをきってしぼり、3cm長さに切る。
2くるみはあらみじんに切り、Aとまぜる。
31と2をあえる。(ダンノ)

子宝Point
根菜、しょうが、みそは体を芯からあたためてくれるので、体が冷えやすい人は積極的にとるのがおすすめです。

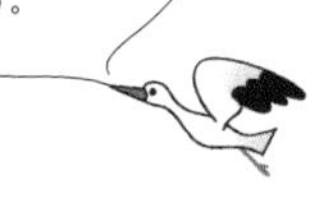

主食 玄米ごはん

血行促進　疲労回復

主菜 177kcal

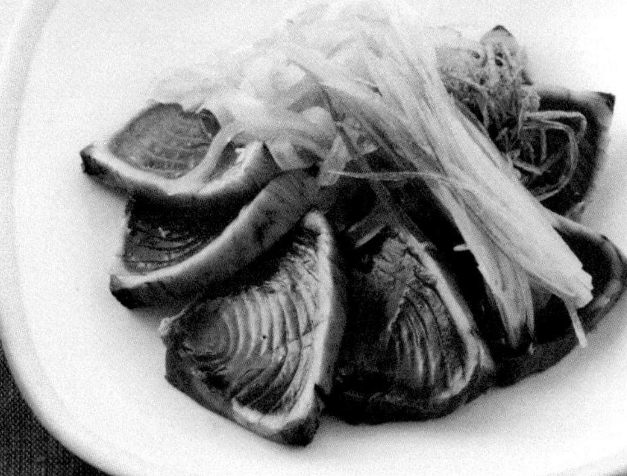

副菜 96kcal

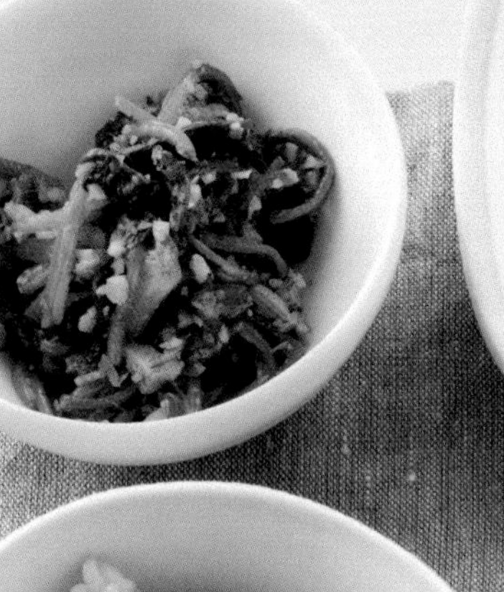

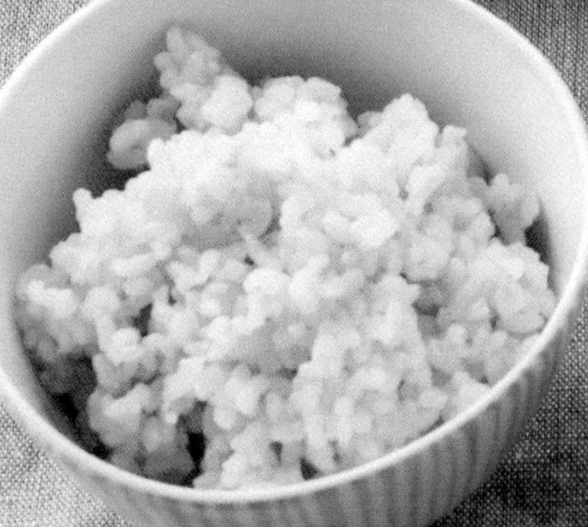

主食 246kcal

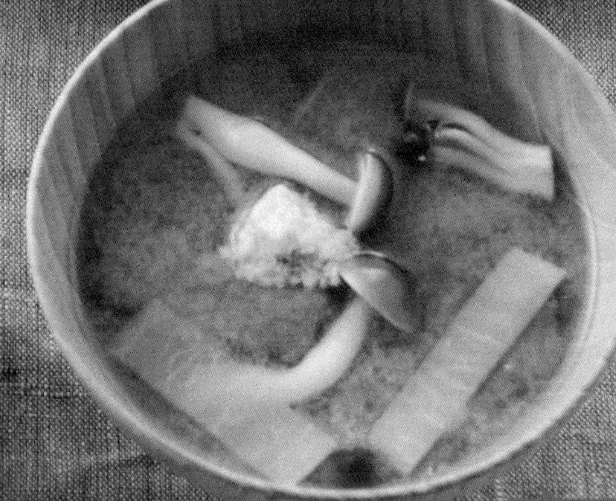

副菜 45kcal

合計 564kcal

冷え対策にもいい青魚をいつもと違う味つけで

中華風★魚定食

主菜 ボリューム満点！ ピリ辛味でごはんがすすむ

さばの中華煮

材料（2人分）
長ねぎ（白い部分）…………30cm
さば……………………………2切れ
しょうが（みじん切り）……1かけ
ごま油…………………………小さじ2
豆板醤（またはコチュジャン）
……………………………小さじ½
A
- 酒…………………………大さじ1
- しょうゆ…………………大さじ1
- きび砂糖…………………大さじ½
- だし………………………150mℓ

作り方
1長ねぎは5cm長さに切る。さばは表面に包丁で斜めに切り込みを入れる。
2フライパンにごま油としょうが、豆板醤を入れて中火にかけ、香りが立ったら、長ねぎ、Aを加えて軽くまぜ、煮立てる。
3さばを加え、ホイルなどで落としぶたをしてからふたをし、弱めの中火で7～10分煮る。（ダンノ）

子宝食材memo
さば
血液をサラサラにするEPA、脳の働きを活性化させるDHAが豊富。貧血、皮膚炎の予防にも◎。

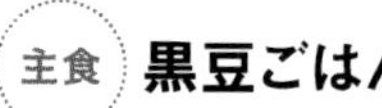

主食 黒豆ごはん

副菜 甘ずっぱさがクセになるおいしさ

セロリとパプリカのピクルス

材料（2人分）
セロリ…………………………½本
赤・黄パプリカ……………各½個
しょうが（せん切り）………1かけ
赤とうがらし…………………1本
A
- 酢…………………………大さじ5
- 酒…………………………大さじ1
- しょうゆ…………………小さじ1
- きび砂糖…………………大さじ3½
- オイスターソース………小さじ1
- ごま油（またはラー油）…小さじ1

作り方
1セロリは筋をとって8mm厚さの斜め切りにする。パプリカは縦8mm幅に切る。
2 1の野菜に塩（分量外）少々を振って軽くもみ、洗って水けをよくきる。
3ポリ袋に2、しょうが、赤とうがらし、Aを入れ、空気を抜いて口をしばる。冷蔵庫に入れて半日～1日おく。（ダンノ）

子宝Point
酢には血行促進や疲労回復だけでなく、内臓脂肪を減らす働きも。トマトの赤い色素・リコピンはアンチエイジングに効果的。

副菜 ごま油とねぎの風味が生きたさっぱり味

ふわふわ卵スープ

材料（2人分）
トマト…………………………½個
卵………………………………1個
長ねぎ（せん切り）…………5cm
鶏ガラスープのもと………小さじ1
酒……………………………小さじ1
塩………………………………少々

作り方
1トマトは横半分に切り、種を除いて1cm角に切る。卵は割りほぐす。
2なべに水400mℓ、鶏ガラスープのもと、酒、塩を入れて中火にかけ、煮立ったらとき卵を流し入れる。
3卵が固まってきたら、トマト、長ねぎ、好みでごま油（またはラー油）少々を加えて軽くまぜ、火を止める。（ダンノ）

抗酸化

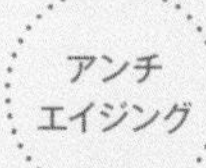

アンチエイジング

血行促進

副菜 69kcal

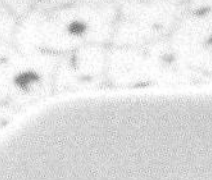

主菜 234kcal

主食 281kcal

副菜 63kcal

合計 647kcal

疲労回復＆体ぽかぽか効果でリピートしたくなる

洋風★肉定食

主菜　たっぷりの玉ねぎソースが肉のうまみを引き立てる

豚肉のソテー　おろし玉ねぎソースがけ

材料（2人分）

豚ロース肉（ソテー用）……2枚（180g）
塩、こしょう……各適量
トマト……½個
グリーンアスパラガス……2本
A 玉ねぎ（すりおろし）……½個
A しょうが（すりおろし）……¼かけ
A 酒……大さじ1
A しょうゆ……大さじ1
A きび砂糖……小さじ2
オリーブ油……小さじ2

作り方

1 トマトはくし形に切る。アスパラは根元を1㎝切り落として長さを3等分に切り、色よく塩ゆでにする。
2 豚肉は外側の脂肪の部分を切り落とし、筋切りをする。両面に塩、こしょうを振る。
3 フライパンにオリーブ油を入れて中火で熱し、2の両面を焼く。焼き色がついて火が通ったら器に盛る。
4 フライパンにAを入れて弱めの中火にかけ、1～2分煮詰めて3にかける。トマトとアスパラを添える。（ダンノ）

子宝食材memo
玉ねぎ
血液をサラサラにし、ビタミンB_1の吸収率を高めます。豚肉といっしょにとると疲労回復の働きが高まります。

副菜　野菜のだしがじんわりしみた、スパイシーなスープが食欲をそそる！

夏野菜たっぷりカレースープ

材料（2人分）

玉ねぎ……½個
にんじん……½本
トマト……½個
なす……1個
かぼちゃ……1/12個（100g）
パセリ（みじん切り）……少々
カレー粉……小さじ½
塩、こしょう……各少々
固形スープ……1個
オリーブ油……小さじ2

作り方

1 玉ねぎ、にんじん、トマト、なす、かぼちゃは1㎝角に切る。
2 なべを中火にかけてオリーブ油を入れ、玉ねぎ、にんじん、なす、かぼちゃをしんなりするまでいためる。塩、こしょう、カレー粉を振ってさらにいためる。
3 水400㎖と固形スープを加える。煮立ったらトマトを加え、アクを除きながら野菜がやわらかくなるまで5～10分煮る。器に盛り、パセリを振る。（ダンノ）

子宝Point
夏野菜は強い抗酸化作用が！ 火を通したり、カレー風味にしたりすることで、体を芯からあたためる効果があります。

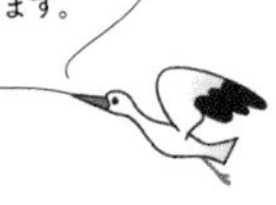

主食　玄米ごはん

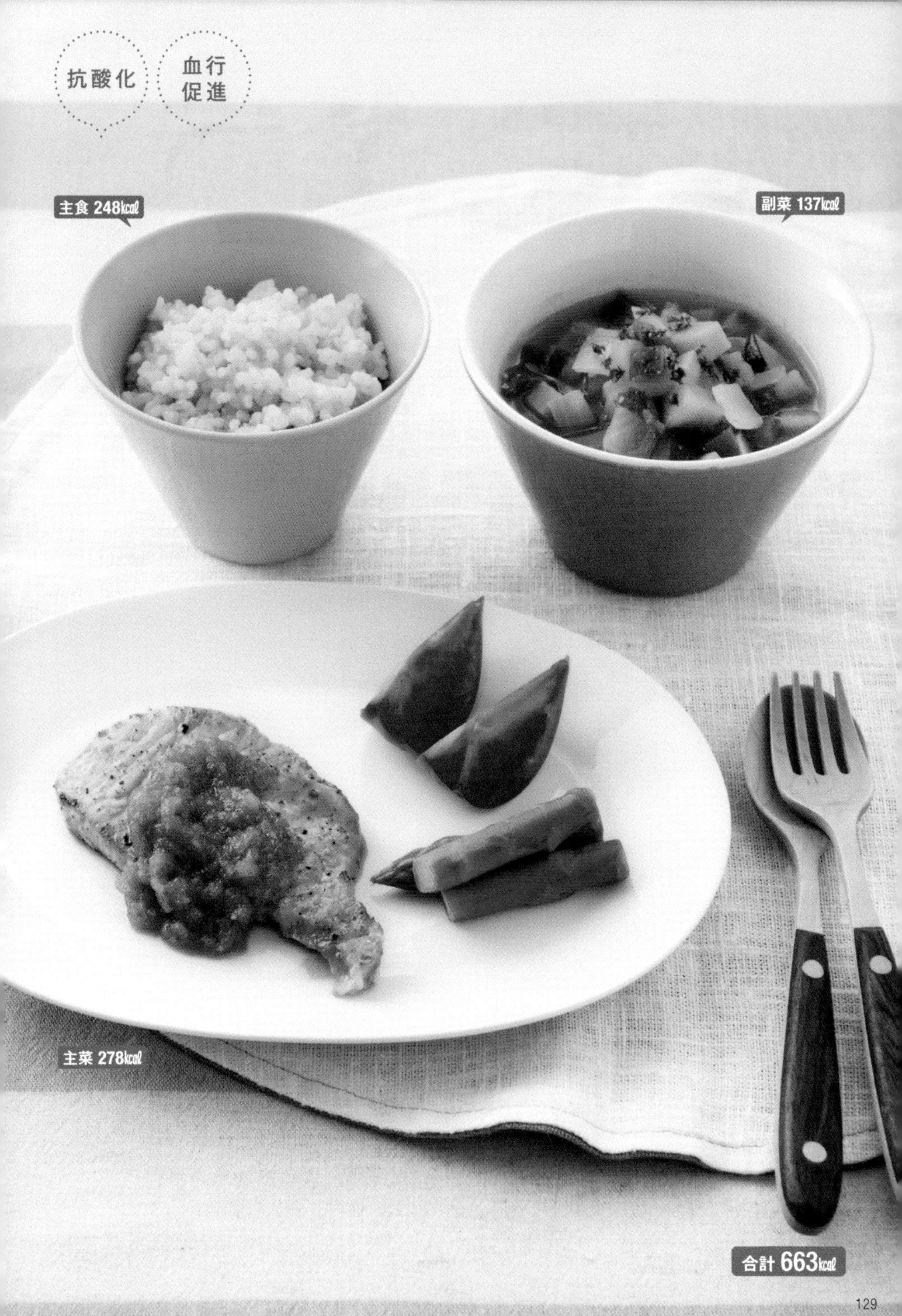

抗酸化

血行促進

主食 248kcal

副菜 137kcal

主菜 278kcal

合計 663kcal

彩り豊かなサラダをプラスしてバランスよく

パスタ定食

主食 主菜

さっぱりマイルドなクリームがチーズの風味でリッチな味に

サーモンとねぎの豆乳パスタ

材料（2人分）

- スパゲッティ……………160g
- 生鮭（刺し身用でも可）……100g
- 長ねぎ（斜め薄切り）………1本
- 玉ねぎ（薄切り）……………½個
- 豆乳（無調整）……………200mℓ
- 粉チーズ……………大さじ1
- 固形スープ……………1個
- 小麦粉……………大さじ1
- 塩……………小さじ¼
- こしょう……………少々
- バター……………大さじ1

作り方

1 鮭は一口大に切り、塩、こしょうを両面に振って小麦粉をまぶす。
2 スパゲッティは塩適量（分量外）を加えたたっぷりの湯で袋の表示どおりにゆでる。
3 めんをゆでる間にフライパンにバターを入れて中火で熱し、**1**を両面に焼き色がつくまでしっかり焼く。水100mℓ、固形スープ、長ねぎ、玉ねぎを加えて煮立たせる。
4 豆乳を加えて弱火にし、粉チーズを加える。とろみがついたら火を止め、ゆで上がったスパゲッティを加えてからめる。器に盛り、好みでこしょうを振る。 （ダンノ）

子宝食材memo

豆乳

豆乳に含まれるイソフラボンは、女性ホルモンと似た働きをします。豆類は1日に1品とり入れるようにしましょう。

副菜

レンジでチンで、でき上がり♪　野菜そのものの甘みが凝縮！

温野菜サラダ

材料（2人分）

- ブロッコリー……………⅓個
- カリフラワー……………⅛個
- かぼちゃ……………60g
- ミニトマト……………5～6個
- 好みのドレッシング………適量

作り方

1 ブロッコリー、カリフラワーは小房に分ける。かぼちゃは食べやすい大きさで5㎜厚さに切る。ミニトマトは半分に切る。
2 耐熱皿にブロッコリーとカリフラワーをのせ、まわりにかぼちゃを並べる。ラップをふんわりとかけ、電子レンジで2分30秒加熱する。
3 器に盛り、ミニトマトをのせてドレッシングをかける。 （ダンノ）

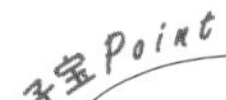

ブロッコリーに含まれるビタミンCは疲労回復に効果的。長ねぎは血行促進作用があり、体をあたためます。免疫力アップも。

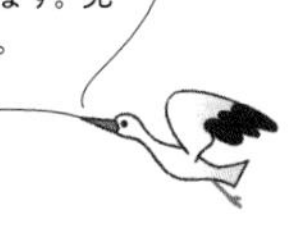

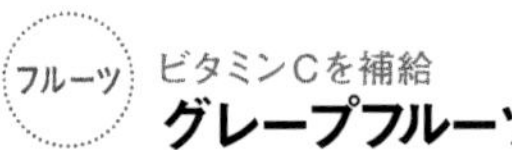

フルーツ

ビタミンCを補給

グレープフルーツ

½個を4等分に切り、器に盛る。

疲労回復　血行促進

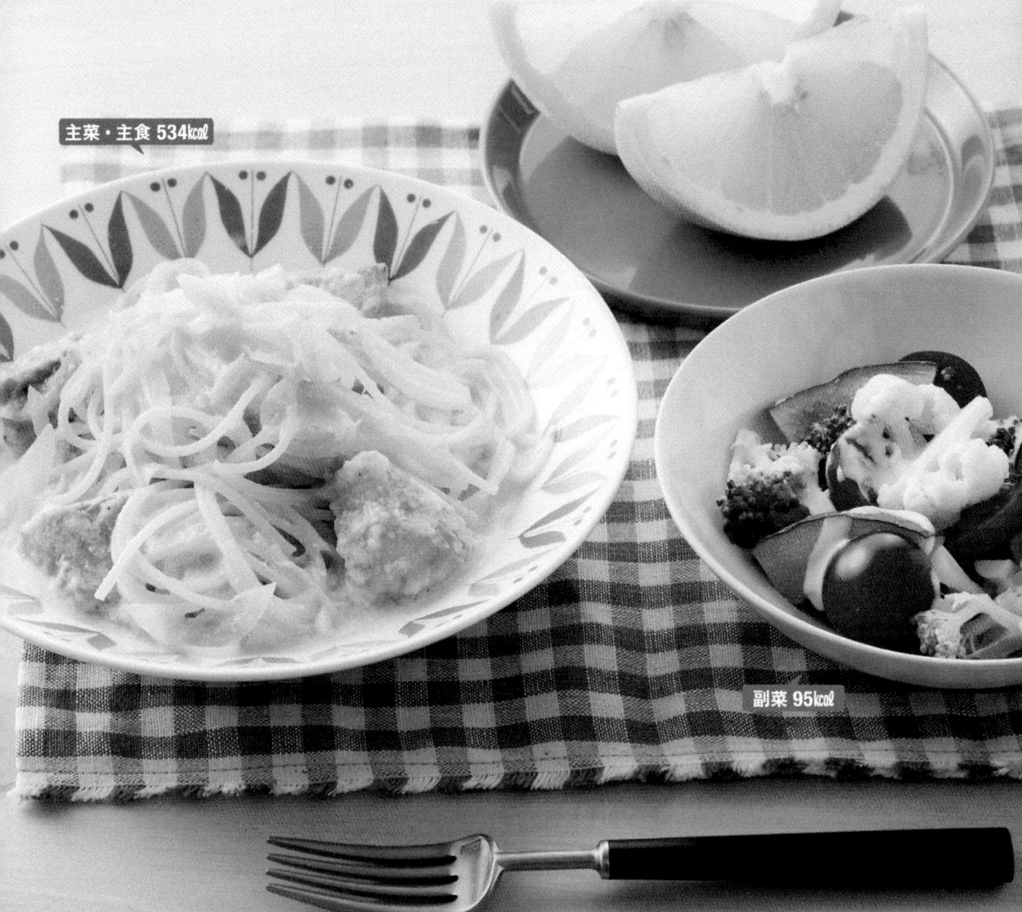

合計 658kcal

Sweets

おやつ

フルーツとはちみつのほどよい甘さのハーモニー

いちごとヨーグルトのトライフル

子宝食材memo

いちご

ビタミンCのほか、抗酸化力のあるアントシアニン、美白効果のあるエラグ酸なども含みます。新鮮なものを選んで。

材料(2人分)

いちご……6個
キウイ……½個
ブルーベリー……4個
プレーンヨーグルト……100g
カステラ……2切れ
はちみつ……大さじ1

作り方

1いちごとキウイの各⅔量を1.5cm角に切る。残りのいちごは縦4等分に切り、残りのキウイはいちょう切りにして飾り用にする。
2ヨーグルトにはちみつをまぜる。カステラは1切れを8等分に切る。
3器にカステラ、いちご、キウイ、ヨーグルトを順に入れ、飾り用のいちご、キウイ、ブルーベリーをのせる。 (ダンノ)

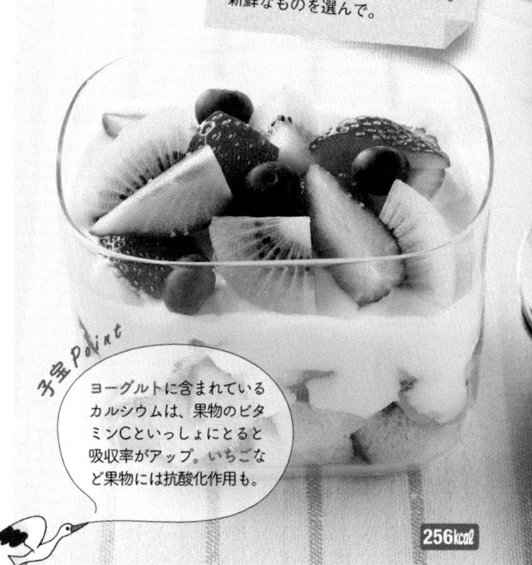

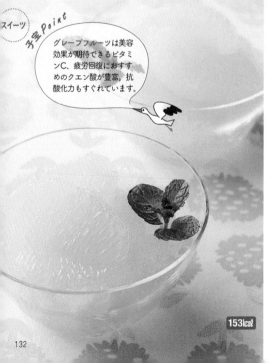

さっぱりスッキリ味で気分もさわやかに!

グレープフルーツのジュレ

材料(2人分)

グレープフルーツ……1個
グレープフルーツジュース……200mℓ
粉ゼラチン……5g
はちみつ……小さじ2

作り方

1グレープフルーツは皮をむき、実をとり出して薄皮を除き、はちみつをかける。
2ゼラチンは水大さじ2でふやかす。
3なべにグレープフルーツジュースを入れて弱火で熱し、あたたまったら2に加えてよくまぜる。
4バットに1を入れ、3を流し入れて冷蔵庫で冷やす。固まったらフォークであらくほぐす。
5器に盛り、あればミントの葉を飾る。 (ダンノ)

※ふやかさないタイプの粉ゼラチンの場合は、パッケージの表示に従ってください。

さつまいもの甘みに癒やされる
ビタミン＆食物繊維が豊富なHOTドリンク

さつまいもティーラテ

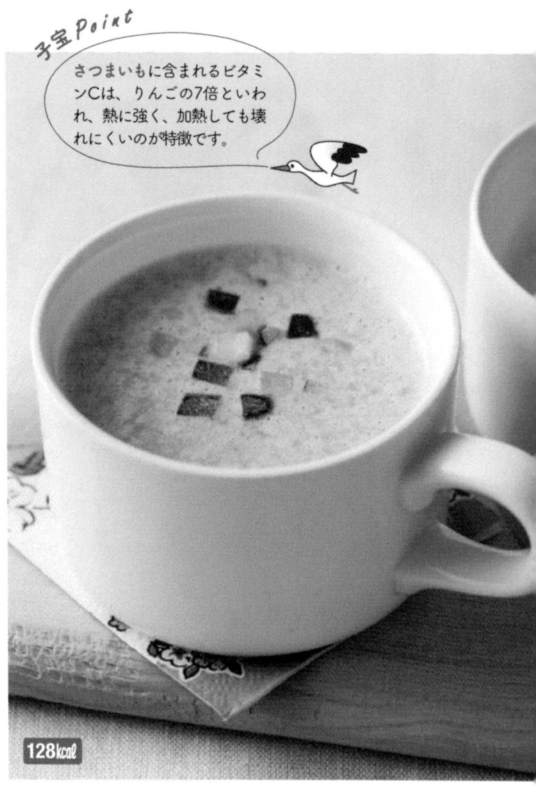
子宝Point
さつまいもに含まれるビタミンCは、りんごの7倍といわれ、熱に強く、加熱しても壊れにくいのが特徴です。
128kcal

材料（2人分）

さつまいも……………………………………½本
紅茶の茶葉……………………………小さじ2
牛乳………………………………………150mℓ
はちみつ……………………………大さじ1

作り方

1 さつまいもは皮をむき、2㎝厚さの輪切りにする。皮は¼量をとっておく。
2 なべに**1**とたっぷりの水を入れて強火にかけ、煮立ったら弱火にする。さつまいもがやわらかくなったら（竹ぐしを刺してすっと通るくらい）、火からおろして水けをきり、なめらかにつぶす。皮は5㎜角に切る。
3 ティーポットなどに茶葉と熱湯150mℓを入れて2分おく。茶葉をこしてなべに移し、牛乳、さつまいもとはちみつを加え、泡立て器でまぜながら強火にかける。あたたまったらカップに注ぎ、さつまいもの皮を散らす。（藤井）

119kcal

果物や種実の自然な甘みと恵みがぎっしり！

くるみのヨーグルト

材料（2人分）

くるみ……………5粒
プレーンヨーグルト
……………………160g
ドライフルーツ
……………………大さじ1
はちみつ……小さじ1

作り方

1 くるみはあらく砕き、ドライフルーツと合わせる。
2 器にヨーグルトを入れて**1**をのせ、はちみつをかける。（ダンノ）

子宝Point

ヨーグルトには整腸作用があり、免疫力アップにも効果が期待できます。カルシウム源としてもとりたい食材。

子宝食材memo

くるみ

抗酸化作用のあるビタミンEや良質な脂質がとれるほか、ビタミンB_1・B_6、亜鉛を含みます。

子宝Point

さつまいもには食物繊維やビタミンB1・C・E、葉酸、カリウムなども豊富。便秘予防にもおすすめです。

揚げずにヘルシー！ なつかしいおやつ

カンタン大学いも

150kcal

材料(2人分)

さつまいも……………………………1本(200g)

A
- しょうゆ……………………………大さじ1
- いり黒ごま…………………………大さじ1
- はちみつ……………………………大さじ2

バター…………………………………大さじ1

作り方

1 さつまいもは両端を切り落とし、皮つきのまま斜めの輪切りにしてから1cm幅の棒状に切って水にさらす。

2 耐熱皿に入れてラップをふんわりとかけ、電子レンジで2～3分加熱する。

3 フライパンを弱火で熱してバターをとかし、**2**を入れて中火にし、焦げないようにいためる。

4 火が通ったら、Aを加えて煮からめる。(ダンノ)

いちご、きな粉、青のりで葉酸を補給♪

ふわふわとうふ白玉

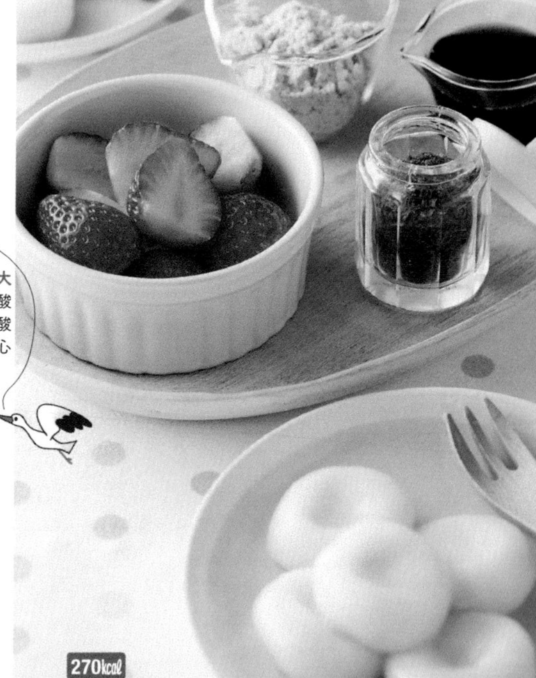

270kcal

材料

絹ごしどうふ…⅓丁(100g)

白玉粉………………80g

きな粉、きび砂糖

……………各大さじ1

青のり、黒みつ……各適量

いちご………………適量

子宝Point

とうふやきな粉などの大豆製品や青のりにも葉酸が含まれています。葉酸たっぷりスイーツで、心も体も栄養補給して。

作り方

1 ボウルにとうふと白玉粉を入れ、耳たぶくらいのかたさになるように、水を足しながら手でよくまぜる。少しずつちぎって直径2.5cmほどの大きさに丸め、中央にくぼみを作る。

2 なべにたっぷりの湯を沸かし、**1**を入れる。浮いたら1～2分ゆで、水を張ったボウルにとる。

3 水けをきり、器に盛る。きび砂糖をまぜたきな粉、青のり、黒みつ、いちごを添える。 (ダンノ)

＼仕事をしている／　＼友人に会う／

妊活中の外食 どう食べるのが正解？

忙しいときや、気分転換したいときに、外食する機会は多いもの。
コンビニや飲食店で何を選べばいいのか、妊活中のポイントを押さえておきましょう。

こう選ぶのが◎ コンビニランチ

主食・主菜・副菜がそろうように選びます。不足しがちな野菜はサラダやスープで、たんぱく質は卵、サラダチキン、焼き魚、豆乳、ヨーグルトなどで補いましょう。時間がたって酸化した油を含む揚げ物や、マーガリン、ショートニングを使ったパンはおすすめしません。

✕ 糖質中心で栄養が足りない！

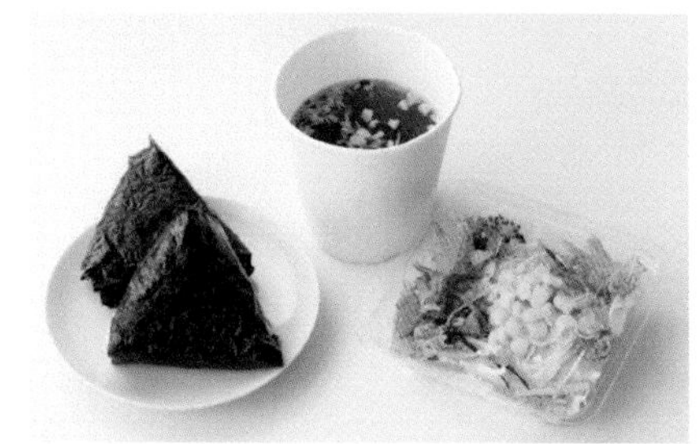

おにぎりは手軽ですが、それだけですませると、ほとんどが糖質に。プラスする汁物、サラダは、野菜とたんぱく質が入っているものにすると、栄養バランスがよくなります。

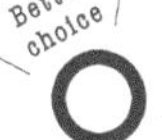

○ 野菜とたんぱく質をプラス

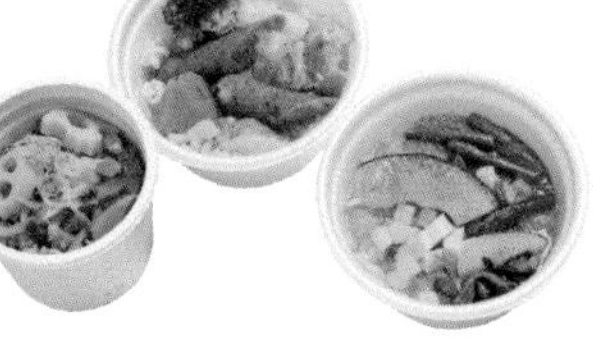

具の多い汁物に
野菜のスープや、とうふとわかめのみそ汁など。

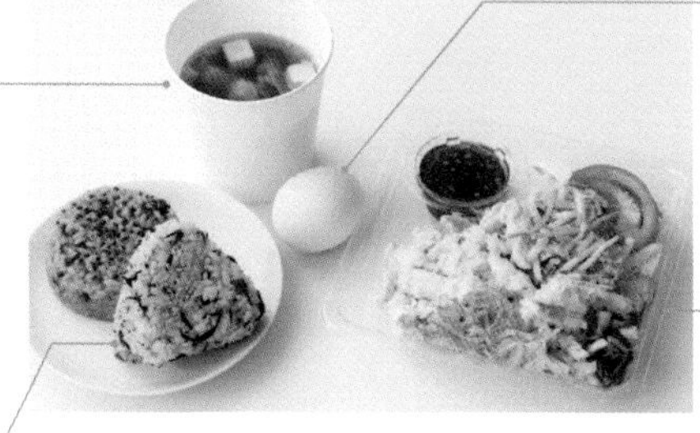

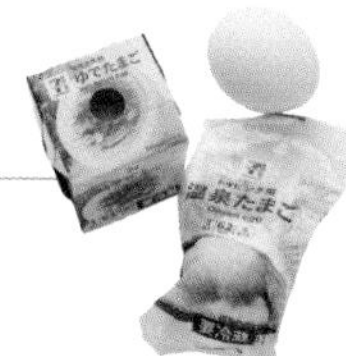

卵をプラス
ゆで卵、半熟卵、温泉卵など。サラダにのせても。

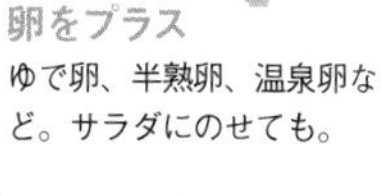

もち麦入りや赤飯に
栄養価が高く、低ＧＩ（血糖値をゆるやかに上げる）なのでおすすめ。

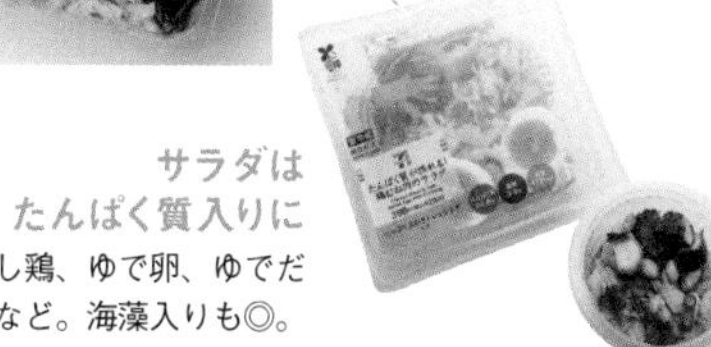

サラダはたんぱく質入りに
蒸し鶏、ゆで卵、ゆでだこなど。海藻入りも◎。

✕ 菓子パンは糖質・脂質過多！

菓子パンやホットドッグ、コーヒーなどの組み合わせでは野菜とたんぱく質が足りません。具のしっかり入ったサンドイッチと、サラダやフルーツなどの組み合わせにチェンジ！

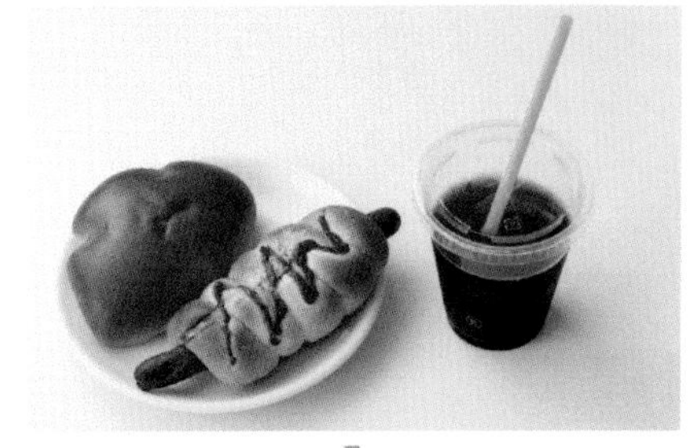

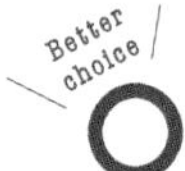

○ 具だくさんのサンドイッチ

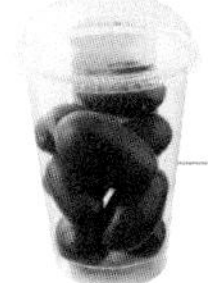

フルーツや野菜をプラス
カットフルーツ、ミニトマト、枝豆など。

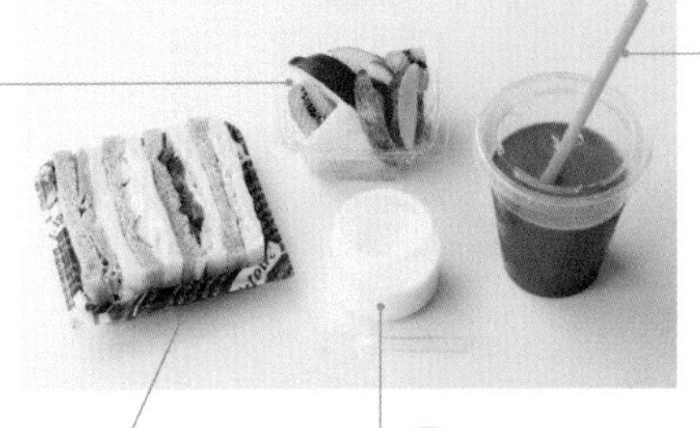

飲み物は豆乳やトマトジュース
たんぱく質のとれる豆乳や豆乳ドリンク、抗酸化作用の強いトマトジュースを選ぶと◎。

サンドイッチはたんぱく質入りに
具は卵、ツナ、サーモン、チキン、カツなど。

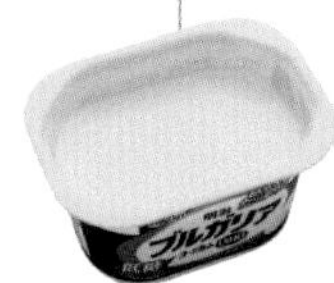

乳製品でカルシウムアップ
ヨーグルト、チーズなどの乳製品は、カルシウムの吸収率が高い！

＼コンビニで選ぶ／

おやつも栄養価アップ！

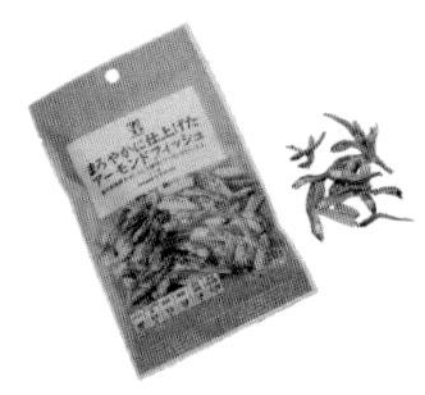

小魚
骨ごと食べる小魚は、カルシウムと、カルシウムの吸収を助けるビタミンDも豊富。骨の強化に。

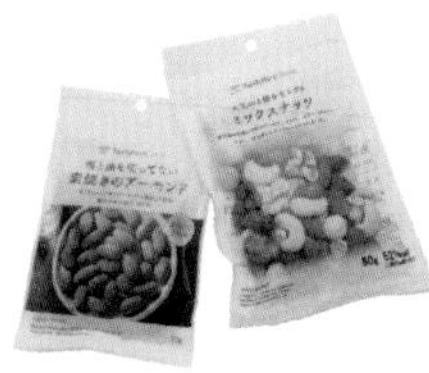

ナッツ
ナッツ類は良質な油をたっぷり含み、抗酸化作用が強く、血流をよくするビタミンEも豊富。

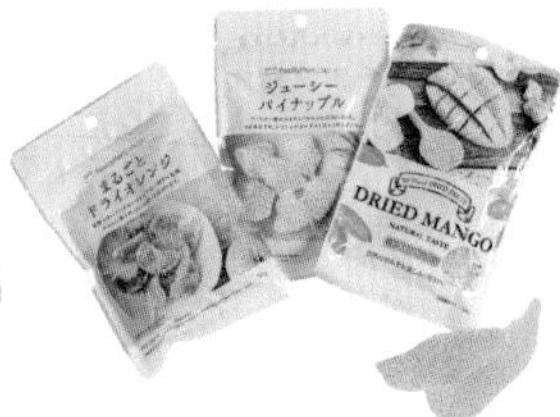

ドライフルーツ
ビタミン・ミネラル・食物繊維の補給に。糖分のとりすぎに注意して、ちょこっとつまむおやつに。

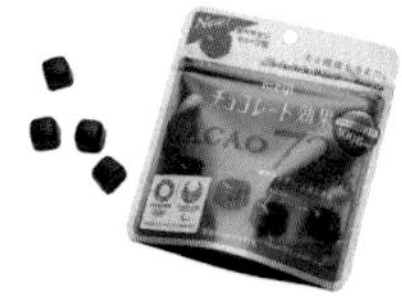

高カカオチョコ
カカオのポリフェノールには強い抗酸化作用があります。ミルクチョコより、高カカオチョコがベター。

メニュー選びを工夫
外食ランチ

パスタやうどん、どんぶり物などの単品は手軽ですが、炭水化物メインになりがち。なるべく具だくさんで、野菜とたんぱく質のとれるメニューを選びましょう。ドレッシングやソースをかけすぎない、めんのスープは飲まないで残す、などの減塩対策も忘れずに。

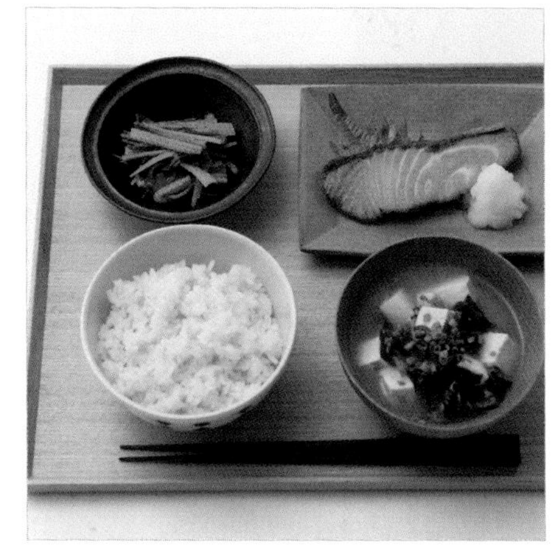

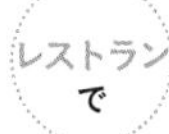

レストランで

脂肪の少ない肉や魚。パスタは具の多いものを

肉を選ぶなら、グリルや蒸したメニューがおすすめ。家で魚の摂取が少ないなら、魚がメインの料理を選びましょう。パスタはトマトソースにすると、抗酸化作用の強いリコピンを豊富にとれます。

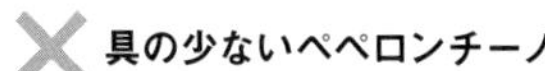

✕ 具の少ないペペロンチーノ

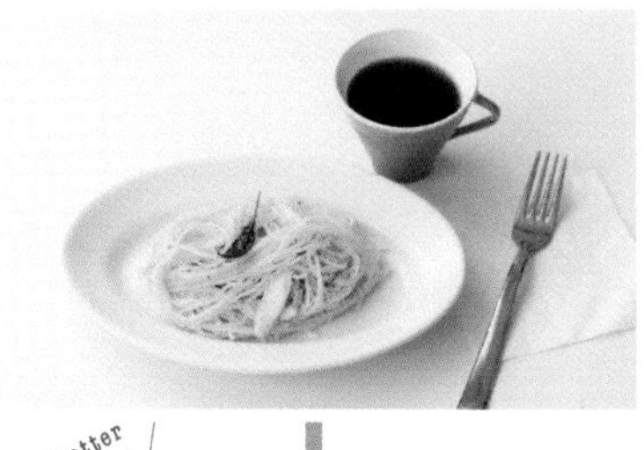

Better choice

○ 魚介のトマトソースパスタ

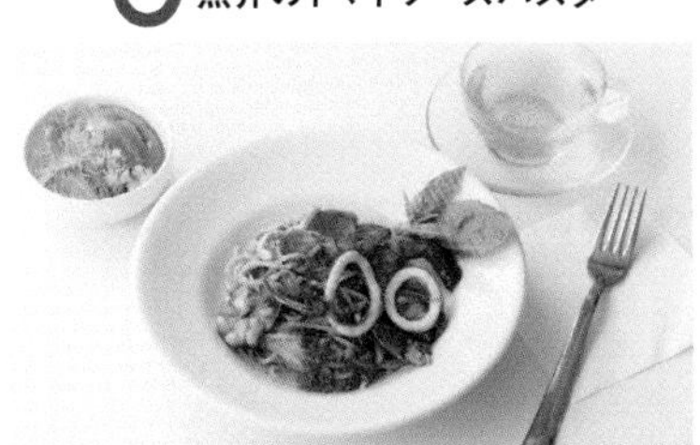

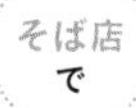

そば店で

揚げ物以外の具でヘルシー&高栄養に

五目そば、鴨南蛮そば、肉そば、納豆そばなど、たんぱく質と野菜がとれるメニューを選んで。そばには、ポリフェノールの一種で毛細血管を丈夫にする成分・ルチンが豊富。うどんよりおすすめです。そば湯も高栄養です。

✕ たぬきうどんは炭水化物過多

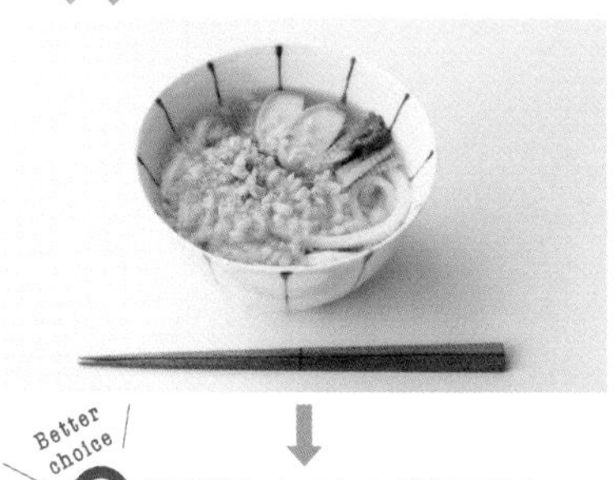

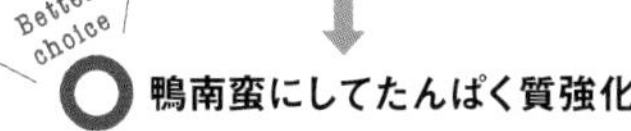

Better choice

○ 鴨南蛮にしてたんぱく質強化

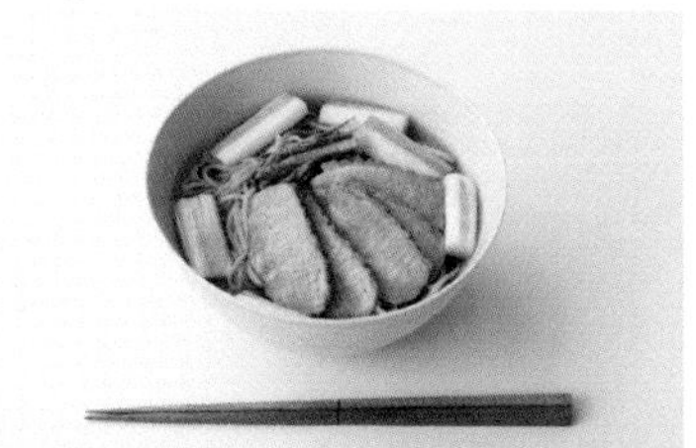

＼ちゃんと栄養とれてる？／

妊活女子の

CASE 1

たかちゃん
（37歳／妊活歴1年半）

いろいろな野菜を食べられるように、夫が苦手な野菜は刻んだり、お肉とまぜたりしています。ブロッコリーは毎日食べていますが、同じ野菜をつづけても大丈夫？また、みそ汁、お吸い物、中華スープなど汁物が好きですが、塩分が多いので毎日は飲まないほうがいい？

たんぱく質は1日3食に必ずそろえましょう。汁物は具だくさんにすれば毎日でもOK

朝食量が少なく、夕食量が多めなので、もう少し朝食のボリュームをふやしてしっかり食べて！　野菜はもちろん大切ですが、肉や卵などのたんぱく質源、ごはんやパンの主食でエネルギー源も、朝・昼にそろえられるように意識してください。ブロッコリー、汁物は毎日でも大丈夫。偏らずにいろいろな野菜と組み合わせると栄養素がふえ、汁物は具だくさんにすると汁が減って塩分を控えられます。

朝ごはんは毎日ヨーグルトと、フルーツの種類をかえて食べています。

- プレーンヨーグルト（無糖）
- バナナ
- プルーン
- トマトジュース

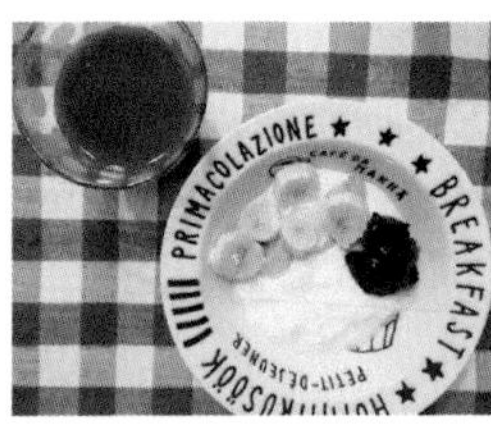

／ Advice ＼

ヨーグルトと果物ではエネルギー不足。パン＋卵、ごはん＋納豆など「主食＋主菜」を足したいところです。まずはヨーグルトにグラノーラをプラスすることから始めてみては？

お昼は残り物や、夫のお弁当の余りがほとんど。最近はパンにトマト・アボカド・チーズをのせるのにもハマっています。

- ガーリックライス
- ブロッコリー入りサラダ
- パプリカときのこのいため物
- かぼちゃコロッケ

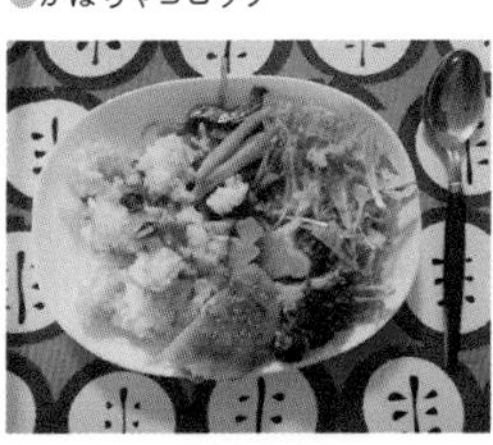

／ Advice ＼

野菜を意識的にとれているのはよいと思います。ただ、肉・魚・卵・とうふ・納豆などの良質なたんぱく質が不足ぎみ。目玉焼きをのせるだけでも、バランスアップできますよ。

夕食は和食が多いです。メインは肉や魚さまざまですが、夫に野菜を食べてほしいので、いろいろな野菜をとり入れています。

- さばの塩焼き
- 牛肉の野菜いため
- とうふのみそ汁
- アボカド
- ごはん

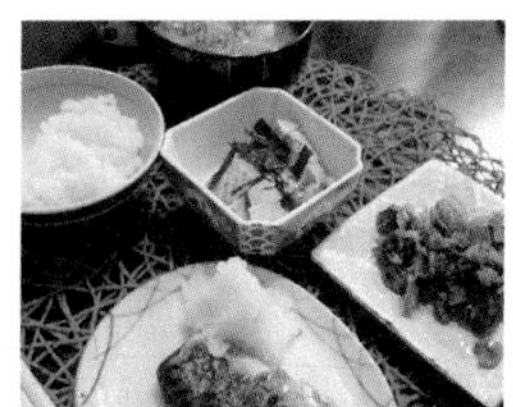

／ Advice ＼

朝と昼にたんぱく質をプラスできれば、夕食は少しカロリーダウンを。主菜はさばの塩焼き1品にし、牛肉のいため物を野菜、きのこ、海藻などのおひたしや酢の物にするとGood！

お食事診断

妊活中のおふたりのメニューを管理栄養士さんがチェック！
妊娠力を高めるための「食」の見直しポイントはどこ？
今すぐ実践できるアドバイスを皆さんも参考にしてください。

CASE 2

林 檎 飴さん
（36歳／妊活歴10カ月）

外食でも栄養バランスがよくなるように、今まであまり食べていなかった肉・魚のたんぱく質も頻繁に食べています。自炊を心がけてはいるのですが、ついスーパーのお総菜や外食に頼ってしまいます。お総菜の選び方や、食べ方のアイディアがあれば教えてください。

朝食、昼食にも野菜をとり入れるとベター。お総菜は塩分や油のとりすぎに気をつけて

１日全体で見ると野菜が足りないので、毎食とり入れてくださいね。忙しいときはお総菜や外食を利用してもＯＫ。外食は栄養バランスのよい定食にし、汁物は半分にするなど塩分の調整を。総菜は酸化した油の多い揚げ物より、焼き物やお刺し身がおすすめ。カット野菜やサラダも添えて！　フルーツはビタミン豊富ですが、食べすぎは糖質のとりすぎになるので１日200g（いちじくなら２個）が目安です。

朝

パン＋（豆乳or牛乳orヤクルトor野菜ジュース）でのルーティンが多いです。余裕があるときはフルーツも。
- バターロール
- 豆乳
- いちじく

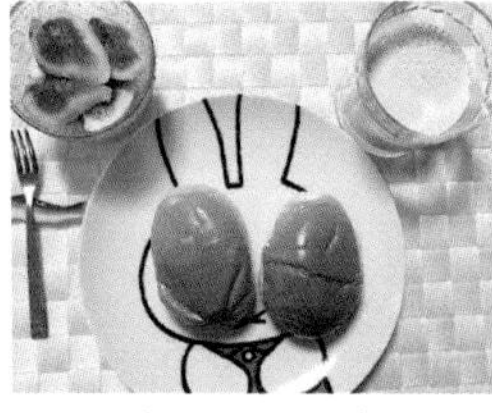

Advice

朝食も主食・主菜・副菜をそろえることが基本です。ここに卵とサラダをプラスしてもいいし、p.100〜のスープなら主菜と副菜が１品でとれるので、とり入れてみて！

昼

お昼はいつも外食です。お弁当などを買うことが多いです。
- キンパ（のり巻き）のお弁当
- 春雨のシーフードスープ
- いちじく

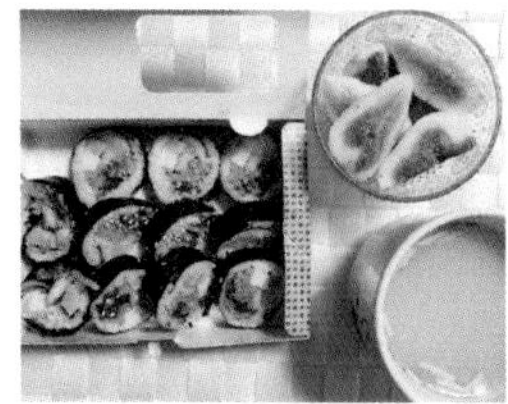

Advice

購入するお弁当は野菜が少なくなりやすいので、サラダなどをプラスするのがおすすめ。この日のメニューなら春雨スープではなく野菜スープを選ぶと、ベターチョイスでしたね。

晩

平日は和食が多く、めかぶや納豆、とろろなどのネバネバ系、とうふなども多く食べます。フルーツやお菓子をデザートに。
- カレーライス
- チンジャオロースー（1/3量）
- えびとブロッコリーの塩いため
- みそ汁
- いちじくのヨーグルトがけ

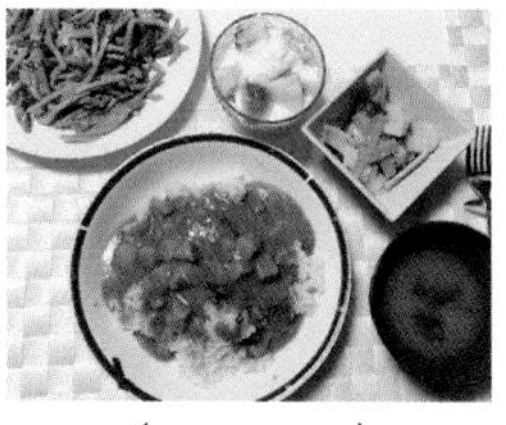

Advice

塩分過多が心配なので、カレーのときは汁物はなしで。カレールウは脂質量が多いので、脂質の吸収を抑えるネバネバ食材やさっぱりした酢の物、サラダなどの副菜がおすすめ。

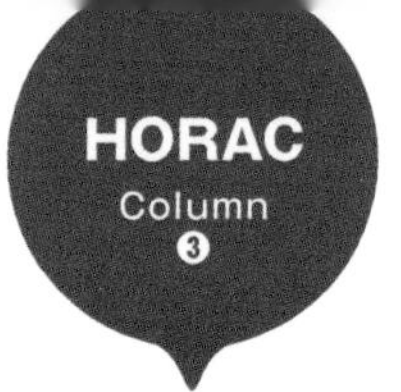

食べることと「妊活中の心」には密接な関係があります

言葉や愛情が心の栄養になります

食べることと「心」。一見つながりがないように思えますが、大いに関係があると思います。たとえば脂っこい料理を食べつづければ、体内に活性酸素がふえてうつ状態に陥る危険性もありますし、うつ状態では食生活が乱れてしまうこともあります。

体にとっての栄養は食べ物ですが、心にとっての栄養は言葉や愛情。私たちのクリニックではカウンセリングや催眠療法といった心理療法やAT（自律訓練法）などを使って「心の栄養」をつけてもらいます。心の課題や問題は、体に少なからず影響を及ぼすもの。心にたっぷりの栄養をつけていくことで、そのかたが本来持っている自然治癒力が引き出され、妊娠へとつながっていくのです。

料理を作ることだけでなくどう楽しむかもたいせつです

食べ物を他者とともに食べるのは、霊長類では人間だけだそうです。ほかの霊長類は食物分配はしますが、向き合っていっしょに食べるのは人間だけ。人間にとって食事は栄養を摂取する手段であり、コミュニケーションでもあるのです。またストレス解消の一面もあって、ものすごく落ち込んでいるかたには「何も考えず、ただただおいしいものを食べてください」とお伝えしています。自分の大好きなものをおいしく食べることが、心の癒やしにつながるからです。栄養バランスを考えて食事を作ることも大事ですが、その料理をどう楽しむか、だれと楽しむかもたいせつ。家族や友人と食卓を囲みながら、楽しく食事をしてくださいね。

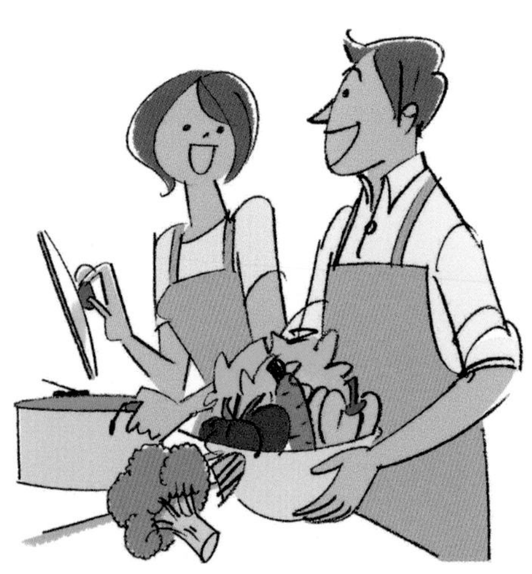

AT（自律訓練法）って？

「気持ちが落ち着いている」などの言葉を唱え、自己暗示をかけるリラックス法。心身をゆるめて心地よい状態にし、自然治癒力をアップさせます。自律神経失調症や月経障害などにも効果があるという報告もあり、HORACグランフロント大阪クリニックではATの集団・個別レッスンを開催しています。

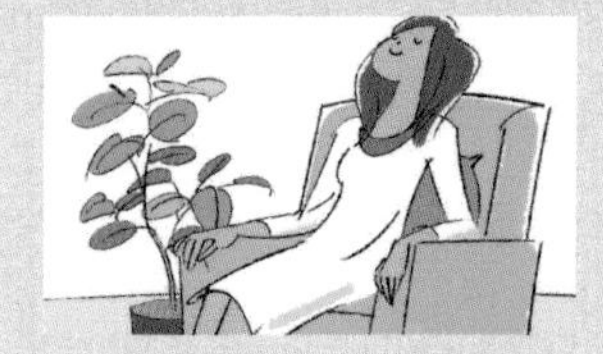

体本来の力を高め、卵子を元気にする

「ミトコンウォーク」で妊娠力アップ！

妊娠のカギ「ミトコンドリア」には、食事と同じくらい運動が重要。さっそくトライしてみて。

ただ歩くだけではなく ミトコンドリアを活性化

妊活中のエクササイズとして人気のウォーキングですが、特に卵子を元気に、若々しくすることをポイントに、ミトコンドリア研究でも有名な森本義晴先生が考案したのが「ミトコンウォーク」。

細胞にあるミトコンドリアの活性化を目的に、科学的な理論に基づき、１回30分、３パートで構成された簡単なウォーキング法です。森本先生が院長を務めるHORACグランフロント大阪クリニックでは統合医療のひとつとしてとり入れられ、成果を上げています。

「全身の血液循環をよくして、心が安定する効果も。頭をからっぽにして、楽しみながら歩いてくださいね」

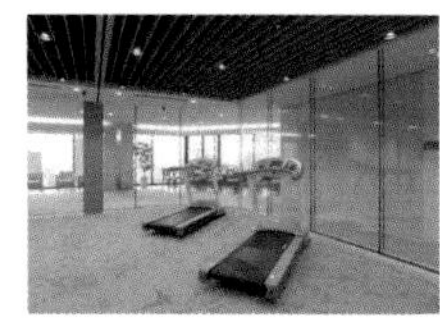

HORACグランフロント大阪クリニックでは、ミトコンウォークができる専用室も備えています。

卵子のエネルギー、ミトコンドリアを活性化♪

1日30分 ミトコンウォークの方法

準備体操 → 早歩き → スローダウン

5分間

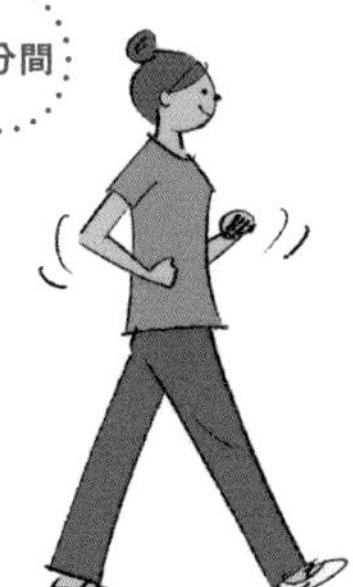

15分間

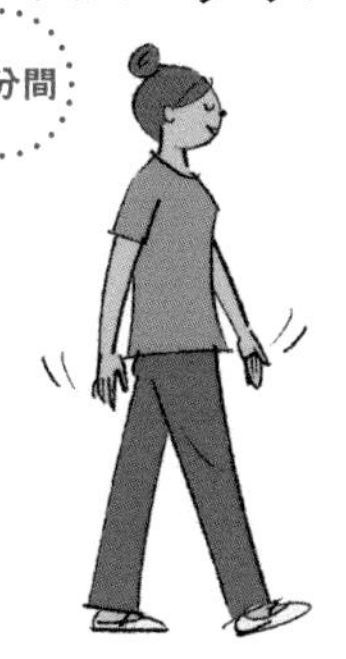

10分間

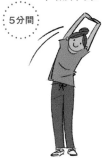

深呼吸＆ストレッチで体のスイッチをオン

深呼吸、わきのストレッチ、前屈＆後屈、屈伸をそれぞれ３～４セット。ミトコンドリアはエネルギーをつくるときに酸素を使います。深呼吸で体内に酸素をたっぷりとり入れ、その後も呼吸を止めずに、伸びている筋肉を意識しながらストレッチしましょう。

汗ばむ程度に早歩きしてミトコンドリアを活性化

心拍数が１分間に100～120程度になるくらいの早歩きをします。目安はじんわりと汗をかく程度。大量の活性酸素はミトコンドリアの敵ですが、ミトコンドリアを活性化するには活性酸素が少しだけ必要。早歩きを15分間することで、少しの活性酸素が発生するのです。

活性酸素をふやさないようゆっくり歩いてスローダウン

歩く速度を徐々にゆるめて、上がっていた心拍数を少しずつ下げていきます。息をととのえて、体に酸素をしっかりとり入れながら、10分間ゆっくり歩きましょう。急に運動をやめると血管が一気に広がり、活性酸素が大量に発生してしまうので要注意。

Index

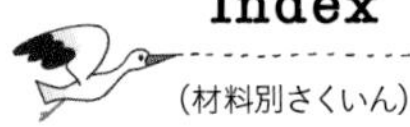

（材料別さくいん）

監修

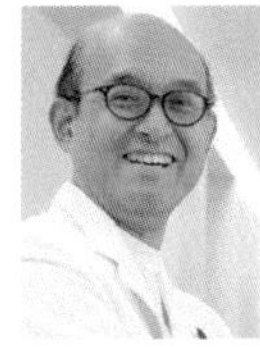

HORAC
グランフロント
大阪クリニック
院長
森本義晴先生

IVF JAPAN CEO。日本生殖心理学会理事長。日本受精着床学会常務理事。世界体外受精会議理事長。関西医科大学卒業、同大学院修了。韓国CHA University客員教授、三重大学客員教授、岡山大学客員教授、聖マリアンナ医科大学客員教授、近畿大学先端技術総合研究所客員教授。世界最大の不妊・不育治療専門機関「IVF大阪クリニック」「IVFなんばクリニック」「HORACグランフロント大阪クリニック」を開設。気功や漢方など東洋的手法にも造詣が深い。

生殖栄養カウンセラー（管理栄養士）のみなさん

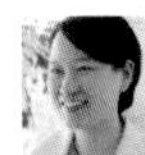

室谷有紀さん
(HORAC
グランフロント
大阪クリニック)

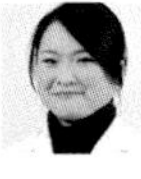

神徳美奈江さん
(IVFなんば
クリニック)

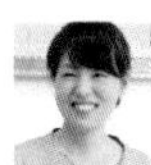

西岡真美さん
(HORAC
グランフロント
大阪クリニック)

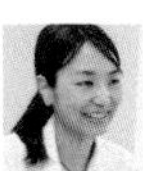

小松牧子さん
(IVF大阪
クリニック)

IVF JAPANグループのクリニック

HORACグランフロント大阪クリニック

大阪市北区大深町3-1
グランフロント大阪 タワーB 15F
交通：JR「大阪」駅、JR東西線「北新地」駅、地下鉄御堂筋線・阪急・阪神「梅田」駅、地下鉄四つ橋線「西梅田」駅、谷町線「東梅田」駅　各駅下車徒歩５分
☎06-6377-8824 http://www.ivfhorac.com/

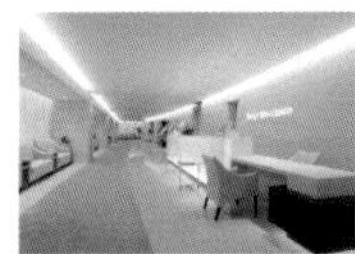

ロビーエリアは眺望抜群、広々とした癒やしの空間。

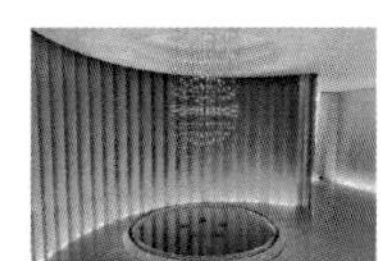

スワロフスキークリスタルのシャンデリアが煌めく正面エントランス。

IVFなんばクリニック

大阪市西区南堀江1-17-28 なんばSSビル3F
交通：地下鉄四つ橋線・千日前線・御堂筋線「なんば」駅、阪神・近鉄「大阪難波」駅、JR「難波」駅　各駅下車徒歩５分
☎06-6534-8824
http://www.ivfnamba.com/

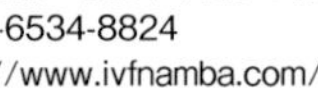

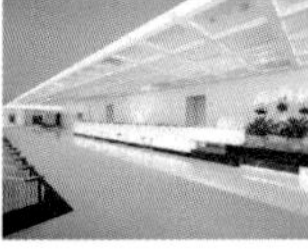

IVF大阪クリニック

東大阪市長田東1-1-14
交通：地下鉄中央線「長田」駅
４番出口より徒歩２分
☎06-4308-8824
http://www.ivfosaka.com/

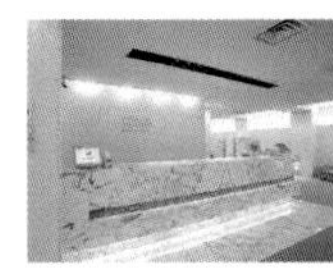

staff
表紙・本文デザイン／太田玄絵
表紙撮影／佐山裕子（主婦の友社）
表紙・本文スタイリング／ダンノマリコ
本文スタイリング／坂上嘉代
調理／藤井 恵、ダンノマリコ、あまこようこ
イラスト／おぐらきょうこ
撮影／黒澤俊宏、佐山裕子、千葉 充（主婦の友社）
構成・文／荒木晶子、水口麻子
取材・文／加藤夕子（リワークス p.34、98、140）
Special thanks／井上 学、小栁りさ、栄村京子、望月貴子
編集協力／松本夏菜
編集担当／大隅優子（主婦の友社）

これが最新！
ふたりで授かる体をつくる
妊活レシピ

2021年3月20日　第１刷発行
2024年1月10日　第４刷発行
編者　主婦の友社
発行者　平野健一
発行所　株式会社主婦の友社
〒141-0021 東京都品川区上大崎3-1-1
目黒セントラルスクエア
電話（編集）03-5280-7537
（販売）03-5280-7551
印刷所　大日本印刷株式会社

■本書の内容に関するお問い合わせ、また、印刷・製本など製造上の不良がございましたら、主婦の友社（電話03-5280-7537）にご連絡ください。
■主婦の友社が発行する書籍・ムックのご注文は、お近くの書店か主婦の友社コールセンター（電話0120-916-892）まで。
＊お問い合わせ受付時間　月～金（祝日を除く）9：30～17：30
■主婦の友社ホームページ
https://shufunotomo.co.jp/

ISBN978-4-07-446351-0